Adult Spanish
616.831 BRACK
Brackey, Jolene
Crear momentos de alegría : a
33410018175481   08-10-2022

Y0-CVJ-897

DISCARD

Crear momentos de ALEGRÍA

Jolene Brackey

Crear momentos de Alegría

A lo largo del viaje del alzhéimer

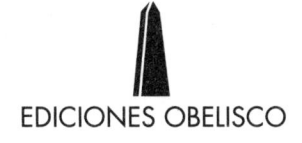

EDICIONES OBELISCO

Si este libro le ha interesado y desea que le mantengamos informado de nuestras publicaciones, escríbanos indicándonos qué temas son de su interés (Astrología, Autoayuda, Psicología, Artes Marciales, Naturismo, Espiritualidad, Tradición…) y gustosamente le complaceremos.

Puede consultar nuestro catálogo en www.edicionesobelisco.com

Los editores no han comprobado la eficacia ni el resultado de las recetas, productos, fórmulas técnicas, ejercicios o similares contenidos en este libro. Instan a los lectores a consultar al médico o especialista de la salud ante cualquier duda que surja. No asumen, por lo tanto, responsabilidad alguna en cuanto a su utilización ni realizan asesoramiento al respecto.

Colección Psicología
Crear momentos de alegría
Jolene Brackey

Título original: *Creating Moments of Joy*

1.ª edición: diciembre de 2021

Traducción: *Manuel Manzano*
Maquetación: *Juan Bejarano*
Corrección: *M.ª Jesús Rodríguez*

© 2017, Jolene A. Brackey
Publicado originalmente por Purdue University Press,
por acuerdo con Indiana University Press a través de International Editors' Co.
(Reservados todos los derechos)
© 2021, Ediciones Obelisco, S. L.
(Reservados los derechos para la presente edición)

Edita: Ediciones Obelisco, S. L.
Collita, 23-25. Pol. Ind. Molí de la Bastida
08191 Rubí - Barcelona - España
Tel. 93 309 85 25
E-mail: info@edicionesobelisco.com

ISBN: 978-84-9111-788-9
Depósito Legal: B-17.819-2021

Impreso en los talleres gráficos de Romanyà/Valls S. A.
Verdaguer, 1 - 08786 Capellades - Barcelona

Printed in Spain

Reservados todos los derechos. Ninguna parte de esta publicación, incluido el diseño de la cubierta, puede ser reproducida, almacenada, transmitida o utilizada en manera alguna por ningún medio, ya sea electrónico, químico, mecánico, óptico, de grabación o electrográfico, sin el previo consentimiento por escrito del editor. Diríjase a CEDRO (Centro Español de Derechos Reprográficos, www.cedro.org) si necesita fotocopiar o escanear algún fragmento de esta obra.

Me gustaría dar las gracias a todos los escritores que he citado por su sabiduría y palabras inspiradoras. Si hay algún error con respecto al permiso para reimprimirlas, me disculpo por adelantado: se corregirá en ediciones posteriores. *(N. de la A.)*

Amado es el hombre que nadie ve.

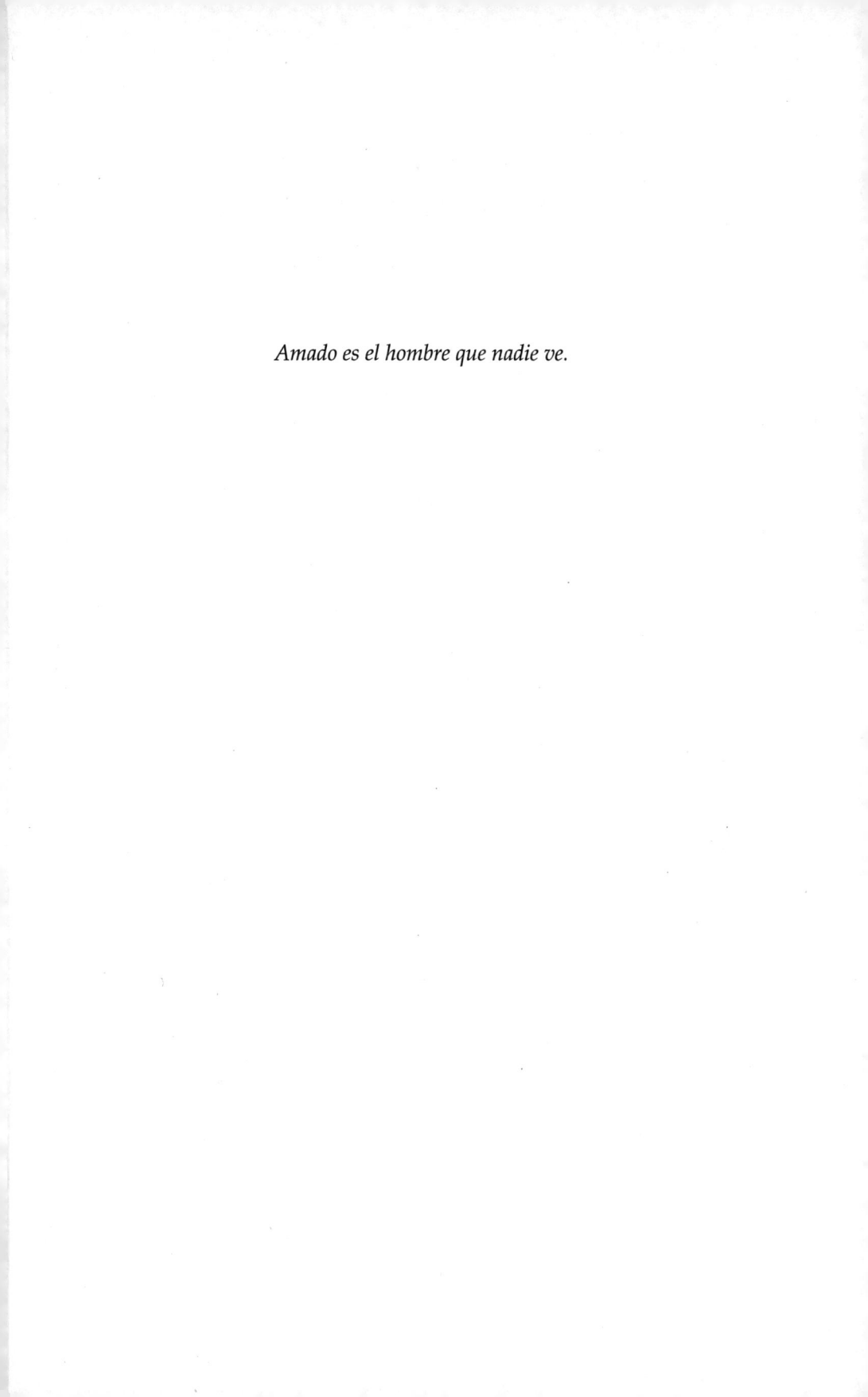

Agradecimientos

Personas con alzhéimer: *gracias por enseñarme.*

Cuidadores chiflados: *sois mi inspiración.*

Linda y Natalie: *amigas y «expertas» en la enfermedad de Alzheimer.*

Hermanas de la Providencia: *alas de ángel que me rodean.*

Amigos y amigas de Purdue: (^_^).

Amigos y amigas de casa: *bailan cuando la música suena.*

Familia: *amo mis raíces.*

Freddy: *llenó muchas tazas.*

Troy: *agua fría constante para esta flor.*

Sidnee: *artista gitana... lava.*

Taylor: *la mariposa vuela alto.*

Keegan: *¿Quién me conoce mejor que tú?*

Stacie: *reinas de por vida.*

Mamá y papá: *por darme alas para volar.*

Una montaña de gratitud para TODOS los que pulieron esta joya: Hermana Ellen, Hermana Ruth, Hermana Mary Rita, Kelley y, por supuesto, Dustin.

Peter, este libro fue desenterrado nuevamente sólo porque me lo pediste y me ofreciste amablemente tu sabiduría en todo momento.

Un largo y dulce abrazo para Stacie, mi sobrina, amiga y roca firme.

Dios mío, formamos un equipo mágico. Bendice nuestra labor de amor.

Cómo usar este libro

Tengo una visión. Una visión que mira más allá de los desafíos del alzhéimer y se enfoca en crear momentos de alegría. Con la pérdida de memoria a corto plazo, la vida se compone de momentos. No hay días perfectamente maravillosos; hay momentos perfectamente maravillosos, momentos que ponen una sonrisa en su rostro y un brillo en sus ojos. Cinco minutos después, la persona habrá olvidado lo que se dijo y se hizo; el sentimiento, sin embargo, persiste. Esta nueva edición de *Crear momentos de alegría* está llena de esperanza, alimentada con sabiduría y aligerada con humor. Nuestro mejor maestro es la persona con alzhéimer, y a quienes exploramos es... a nosotros mismos.

Momentos definitorios: señales que te indican que es el momento.

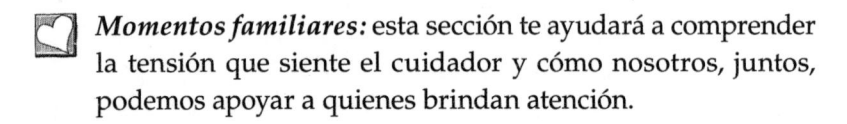

Momentos familiares: esta sección te ayudará a comprender la tensión que siente el cuidador y cómo nosotros, juntos, podemos apoyar a quienes brindan atención.

Momentos desafiantes: es un viaje difícil; uno que no pediste llevar a cabo. Quizá esta sección te enseñe pequeños trucos para aligerar la carga.

Momentos de transición: encontrarás muchas transiciones a medida que la persona atraviese la enfermedad. Aprende a mantener y activar recuerdos a lo largo del camino.

Momentos destacados: a cada instante existe la oportunidad de crear un momento mejor. Descubre cómo.

Momentos finales: que todos crezcamos espiritualmente y apreciemos las enseñanzas a lo largo del camino.

Hazlo simple. Abre el libro por un capítulo que te hable. Cometerás errores. Los errores también son tesoros porque te enseñan lo que no debes hacer. Con la pérdida de la memoria a corto plazo, se cometen muchas «repeticiones» y cada momento es un nuevo momento. Como familia, garabatead notas en todas partes y pegadlas sobre cualquier cosa; una persona puede escribir con bolígrafo azul, otra con rojo, otra con negro… Cuando llegue el momento, transmite este libro lleno de tus esfuerzos y soluciones para que los anhelos y los deseos no se pierdan, sino que permanezcan unidos.

Cada persona con alzhéimer es completamente diferente. Por tanto, no soy tu maestra; tu experiencia con esa persona, en cada momento, es tu maestra.

Mi verdadero deseo también es crear momentos de alegría para ti, la persona que sostiene y lee este libro. He seleccionado cuidadosamente historias, citas y guiños de humor; que recuerdes, llores, rías, ames y encuentres un poco de esperanza.

El conocimiento es la base de la sabiduría, pero la sabiduría no significa nada a menos que la apliques. —The Bunny—

Preludio

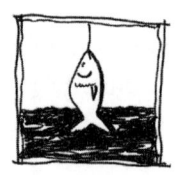

Bob era un ávido pescador con mosca y le encantaba pescar en los arroyos de Oregón. Lo conocí cuando se mudó a nuestra comunidad después de que le diagnosticaran alzhéimer. Bob tenía una relación maravillosa con su esposa y le pedí que me dejara una de sus cañas de pescar. Estábamos todos afuera disfrutando del sol cuando su esposa abrió la puerta con una caña de pescar en la mano. Le di la caña a Bob y le pregunté si nos mostraría cómo lanzar. Lanzó el sedal con mucha facilidad y luego me entregó la caña. No hace falta decir que no lo hice muy bien, pero él disfrutó viéndome intentarlo. Luego le pregunté: «¿Cómo se atan los señuelos?». Agarró el aire en busca de un hilo de pescar que en realidad no estaba allí, y movió las manos y los dedos como si estuviera atando el nudo. Me miró con el nudo imaginario en la mano y una sonrisa en el rostro. Le dije: «Eres increíble». Y él simplemente se rio.

Esto es lo que quiero decir con «crear un momento de alegría». Bob revivió un pasatiempo amado: la pesca con mosca. Si su esposa no hubiera traído su caña de pescar, este momento no habría ocurrido. Habríamos perdido la oportunidad de crear un momento de alegría. En cambio, lo capturamos. Creamos un momento de alegría para las personas que vivían en nuestra comunidad, para mí, para la esposa de Bob y, lo más importante, para Bob.

Momentos definitivos

La luna revela una luz completamente nueva. —Jolene—

Señales

Estábamos jugando a las cartas y mamá siempre llevaba las cuentas. Mamá me entregó la libreta de puntuación. Ya no podía llevar las cuentas.

Mi esposo y yo enseñamos bailes de salón. Antes de que comenzara la clase de baile, me preguntó: «¿Qué estamos haciendo aquí?».

Mi papá y mis hermanos fueron a cazar. Mi padre dejó allí a mis hermanos y dijo que pasaría después a recogerlos, pero se fue a casa y se olvidó de ellos.

Mi esposo siempre fue bueno con el dinero y se ocupaba de nuestras finanzas. Un día descubrí que en realidad estábamos en números rojos. No había restado correctamente el dinero de la chequera.

Mi madre era una panadera increíble, pero ya no podía seguir una receta.

Miró a nuestro nieto y le dijo: «Tienes que cuidar a los cerdos». Ya no teníamos cerdos y creyó que estaba hablando con nuestro hijo.

Llevamos a mamá a comer fuera y ese día no pudo abrocharse el abrigo. Además, tampoco pudo resolver los rompecabezas de los niños en el revés de los menús como siempre había hecho.

Mi primo fue a cazar alces con mi esposo como hacían todos los años. Mi esposo notó cosas raras, como que mi primo sacaba toda la comida de la nevera o dejaba la linterna encendida todo el tiempo. Entonces mi primo simplemente se fue al bosque. Afortunadamente, se llevó el **walkie-talkie** *para que mi esposo pudiera llamarlo y preguntarle a dónde había ido, a lo que mi primo respondió: «No lo sé». Mi esposo lo encontró y pudieron regresar a casa sin peligro. Hablamos con la esposa de mi primo sobre lo que había sucedido y ella simplemente dijo: «Oh, pensé que él ya os habría dicho algo al respecto, como siempre va a veros...».*

Momentos definitivos

Me mudé con mi abuela después de que mi abuelo falleciera. Había notas recordatorias por todas partes y no le di más importancia hasta que fuimos juntos a Las Vegas. Perdió su pase de autobús tres veces. Salimos a comer y el total fue de 6,75 dólares. Después de revisar su dinero durante un rato, le entregó al cajero 105,25. Se lo dije a mi padre, pero él no quiso escucharme y puso excusas. Solo empeoró. Ya no podía pagar las facturas, las pagaba dos veces o emitía cheques por cantidades incorrectas. Finalmente convencí a mi padre para que la llevara al médico. En ese momento, descubrió que estaba gastando grandes cantidades de dinero en cosas al azar. Hubo muchas señales durante cinco años, pero mi familia se negaba a verlas. Pedí una visita para que el médico examinara a la abuela, e incluso después de que la diagnosticaran, mi familia puso excusas sobre por qué no pasó las pruebas. Continuaron dejándola vivir sola en casa y conducir durante otros seis meses. Ojalá hubiera sido más persistente, pero sólo soy la nieta.

La detección temprana es clave. Considera hacer una prueba de memoria cada año para que puedas planificar con anticipación en lugar de esperar a un momento catastrófico.

Dios da sus batallas más duras a sus soldados más fuertes. —Helen Keller—

Señal recién descubierta.

Obtener un diagnóstico

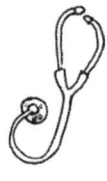

Escrito por un individuo afectado por la enfermedad de Alzheimer.

Aún no es posible realizar un diagnóstico definitivo de la enfermedad de Alzheimer hasta que se realiza una autopsia. Pero se pueden llevar a cabo pruebas neuronales que indiquen la probabilidad de que la causa principal del problema sea la enfermedad de Alzheimer o una demencia relacionada. Hay otras enfermedades, como el párkinson, por ejemplo, que pueden tener síntomas similares a los del alzhéimer, así que no des nada por supuesto. Consulta a un médico.

Es sorprendente la cantidad de personas que saben que algo anda mal y, sin embargo, no hacen nada al respecto. Luego están aquellas que permanecen en la negación intencionada (o temerosa), poniendo excusas u ocultando los síntomas de un problema real. En esta primera instancia, quizá piensen que, al ignorar el problema, éste simplemente desaparecerá. En segunda instancia, es como si negar la existencia del problema de alguna manera lo hiciera no real. No. Un hueso roto es un hueso roto, aunque lo ignores, trates de que no esté roto, desees que no se haya roto o hagas creer que no está roto. Ver a un médico por un problema no lo hará más o menos real, el problema es el que es, pero te permitirá tomar decisiones informadas sobre lo que debes hacer a continuación.

¿Cuántas veces has visto que un problema del tamaño de una hormiguita se convierte en uno del tamaño de una montaña debido a la inacción? Por esta misma razón, aborda los problemas tan pronto como te des cuenta de ellos.

A menudo, las personas asumen lo peor y temen que se verifiquen sus suposiciones. Bueno, si ya asumen lo peor, no debería provocarles un *shock* si en realidad es lo peor. Pero ¿y si no es lo que temen? Entonces tendrían motivos para sentirse aliviados. Eso puede suceder sólo si realmente van al médico y se someten a una revisión. Si encontramos el coraje para enfrentarnos a ellos, a menudo descubriremos que los monstruos de nuestra imaginación son mucho más grandes que los monstruos de nuestra realidad.

◐ Momentos definitivos

Dos buenas razones para obtener un diagnóstico:
1. Controlar la enfermedad desde el principio si es algo curable. Si es algo incurable (como el alzhéimer), entonces hay tiempo para prepararse, tomar decisiones sobre el tratamiento futuro (si corresponde) y poner las cosas en orden.
2. Dar tiempo a familiares y amigos para que se preparen para este viaje.

Ten en cuenta que lo más probable es que el primer médico que veas no sea un especialista. Solicita una derivación a un especialista para obtener una segunda opinión.

Al final de la vida, mi madre se casó con un médico y vivió una vida de cuento de hadas, o eso parecía. No había nada que ella no pudiera hacer. Esquió hasta los setenta años y cruzó el puente Golden Gate a los setenta y cinco.

Cuando mi mamá cumplió ochenta, decidió dejar de conducir. Nos quedamos atónitos. Pudimos ver que algo estaba pasando, pero pensamos que seguramente el esposo de nuestra madre, el médico, tenía su salud bajo control.

Aquí es donde entró la negación. Él nos había ocultado su enfermedad durante muchos años, en mi opinión para preservar su propia dignidad, impidiéndonos ayudarla de alguna manera. Ella había bajado a cuarenta y dos kilos cuando finalmente intervinimos sin la bendición de él. Por decir lo menos, fue verbalmente abusivo con todos nosotros, y nos negó toda opción. Un profesional nos explicó que estaba tratando a «su último paciente». Lamentablemente, no fue hasta los últimos años de la vida de mi madre cuando pudimos darle la atención que merecía. —Ana—

Recientemente, mi suegro, que tiene alzhéimer, desapareció durante cinco días y fue encontrado a cuatro horas de distancia gravemente deshidratado. Incluso después de que el médico le dijo que ya no podía conducir, mi esposo y mi suegra se negaron a quitarle las llaves. Mi suegra habla de él como si no estuviera y mi esposo no le habla porque no quiere molestarlo. Estuvo una semana en el hospital y ahora quieren traerlo de vuelta a casa, aunque ella no puede cuidarlo. Están en plena negación del problema. —Una nuera—

La negación es la causa principal de la inacción, y la inacción puede ser peligrosa.

☼ Si te preocupas por lo que podría ser y te preguntas qué podría haber sido, ignorarás lo que es. —Autor desconocido—

Diagnóstico recién descubierto.

Primeras etapas

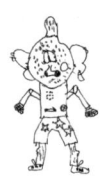

Ten en cuenta que las primeras etapas son las más difíciles para la persona con alzhéimer y, francamente, para el cónyuge, que aún no es el cuidador. A menudo, en las primeras etapas, el cónyuge piensa que la persona se olvida de las cosas a propósito, lo que provoca resentimiento y frustración incluso en las parejas más consolidadas. Una vez que el cónyuge se da cuenta de que es la enfermedad quien actúa, comienza el difícil viaje de aceptación y cambio. En las primeras etapas, la persona sabe que algo no está bien. Cuando siente esto, puede manifestarse como puro enojo, pánico o tristeza, pero el trasfondo sincero es el sentimiento de miedo. Tiene miedo.

Una pregunta común es: «¿Le digo a la persona en cuestión que tiene alzhéimer?».

June es una cuidadora de su esposo y siente que este enfoque le brindó a su marido algo de consuelo. Él le preguntó:

—¿Qué me pasa?

Ella le dijo:

—Tienes demencia.

—¿Existe una cura? –preguntó él.

—Están trabajando en ello –le respondió su mujer.

Ron nunca ha preguntado qué le pasa. Actúa como si no pasara nada, sólo dice que se está haciendo viejo y volviendo olvidadizo. Creo que sabe que algo anda mal, pero siempre ha sido una persona muy fuerte y admitir que le pasa algo malo significaría mostrar debilidad. —Una esposa—

No hay dos personas iguales, cada una realiza este viaje a su manera. Si la persona con demencia te pregunta, entonces sí, dile de una vez la verdad de lo que está sucediendo. Pero si no lo menciona, por favor, no se lo recuerdes. Cuando veas el miedo en sus ojos, tranquilízala: «Esto no es culpa tuya; tú no creaste esto. No me iré de tu lado y estaremos juntos en esto». Permítele sentir lo que siente. Déjala desahogarse. Ten la seguridad de que esto también pasará, porque en las etapas intermedias la persona no cree que haya nada malo en ella. Se vuelve más fácil para ella, porque no recuerda lo que no recuerda.

Tú –cónyuge, pareja, amante, hija, hijo, amigo, quien ha elegido caminar con esa persona–, permítete sentir todo lo que estás sintiendo. Los planes que has hecho, los sueños que esperabas cumplir y los supuestos «años dorados» ahora resultan borrosos e ignotos. No intentes descifrar nada. En cambio, siente lo que sientes en cada momento presente y avanza gradualmente.

Permite que todos los involucrados sientan lo que están sintiendo. Sólo debes saber que después de gritar, después de llorar y después de sacudírnoslo todo, nos sentimos mejor. Cuando la persona con alzhéimer grita, llora o se calla, no es personal. No está en tu contra. Sólo dale espacio para estar. Se puede producir una enorme curación cuando nos permitimos a nosotros mismos y a los demás sentir lo que estamos sintiendo. La gente simplemente necesita un lugar seguro para aterrizar. Un lugar seguro para sentir sus sentimientos.

Lo sorprendente de la vida es que hay muchas versiones de ti mismo que puedes experimentar. —Stacie—

Expresión recién descubierta.

Entendiendo a la persona

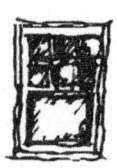

Piensa en algo de tu infancia que te haga sentir bien: un columpio de madera colgado en un árbol, la abuela horneando el pan en la cocina, las fresas frescas recogidas en el jardín, un vestido nuevo, o un partido de béisbol con los niños del barrio. ¿Habrías pensado en ese recuerdo en este momento si no te lo hubiera pedido? No es probable. Se necesita a alguien o algo más para desencadenar momentos en nuestra memoria.

Mi siguiente pregunta es: ¿estás pensando en todo el día o sólo en el momento? El momento. Nuestra memoria se compone de momentos. Las personas con demencia tienen estos momentos en su memoria al igual que tú y yo, pero no pueden extraer un momento de la oscuridad. Su memoria no se activará hasta que *vean* un columpio, *huelan* el pan, *prueben* una fresa o *noten* en su piel un guante de béisbol.

Antes de que podamos crear momentos de alegría, debemos comprender a las personas con alzhéimer..., comprender que pierden su memoria a corto plazo. ¿Y cómo sabemos que pierden la memoria a corto plazo? Repiten la misma pregunta una y otra vez. Y si les preguntas, «¿Qué has desayunado?», responderán algo como: «No lo sé. No he desayunado aún». ¿Y qué pasa si les preguntas sobre la reunión familiar a la que asistieron el fin de semana pasado? Su respuesta probablemente será: «¿Qué reunión familiar? No he visto a mi familia en meses».

Aunque pierden la memoria a corto plazo, pueden retener la memoria a largo plazo a medida que avanza la enfermedad. ¿De quién es la responsabilidad de conversar sobre sus recuerdos a largo plazo en lugar de hacerlo sobre sus recuerdos a corto plazo? Nuestra. En lugar de preguntar: «¿Qué has desayunado?» o «¿Fue agradable la visita de tu hijo anoche?», charla sobre los recuerdos que están arraigados en ellos: «Te encanta el tocino y los huevos». «Tu hijo tiene unos grandes ojos marrones, como tú».

Uno de mis placeres es caminar bajo la lluvia. Una noche salí a pasear bajo un chaparrón y decidí pasar por el asilo de ancianos para crear un momento de alegría. Una señora se me acercó y me dijo:

—Cariño, estás empapada, ¿puedo traerte una toalla?

—Me encanta caminar bajo la lluvia. Adoro el agua y soy muy buena nadadora –dije.

—¡Yo también soy buena nadadora! Cuando tenía ocho años había dos niños en el río a punto de ahogarse. Salté, agarré a la chica del pelo, le dije al chico que tratara de aguantar y nadé. No podía tocar el fondo. Pero entonces toqué el fondo y arrastré a los dos niños hasta la orilla –me contó.

—¿Les salvaste la vida? –pregunté asombrada.

—Cariño, todo lo que sé es que me quedé temblando y que no volví a nadar durante dos años –respondió ella.

¿Cuántas veces crees que escuché esa historia en los quince minutos que estuvimos charlando? Al menos cinco. ¿Qué desencadenó su historia? Mi cabello mojado. Tú también escucharás de alguien la misma historia una y otra vez. Tienes dos opciones... «¡Uf, como tenga que escucharla una vez más...!» O puedes pensar: «Será mejor que recuerde esta historia para esta persona», porque a medida que avance la enfermedad perderá la capacidad de comunicarla. Cuando eso suceda, ¿qué crees que la hará feliz?: que nosotros le contemos su historia.

Ojalá pudiera escuchar aquella historia que mi mamá me contaba una y otra vez. Eso es precisamente lo que extraño ahora que ella ya no vive. —Una hija—

Esa historia que a ti te irrita puede ser precisamente lo que cree alegría. De hecho, dos meses después, mientras visitaba esa comunidad, me acerqué a esa señora y le dije:

—¿Has ido a nadar últimamente?

—No, pero cuando tenía ocho años había dos niños en el río a punto de ahogarse... –me respondió.

Y me contó toda la historia de nuevo. ¿Qué tenía que decir yo para desencadenar su historia? Cualquier cosa sobre nadar. Imagínate si todos supieran que la palabra «nadar» produce ese efecto en esa señora, si cada visitante, cada cuidador se le acercara y le dijera: «Oye, ¿has ido a nadar últimamente?». Entonces podría contar su historia una y otra vez. ¿Tendría ella un día mejor? ¡Absolutamente! Porque contar su historia la deja con un buen sentimiento. Un buen sentimiento por haber salvado a esos niños.

La siguiente parte es un poco más confusa: a medida que avanza la enfermedad, su mente se vuelve más joven. En otras palabras, los enfermos de alzhéimer pierden cada vez más memoria a corto plazo. Lo sabemos porque ¿por quién preguntan? Por sus padres, que ya han fallecido, por su cónyuge, por sus hijos. Pero, cuando su esposo esté en la habitación, ella pensará: «Seré amable con este hombre durante unos diez minutos, pero luego tendrá que marcharse». Ella estará buscando a su joven y apuesto novio. O se preguntará: «¿Dónde están mis hijos?». Pero, cuando sus hijos vengan de visita, no los reconocerá porque está buscando a sus pequeños.

Averigua qué edad está viviendo en su mente la persona con demencia porque ahí es donde están sus recuerdos. Si está constantemente buscando a su madre, ¿qué edad crees que tiene en ese momento? Probablemente recuerde cuando era adolescente o más pequeña. Si busca siempre a su marido, pero no lo reconoce, tiene entre veinte y treinta y tantos años. Si está constantemente buscando a sus hijos, pero no los reconoce, ¿qué edad tienen sus hijos en su mente? ¿Cuatro? ¿Siete?

Nuestro objetivo es ayudarles a sentir que quienquiera a quien estén buscando está perfectamente bien en ese momento. Si están buscando a su madre, ¿cómo les hacemos sentir que su mamá está bien? ¿Dónde estaría su madre? ¿En casa? Pero, si dices que su mamá está en casa, entonces haces que quiera irse a casa. Elimina la palabra «casa» de tu vocabulario. Es mejor decir: «Tu mamá volverá enseguida» o «Tu madre está en la cocina». ¿Dónde estaría su marido? ¿En el trabajo? ¿En el campo? ¿Pescando? La gente piensa que esto es una mentira porque: «Su mamá ya no vive, no está en la cocina», «Su marido ya no vive, no está en el campo». Adelante, da lo mejor de ti y dile a la persona tu verdad. Dile que su esposo ya no vive. ¿Cómo les hace sentir eso en ese preciso momento? Confundidas, angustiadas, tristes, ansiosas y solas. ¿Cómo funcionan cuando sienten estas emociones? Considera que no pueden funcionar. ¿Quién sufre las repercusiones cuando se sienten enojadas, tristes, solas, asustadas? Nosotros. ¿Cambian cuando les dices que su esposo ya no vive? ¿Te dicen, «Oh, sí, es cierto» y nunca vuelven a preguntarte sobre él? No. No pueden cambiar. Así es esta enfermedad. Están haciendo lo mejor que pueden con los recuerdos que les quedan. No hacen esas preguntas sólo para irritarte. ¿Quién es el único que puede cambiar? Tú.

Era obvio que la cuidadora no vivía la verdad de Evelyn porque ésta llegó a mi oficina enfadada porque su madre había muerto, su esposo había muerto y ella no podía ir a sus funerales, los cuales pensó que se hacían en el mismo edificio. Caminamos un poco y charlamos. Sabía que era cristiana, así que volvimos a mi oficina, cantamos himnos y rezamos. Cuando se fue, me dijo cuánto disfrutaba en la iglesia y que no había asistido a un servicio religioso en mucho tiempo. Estos simples momentos la llevaban a un lugar tranquilo. —Raelene Boykin—

Mientras visitaba una residencia, una señora angustiada me preguntó:

—*¿Has visto a mi hermana?*

Respondí como lo hago normalmente:

—*Sí, la he visto. Dijo que está deseando visitarte.*

—*Oh, gracias a Dios..., porque esa señora de allí me ha dicho que estaba muerta. Necesito sentarme. No me encuentro muy bien –dijo la mujer.*

La gente sufrirá literalmente por las respuestas que les demos. Viven en su verdad. Hazles sentir que a quienquiera que estén buscando se encuentra perfectamente bien en ese momento. Recuerda: pérdida de memoria a corto plazo, puedes seguir cambiando tu respuesta hasta que encuentres la que funcione.

Las familias también tienden a centrarse en quién era esa persona en el pasado reciente. «Papá era un hombre de negocios», «Papá era miembro de la junta», «Papá era contable». Pero cuando lo conocemos, todo lo que quiere es ver a Betsy. «¡Betsy! Betsy! Betsy!». ¿Quién podría ser Betsy, según lo que nos han dicho sus hijos? ¿Su esposa? ¿Su secretaria? ¿Una niña de su infancia? Betsy podría ser cualquiera. ¿Quién tiene que averiguar quién es Betsy? Nosotros. Porque ¿cuántas veces la busca a lo largo del día? Una y otra vez.

Creemos que Betsy es su esposa y le decimos:

—Está en la parte alta de la ciudad arreglándose el cabello en la peluquería.

—¡Mentirosa, loca! –te grita.

¿Puedes saber cuándo le das a alguien una respuesta incorrecta? Sí, cuando te miran como diciendo: «¿De dónde has salido tú?». Porque, para esa persona, Betsy era su vaca. «¿Betsy se arregla el pelo en la zona alta?». ¿Qué? Ésta es la única enfermedad en la que puedes seguir cambiando tu respuesta cada treinta segundos hasta que encuentres la que funciona.

Cuando finalmente te des cuenta de que Betsy es la vaca, ¿puedes decirle:

—Ya no tienes una vaca. ¿Tienes ochenta y dos años?

No, porque ahora estará preocupado por la vaca. ¿Dónde estaría Betsy para encontrarse perfectamente bien? «Está en el granero», «Está en la finca» o «Acabo de ordeñarla». Una vez más, tu objetivo es hacer sentir al enfermo que quien quiera o lo que sea que esté buscando está perfectamente bien en ese momento. ¿Qué edad tiene en la mente si está buscando a Betsy? Quizá quince o dieciséis años. Si en su mente tiene quince años, ¿de quién es la responsabilidad de hablar sobre sus hermanos y abuelos en lugar de los nietos que le visitaron ayer? Nuestra.

Digamos que en su mente está en la veintena, y en ese momento vivía en Missouri, pero ahora vive en Arizona. En ese instante, ¿dónde cree que están viviendo? Missouri. ¿Quién tiene que buscar en Google su ciudad natal en Missouri u obtener un mapa de Missouri? Nosotros. Incluso puede volver a su idioma nativo. Si la persona vivió en Alemania hasta los quince años, es posible que comience a hablar en alemán nuevamente, lo que significa que tal vez tú debas aprender algunas palabras en alemán. Si cantas una canción simple como *Feliz cumpleaños*, el abecedario o el 1-2-3, puedes hacer que la persona vuelva a hablar inglés.

En algún momento ya no se reconocerán a sí mismos, por lo que cuando se dirijan al espejo, en realidad estarán hablando con otra persona. Esa persona en el espejo es mucho mayor que ellos. Hablar con un espejo puede tener un efecto negativo porque la persona en el espejo no responde o tiene aspecto de estar enferma. Si ése es el caso, retira el espejo. Pero, si está teniendo una hermosa conversación con la persona del espejo, deja que siga. Una vez que nos demos cuenta de qué edad está viviendo en su mente en ese momento, entonces será más probable que conectemos con ella y posiblemente descubramos cosas que no sabíamos antes. (Nota: la edad en la que creen que están viviendo cambia a lo largo del día. Por la mañana pueden estar más lúcidos, pero por la noche pueden estar buscando a su mamá. Comprender esto es como tener una ventana abierta hacia la mente de una persona. Y estamos aquí para llevar luz a esa ventana).

La gente me pregunta: «¿Cómo sé si he encontrado la respuesta correcta?». Sólo mira el rostro de la persona. Te lo dirá todo. Y si funciona, funciona. No cuestiones, no importa cuán extraña te parezca la respuesta. Tu objetivo es crear una mejor reacción. No estás buscando

Momentos definitivos

una reacción perfecta, sólo una mejor reacción. Cuando encuentres la respuesta que funcione a la pregunta que hace cincuenta veces al día, ¡dísela a todos! Es un tesoro que seguramente logrará que mejore su día.

Nuestro valor radica en lo que somos y en lo que hemos sido, no en nuestra capacidad para recitar el pasado reciente. —Homer, un hombre con alzhéimer—

Comprensión recién descubierta.

Para dejar ir se necesita amor

«Dejar ir» no significa dejar de preocuparse;
significa que no puedo hacerlo por otra persona.
«Dejar ir» no es aislarme;
es darme cuenta de que no puedo controlar a otro.
«Dejar ir» es admitir la impotencia,
lo que significa que el resultado no está en mis manos.
«Dejar ir» es tratar de no cambiar o culpar a otro;
sólo puedo cambiarme a mí mismo.
«Dejar ir» no es «cuidar», sino «preocuparse».
«Dejar ir» no es arreglar, sino apoyar.
«Dejar ir» es no juzgar,
sino permitir que otro sea un ser humano.
«Dejar ir» no es negar, sino aceptar.
«Dejar ir» no es quejarse, regañar o discutir,
sino buscar mis propias deficiencias y corregirlas.
«Dejar ir» no es ajustarlo todo a mis deseos,
sino tomar cada día como venga, y apreciarme en él.
«Dejar ir» no es arrepentirse del pasado,
sino crecer y vivir para el futuro.
«Dejar ir» es temer menos y amar más.

—Robert Paul Gilles—

Momentos familiares

Ama y cuida con un corazón genuino. —Jolene—

Prometí...

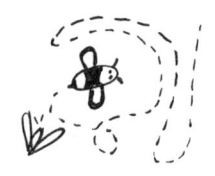

A veces, por miedo, les pedimos a nuestros seres queridos que nos prometan cosas que no deberíamos pedirles. Y a veces, por amor, hacemos promesas que simplemente no podemos cumplir. Cuando en verdad amamos a alguien, significa que confiamos en que hará lo correcto. Cuando exigimos una promesa a nuestros seres queridos como: «Prométeme que nunca me llevarás a un asilo de ancianos», o «Prométeme que nunca me dejarás ser de esa manera», exigimos promesas que no pueden ser mantenidas.

Cuando nos casamos con alguien, prometemos amarlo, honrarlo y protegerlo en la salud y la enfermedad, hasta que la muerte nos separe. Hay diferentes maneras de cumplir esa promesa. Prométele ser su cónyuge, no su cuidador. A veces, ser cuidador está más allá de tu capacidad, lo que significa que lo más amoroso sería dejar que otra persona lo sea. Cuando estás casado, hacer lo que es honorable, lo que es correcto, significa hacer lo que es honorable y correcto para ambos. Si decides ser el cuidador, pero llega un punto en el que ya no puedes hacerlo mental o físicamente, entonces lo conveniente y lo correcto para ambos es dejar que otra persona cuide a tu cónyuge.

Si has decidido ser cuidador, hazte estas preguntas difíciles: «¿Por qué elegí cuidarla? ¿Por obligación? ¿Por una promesa? ¿Porque soy el único hijo sin niños que atender? ¿O es porque cuidar es lo que quiero hacer?». El cuidado basado en una obligación o promesa a menudo crea resentimiento y/o culpa. Para sustentarte emocionalmente, debes querer hacerlo. E incluso si la prestación de cuidados es algo que deseas hacer, permítete reconsiderarlo a lo largo del camino para asegurarte de que deseas continuar haciéndolo.

Como cuidador, necesitas ayuda. Las investigaciones muestran que, si intentas hacerlo todo tú solo, es muy probable que termines en el hospital o fallezcas antes de que lo haga la persona con alzhéimer. ¿De verdad crees que la persona a la que estás cuidando querría que perdieras tu salud, o tu vida, en el proceso de cuidarla? La gente siente una gran

Momentos familiares

compasión por la persona que padece la enfermedad de Alzheimer porque puede ver lo que le está sucediendo. Pero la mayoría de las veces, el sufrimiento del cuidador pasa desapercibido. Toma nota del bienestar del cuidador porque él también es importante.

Algún día necesitarás que alguien te cuide. Por favor, no dejes a tus hijos la decisión de cómo cuidarte. Los hijos rara vez están de acuerdo y eso podría terminar en conflicto. Te insto a que le des permiso a tu cónyuge e hijos para NO cuidar de ti. He conocido a muchas personas que todavía albergan sentimientos de culpa, todo porque hicieron una promesa que no pudieron cumplir. Y continúan cargando con esa culpa incluso después de que la persona haya muerto.

Mientras esa persona aún esté en su sano juicio, es bueno establecer en un testamento en vida cómo preferiría vivir la última parte de su viaje en esta tierra. Hay que asegurarse de que sean deseos realistas y se deben comunicar claramente a todos los involucrados. Eso es un regalo que puedes dar ahora.

En nuestro quincuagésimo séptimo aniversario de bodas almorzamos juntos. Mi esposa señaló que no teníamos hijos. Luego dijo: «Hemos estado casados durante mucho tiempo y eso me ha dado más oportunidades de amarte». Me reí y el tiempo se detuvo mientras recuperaba el aliento. Puede pasar un tiempo antes de que experimente de nuevo ese momento de alegría.

—Don Alexander, esposo y cuidador—

Incluso después de todo este tiempo, el Sol nunca le dice a la Tierra: «Me perteneces». —Hafiz, poeta persa del siglo XIV—

Una no promesa recién descubierta.

«No puedo...»

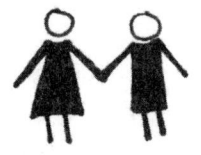

Escrito por un individuo afectado por la enfermedad de Alzheimer.

«Lo siento, no podemos asistir a la graduación porque John...».

«No puedo quedarme. Tengo que volver a casa con mi esposa».

«Gracias por la invitación, pero no puedo».

«Cariño, no voy a poder asistir a tu boda».

«No podemos ir al partido de baloncesto de Robbie. No es un buen día».

¿Alguna de estas frases te suena familiar? ¿Qué reflejan? ¿Un cuidador cuyo mundo se ha reducido a prácticamente su propio hogar, o su relación sólo con la persona a la que cuida? ¿Cuándo es suficiente? ¿Cuáles son los indicadores que nos dicen que la situación debe cambiar, que se debe tomar una decisión? ¿Debemos seguir adelante hasta que nosotros mismos necesitemos medicamentos antidepresivos o ansiolíticos sólo para seguir haciendo frente a la situación? ¿Hasta qué punto estamos obligados a seguir como estamos?

Ah, ésa es la palabra clave: *obligados*. Para comprender hasta dónde estamos obligados a llegar, primero debemos determinar cuáles son nuestras obligaciones. Mira los círculos numerados en la página siguiente. Enumera tus obligaciones en las líneas: #1 es la más importante, #2 es la siguiente en importancia, y así sucesivamente.

¿Qué has enumerado como tu obligación número uno? ¿Tú mismo? ¿Tus hijos o tu cónyuge? ¿Ser feliz? El círculo central es tu obligación principal. Es lo que eres. Es la obligación principal que reemplaza a todas las demás, y violarla es violar lo que te hace a ti. Si crees en un ser supremo (o seres supremos), entonces ésa puede ser tu obligación principal. O tal vez sean tus principios (honestidad, lealtad, paciencia, etc.). Los seres humanos, los estados emocionales o los objetos materiales no serían tu obligación principal. Ese lugar sólo está reservado para tus

◪ Momentos familiares

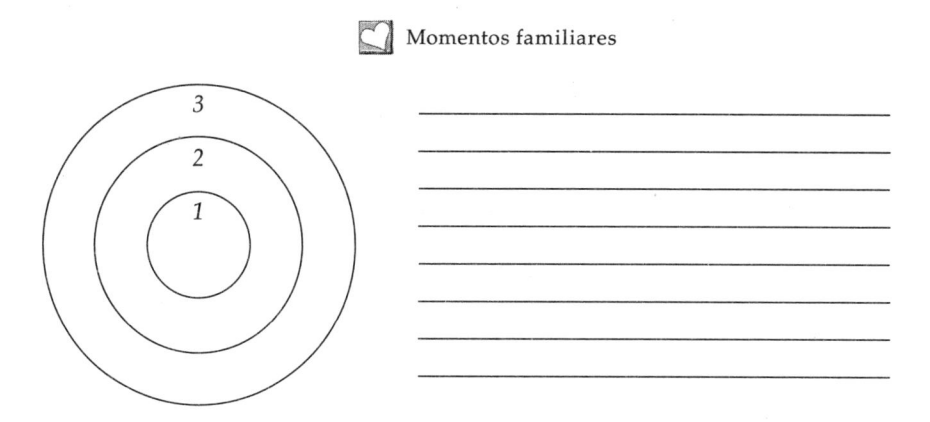

principios (que nos hacen humanos), o para Dios (de quien derivas tus principios).

¿Qué significa todo esto? Como cuidador, la persona a la que estás cuidando es más que probable que sea la número 2 o la número 3 en tus círculos de obligación. Si no estás violando tu obligación principal al cuidar a esa persona, entonces lo estás haciendo bien. Pero ¿qué pasa si llega un punto en el que ya no puedes ser amable, paciente y cariñoso con ella? ¿O con otras personas? ¿O contigo mismo? Entonces, estás violando tu obligación n.º 1 (la principal) y es hora de un cambio.

> *Mi hermano vino a visitarme. Mi esposo tiene alzhéimer y yo obviamente demostré frustración, enojo y resentimiento hacia mi esposo. Mi hermano me miró y me dio un consejo que me salvó la vida: «Deja que alguien más lo cuide por un tiempo. No esperes hasta que tu amor se convierta en odio».*
>
> —Una esposa—

A menudo, cuando una persona está al borde de su buen juicio, exclama exasperada: «¡Sólo quiero hacer lo correcto!». Bien, entonces busca orientación en tu obligación principal. Es la brújula que te indica la dirección correcta. Sin ella estamos perdidos.

Recuerda, tu obligación principal es quién eres tú. No te pierdas en medio de este viaje.

☼ Aprende de los árboles el carácter, de las raíces el valor, y de las hojas el cambio. —Tasneem Hameed—

Obligación principal recién descubierta.

Amar: Verbo

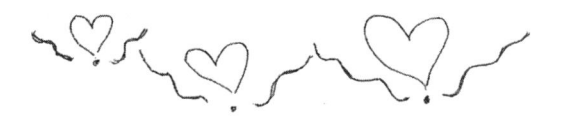

Llamada telefónica entre dos hermanos:
Steve: «Ryan y yo fuimos a ver a papá y a mamá el último fin de semana».

Dave: «Oh, sí, y ¿cómo estaba papá?».

Steve: «Mucho peor. Cuando Ryan tiró una lata de refresco a la basura, papá se levantó de un salto y se enojó, diciendo que estaba perdiendo cinco centavos. Y cuando Ryan abrió las persianas para dejar entrar algo de luz, papá reaccionó terriblemente. Eso hizo que Ryan se enfadara. No quiero llevarlo allí de nuevo».

Dave: «Ryan ahora tiene quince años. ¿No crees que debería empezar a aprender ya a lidiar con las cosas difíciles de la vida?».

«Amar», verbo, implica acción, en este caso el tipo de acción que se necesita en circunstancias difíciles: amor en acción. Pero desafortunadamente para la mayoría de las personas, el amor sigue esa vieja máxima: «Cuando todo esté dicho y hecho, se habrá dicho más que hecho».

Considera esto: tu padre tiene alzhéimer y tu madre lo está cuidando. Cuando vas allí, no recuerda tu nombre, se molesta por cosas sin sentido, hace ruidos extraños en la mesa y dice cosas que no puedes comprender. Te avergüenzas de él y te sientes inquieto cuando te vas.

El tiempo pasa y no has vuelto a ver a tus padres. Te dices a ti mismo, y a tu madre cuando te pregunta, que el trabajo te tiene atado o que las actividades de tus hijos no te dejan tiempo para ir a visitarlos. Siempre «pasa algo», pero nunca dices realmente la verdad, que es que no quieres ver a tu padre en ese estado, que no quieres lidiar con ello. Así que sigues inventando excusas para no visitarlo, y te sientes miserable por eso, y en el proceso también haces que tu madre se sienta triste.

Eres un practicante experto del «amor» que no sirve de nada. Prefieres amar desde lejos, desde donde es más fácil y requiere poco esfuerzo. Intentas aliviar tu culpa diciéndote a ti mismo que tu madre se encarga de todo, o que tus hermanos o vecinos están allí ayudándolos. Pero en

Momentos familiares

realidad nunca verificas nada de eso porque en el fondo no quieres descubrir que casi todos los demás también lo han abandonado.

Quizá deberías reflexionar un poco, recordar quién te cambiaba los pañales sucios, te limpiaba la nariz que moqueaba, te levantaba cuando te caías y te enseñó el abecedario, cómo atarte los zapatos y cómo montar en bicicleta. O en quién te alimentó, vistió y amó. Todas esas cosas son amor en acción y, sin embargo, ¿no eres capaz de comportarte de igual modo?

¿Qué tipo de amor quieres enseñar a tus hijos? ¿Cómo pueden aprender a ser adultos cariñosos, amables y compasivos si tú no lo demuestras a través de tus propias acciones? Amar a los demás cuando es fácil, y más aún cuando es difícil. Ves a donde otros no van, quédate cuando otros se vayan y vete solo cuando hacerlo también sea un acto de amor. Si vivimos una vida de amor como ésta, realmente será una vida digna de ser vivida y una luz que brille en la oscuridad para los demás.

El diagnóstico nos ha acercado más. Hay una especie de inversión de roles: he asumido el papel de madre y eso está bien para mí. Mamá ha hecho tantos sacrificios en su vida por mí... Ahora es mi turno. Ella siempre será mi madre y la quiero mucho. —Una hija—

Una práctica elevada: amarnos a nosotros mismos y a los demás en nuestra humanidad. —Hermana Jenny—

Acción amorosa recién descubierta.

Cuida de ti mismo

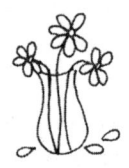

Del mismo modo en que debemos averiguar qué es aquello que alivia el estrés de una persona con demencia, también debemos encontrar aquello que a nosotros nos alivia el estrés.

Caminar, echarnos una siesta, tomar un baño caliente de lavanda, recibir un masaje, arreglarse el cabello, jugar a las cartas con los amigos, ir a la zona alta a tomar un café… solo. Si aún no lo has hecho, agrega agua, agua, agua. El agua caliente con limón «limpia las tuberías», me dijo un hombre mayor. «Una cucharada de mantequilla de cacahuete antes de acostarte te ayuda a dormir», me dijo Flossy. Siempre que conozco a personas mayores sanas, les pregunto: «¿Cuál es tu secreto?». Un hombre me dijo que la mantequilla de cacahuete untada en galletas saladas todas las mañanas, y un hombre de noventa y cuatro años me dijo que un martini todas las noches. Me parece que debes encontrar tus propios trucos porque en esto no hay rima ni razón. Cualquier cosa que te calme y que te relaje el cuerpo, hazla. Por otro lado, es igualmente importante prestar atención a qué y quién te agota y evitar esas situaciones y personas a toda costa. Cuando alguien te llame para darte su opinión, simplemente discúlpate diciendo: «Tengo que ir al baño» y cuelga. No tienes la energía para apaciguar a los demás.

Lo más importante es tomarse un tiempo libre de la prestación de los cuidados, al menos dos días a la semana. He escuchado una infinidad de excusas de por qué los cuidadores no pueden cuidarse solos. ¿Quién es el único que puede darte permiso para cuidarte? Tú. Pide ayuda y ten claro cómo pueden ayudar los demás.

Si tu mejor amigo te dijera: «Mi cónyuge no duerme por la noche. Sale por la puerta principal, camina dos calles y no sabe cómo regresar. El otro día no sabía quién era yo y me gritó que saliera de su casa». ¿Qué consejo le darías a tu mejor amigo? ¿Pedir ayuda? Si te suceden estas cosas, debes ser tu mejor amigo. Sigue tu consejo. Puede que sea el momento de buscar ayuda.

Momentos familiares

Te recomiendo encarecidamente participar en un grupo de apoyo. Sé que parece una cosa más, pero conocer a otros cónyuges que están realizando o que ya han realizado ese viaje te ayudará más que este libro. Cuando conoces a otra hija, ella puede darte una sabiduría emocional que yo no puedo darte.

Abre la puerta y comparte tu historia. Te sorprenderás al saber cuántas personas tienen una historia similar. El simple hecho de saber que no estás solo en este viaje no tiene precio. Si el grupo de apoyo te agota, busca otro o simplemente reúnete con alguien para tomar un café.

Conocí a dos mujeres que estaban cuidando a sus madres. Una se ocupaba de ellas todos los lunes y miércoles, y la otra todos los martes y jueves. Brillante.

Podría hacer que este viaje sonara a mariposas y magdalenas. Sin embargo, eso no puede estar más lejos del verdadero sufrimiento y dolor que causa el alzhéimer. Pero estás en este camino y quieres llegar a tu destino de la manera más segura posible. Permanece atento a las señales momento a momento para orientarte. Sal del camino, échate una siesta siempre que sea posible y acepta la ayuda de los demás cuando algo en ti se rompa. De hecho, pídele ayuda a tus amistades para que puedan ocuparse de todo cuando te invada el agotamiento.

Simplemente comienza con algo que te haga sentir mejor. Muchos días terminarás agotado y probablemente ni siquiera tendrás la energía para pedir ayuda. Tu cuerpo es tu brújula. Antes de que lo haga tu mente, te dirá cuándo es suficiente. Haz una pausa y escucha. Escucha lo que tu cuerpo, tu mente y tu alma te están diciendo.

Nadie debería tener que perder a ambos padres a causa de la enfermedad de Alzheimer. Cuídate tú también. —Palabras sabias—

Calma recién descubierta.

«¡Están geniales!»

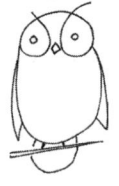

Tu hermano llama desde larga distancia y tiene una conversación maravillosa con tu padre. Luego te dice: «Parece que papá está bien. ¿Crees que podemos traerlo de regreso a casa?». El vecino viene a visitarlo y pasan una velada encantadora. Al marcharse, dice: «Tiene muy buen aspecto. Debe de estar bien».

¿Cómo te sientes tú, la cuidadora, cuando otros piensan que no es para tanto? ¿Resentida? ¿Ninguneada? ¿Como si fueras tú la que se está volviendo loca o la que está haciendo algo equivocado o mal para haber creado todo esto?

Tu hermano ha tenido una conversación maravillosa con tu padre por teléfono porque tu padre ha reconocido su voz (y no se confunde al ver su rostro) y el teléfono desencadena una respuesta social. Podemos estar gritándole a alguien en un momento, pero cuando suena el teléfono o alguien llama a la puerta, nuestra disposición cambia instantáneamente. La persona con alzhéimer hace lo mismo. Puede parecer físicamente bien y actuar a la perfección durante un momento, pero en el fondo está perdida. Cuando alguien diga: «No está tan mal», simplemente dile que necesitas un descanso y pregúntale si le gustaría venir a cuidar a la persona enferma durante unos días. Sólo algunas horas. Cuando vivan de primera mano lo que tú has estado experimentando, entonces y sólo entonces creerán que algo anda mal. Pero tú, como cuidadora, debes abandonar el lugar porque la persona con alzhéimer actuará bien mientras te vea, ya que se sentirá segura contigo. Ves a un hotel o a casa de una amiga. En unas horas, tu hermano te pedirá que regreses a casa porque ha pasado «algo» y debe volver al trabajo.

A cualquiera que no se muestre de acuerdo con la manera en que estás brindando la atención, dile: «Papá podría ir a vivir contigo». El único que tiene la verdad es el que cuida. Todos los demás sólo tienen una opinión.

Como cuidador, escribe diez maneras en las que otros pueden ayudar. La gente quiere ayudar, pero no sabe cómo. Como familia, identificad de qué habilidades está dotado cada miembro. La persona que sea buena con los números que maneje las finanzas. A quien le guste estar frente al ordenador puede investigar las residencias para personas con demencia con objeto de prepararse para el día en que el enfermo necesite más atención. El nieto favorito puede llevar a la abuela a comer o a dar un paseo por el campo para proporcionarle descansos regulares al cuidador. La persona más responsable puede programar las citas médicas y las visitas de amigos y familiares y estar al tanto de los medicamentos y de los horarios. Todos estamos dotados de habilidades en diferentes áreas. Sé claro acerca de «qué ayuda necesitas» para que los demás puedan asistirte de una manera que aligeren tu carga.

> *Mis hermanos eran más propensos a ayudar cuando yo era específica. No exponía toda la situación, sólo lo que necesitaba en ese momento. Le decía a uno de ellos: «Me gustaría salir a comer con una amiga. ¿Crees que podrías venir un par de horas?». A mi otro hermano, a quien le gusta salir a comer por ahí, simplemente le decía: «Papá tiene hambre. ¿Te lo llevas a comer?».*

Todo lo que sabes es lo que crees que sabes, pero eso no siempre es real. —Carrie Vaughn—

Apoyo recién descubierto.

Manos amigas

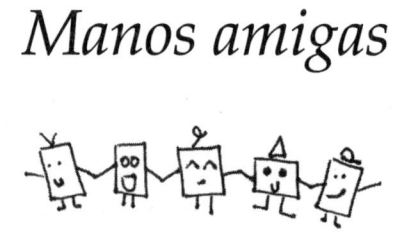

Los cuidadores necesitan la ayuda de otras personas para superar las dificultades. Están de guardia las 24 horas del día, los 7 días de la semana en sus corazones, si no literalmente. Sienten una profunda carga personal sobre las necesidades que esperan satisfacer. Por lo tanto, es posible que no acepten una mano amiga...

> *El cuidador:* «No, no tienes que hacerlo».
> *Tu respuesta:* «Sí, quiero».
> *El cuidador:* «No, nunca lo había dejado con nadie antes».
> *Tu respuesta:* «Sólo vete un rato. Estaremos bien».
> *El cuidador:* «Él podría...».
> *Tu respuesta:* «No tienes que preocuparte. Me haré cargo».
> *El cuidador:* «Bueno...».
> *Tu respuesta:* «Estaremos bien. Diviértete».
> *El cuidador:* «¿Estás seguro?».
> *Tu respuesta:* «Sí, lo estoy. Tómate todo el tiempo que quieras».
> *El cuidador:* «No sé...».
> *Tu respuesta:* «Vamos, yo me ocupo. Ahora vete sin que te vea» (con una sonrisa).
> El cuidador duda...
> *Tu respuesta:* «Vete ya».

Una vez que el cuidador sienta que está bien que otra persona le ayude, aceptará la ayuda con mayor rapidez la próxima vez. La primera vez es la más difícil.

Los cuidadores están agotados y no tienen la energía para pedir ayuda o ni siquiera para averiguar cómo pueden ayudarles otras personas. Hazlo simple. Pídele al médico que te diga cinco o seis maneras en que puedes ayudar de forma específica. Es importante que alguien establezca un horario de ayuda. Cuando visitamos o ayudamos todos a la vez, en realidad, estamos agregando más estrés.

Momentos familiares

Cómo echar una mano
- Lávale la ropa.
- Programa que las personas traigan comida cocinada cada dos días.
- Corta el césped (no les preguntes, sólo hazlo).
- Pregunta qué puedes traer del supermercado.
- Lleva a la persona con demencia a dar un paseo por el campo o a un partido de futbol para que el cuidador pueda tener un descanso.
- Ofrécete para quedarte con la persona para que el cuidador pueda hacer recados, ir a la peluquería o visitar a una amiga.
- Cocina comida que se pueda guardar en el congelador.
- Envíale por correo entradas de cine o invitaciones a restaurantes de manera anónima.
- Limpia su casa y lava los platos con ella.
- Comparte tus hortalizas: «Tengo demasiadas...».
- Pasa la noche con la persona con alzhéimer para que el cuidador pueda descansar completamente

Cualquier cosa que pueda facilitar su viaje, hazla. A veces es mejor cuando el cuidador está fuera de casa. Para ellos es demasiado fácil sentirse culpables si se quedan a ver cómo ayudas. Y cuando ayudes, tranquilízalos diciendo: «Tú eres mi amiga. Me preocupo por ti, así que déjame ayudarte».

Formad parejas de tres en tres. —Yogui Berra—

Ayuda recién descubierta.

«¡Estoy aquí para cuidar de ti!»

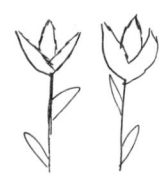

La persona con demencia realmente no cree que haya nada malo en ella ni que necesite ayuda. Entonces, si estás allí para cuidarla, no te sorprendas cuando te pida que te vayas y cierre la puerta detrás de ti. Es mejor si siente que la has visitado como si fueras un amigo o como alguien que necesita su ayuda.

> «Hola, mi nombre es Billy. Soy el hijo de Pat. Me dijo que tenías un Chevy del 56 en el garaje. Me encantaría verlo».
> «Mi madre dice que haces un pastel de cerezas increíble. ¿Me enseñarías a preparar la receta?».
> «He perdido el autobús. Tengo que hacer tiempo».
> «Se me ha averiado el coche. ¿Puedo esperar aquí hasta que me lo arreglen?».

Si los nietos mayores quieren ganarse un dinerillo extra, intenta: «Mamá, Alicia no tendrá listo su apartamento hasta dentro de una semana. Sería realmente una bendición para ella tener un lugar donde quedarse». (Otra semana, otra semana, otra semana…) Si eres madre soltera, trae a tu hijo y dile: «Suzi quería venir a visitarte hoy». Otra opción es presentar al cuidador como tu amigo, luego fingir una llamada telefónica y decir: «Tengo que ir a trabajar. ¿Te importa si Justin se queda aquí hasta que yo regrese?».

Podrías pensar que tienes que contratar a un «profesional» para que se encargue del enfermo. Pero creo que sería mejor contratar a un barman, a una esteticista, a un adolescente, a una madre soltera, a una señora de la iglesia o a un hombre jubilado. Contrata a una persona sociable, extrovertida, esa que charla con completos desconocidos donde quiera que vaya. No importa su edad o experiencia…, lo que importa es su capacidad para «agradar» al instante.

Momentos familiares

Si no les agradas y quieren que te vayas, hazlo. Sal, ponte un atuendo diferente (mochila y coletas, por ejemplo) y regresa como una niña que acaba de bajarse del autobús escolar y está esperando que su mamá la recoja. O simplemente di «Está bien» y ves a otra habitación donde no pueda verte. Estar sentada en una habitación sabiendo que un cuidador está allí para vigilarla puede ser increíblemente incómodo para la persona.

Sé alguien que va a la misma iglesia, o alguien que conoce a su hija, o alguien a quien le gustaría invitar a tomar un café. De esa manera ella es la anfitriona y la que cuida de ti.

En lugar de poner a los demás en su lugar, ponte tú mismo en su lugar. —Proverbio amish—

Amigo recién descubierto.

«No puedes conducir»

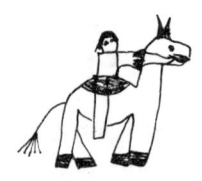

Cuando le dices a la persona, «No puedes conducir», ¿te hace caso? Absolutamente no. En su lugar, hazte con diez juegos similares de llaves de coche y distribúyelos por la casa. Probar cada juego de llaves es un verdadero ejercicio, y tú te quedas con las que realmente funcionan.

No vendas el coche. Aunque haya accedido a venderlo, en dos semanas no lo recordará. Cada vez que mire hacia la calle y no lo vea, ¿cómo se sentirá? Enojado y molesto. Adelante, intenta razonar con alguien que tenga pérdida de memoria a corto plazo. «Recuerda..., vendimos el coche». No puedes conseguir que alguien que no puede recordar recuerde.

Una hija estaba visitando a su madre y ésta la acusó de vender el coche. Ella no había sido, fue su hermano quien lo hizo, pero su madre la culpaba a ella. Mi respuesta a cualquiera en esta situación: Dile a tu madre que lo sientes y pídele perdón.

Una mejor opción es dejar que un nieto utilice el automóvil para que éste permanezca en la familia. «Johnny necesitaba el coche para hacer unos recados». Si no le gusta esa respuesta, di: «Está bien, lo llamaré y le diré que lo traiga». En ese momento, tiene la esperanza de recuperarlo. Pero realmente no lo está recuperando. Si es una persona que no se conformará hasta que lo recupere, entonces recupéralo, pero desactívalo. Si es una mujer, eso a menudo significa simplemente sacar la batería, pero un hombre cambiará la batería en diez minutos.

Un mecánico, cuyo padre también era mecánico y tenía alzhéimer, compartió esta solución: «Hasta que reemplacé el cable de la bobina con una funda que estaba vacía consiguió arreglar el automóvil cada vez. Para los vehículos fabricados después de 2000, hay que retirar el fusible de la bomba de combustible

Momentos familiares

porque actuará como si no tuviera gasolina, pero el indicador de combustible mostrará que está lleno».

- *Pídele al médico que firme un certificado que especifique que ya no puede conducir.*
- *Reemplaza el coche por un carrito de golf.*
- *Compra otro coche, porque no puede descubrir cosas nuevas.*
- *Di: «No tenemos seguro en este momento».*
- *Di: «Cariño, has conducido todos estos años. Ahora me toca a mí».*

Vivimos en una comunidad rural. Dejé que mi esposo subiera a la furgoneta y luego llamé a la policía. Cuando llegó a casa, estaba enfadado con la policía, no conmigo, por cogerle las llaves.

A mi madre le digo que es un coche de alquiler y que el seguro sólo me cubre a mí.

Desafortunadamente, las familias esperan y esperan y esperan que la persona con alzhéimer acepte dejar de conducir. Pero es muy probable que esa persona no diga: «Oye, aquí tienes mis llaves. No debería seguir conduciendo». Simplemente no sucederá de esa manera. Lo que sucederá es lo siguiente:

- *La persona se detendrá en medio de una intersección y creerá que se ha detenido en un estacionamiento.*
- *La persona conducirá perdida durante seis horas y pensará que ha estado conduciendo durante treinta minutos.*
- *La persona pensará que pilló un bache, cuando en realidad habrá atropellado a un peatón.*
- *La persona se perderá en una ruta que ha recorrido cien veces antes.*

Estaba atravesando una intersección cuando, de la nada, un automóvil se estrelló contra el lado del pasajero delantero. Me golpeó con tanta fuerza que mi coche quedó mirando en la otra dirección. Mientras estaba sentado allí temblando, en estado de shock, vi que el automóvil que me acababa de golpear atravesaba todos los patios de las casas de aquella calle y continuaba otras cuatro manzanas. El coche no se detuvo hasta que chocó contra el escalón delantero de una casa. Descubrí que el conductor era un hombre de noventa y tres años con demencia. Había confundido el pedal del acelerador con el del freno. Fue una suerte que nadie saliera herido. El resultado pudo haber sido devastador.

Esta decisión es una de las más difíciles que tomarás porque conducir es algo que él ha estado haciendo durante toda su vida. No se dará cuenta de que su juicio se ve afectado. La verdad se encuentra conduciendo con una persona.

> *Yo, como persona supuestamente experta en alzhéimer, me he esforzado por practicar lo que predico. Tengo una amiga mayor a la que quiero mucho y una noche nos llevó a casa. Con frecuencia cruzaba la línea media y se desviaba hacia el borde. Fue un viaje muy angustioso para mí. Esta hermosa e independiente mujer ha viajado por todo el mundo y ahora tiene dificultades para conducir a casa en la oscuridad. Hablé con mis amigas sobre la necesidad de que dejara de conducir, pero no le quitamos las llaves. No he podido hacer lo que les pido a mis lectores. Es mucho, mucho, mucho más fácil decirlo que hacerlo.*
> —Jolene—

En algunos lugares hay personas cuyo trabajo es subirse al coche con alguien y determinar si es capaz de conducir. Puede ser más fácil para ti y para mí si un extraño les informa de que no puede conducir. Luego, como amiga, puedes estar a su lado para dejar que se desahogue, o junto con más amigos podéis consolarla o reconducirla hacia otro tema.

O pídele a un vecino que se ponga un uniforme de policía y le quite las llaves o el carné de conducir. Mostrará más cooperación frente a un hombre grande con uniforme y así no tienes que involucrar a la ley. Incluso podría convertirse en un nuevo oficio, un trabajo a tiempo parcial que consistiría en ayudarnos a las señoras con nuestros hombres.

Este concepto también se aplica a alguien que siempre ha tenido un arma. Si le quitas el arma, no la olvidará. Sólo se enfadará porque no puede encontrarla. Quédate con el arma, pero desactívala. Esto no significa tan sólo esconder las balas porque encontrará la manera de reemplazarlas. Significa hacer que el arma parezca que funciona, pero que no funcione en absoluto.

> *Un hijo había ido a visitar a su padre. Estaban discutiendo y el padre en ese momento no reconoció a su hijo. Nadie sabrá nunca realmente lo que sucedió entre los dos hombres, pero desafortunadamente el padre le disparó a su hijo, a quien obviamente vio como alguien amenazador.*

No esperes, no esperes, no esperes el permiso de la persona con alzhéimer. En algún momento se convierte en una opción.

Momentos familiares

Si no puedes hacerlo, pídeselo a alguien que pueda. (Cualquier hombre vestido con un uniforme completo de policía puede fingir ser la autoridad que necesitamos para calmarlo).

Conduce con cuidado. No sólo los automóviles pueden ser retirados del mercado por su fabricante. —Autor desconocido—

Transporte recién descubierto.

Finanzas

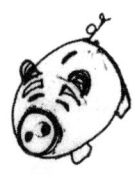

Éste es un tema muy complicado y se aborda mejor cuando la persona con alzhéimer es cognitivamente capaz de tomar decisiones acertadas. Asegúrate de que se haga lo correcto con esta persona y de que el dinero por el que ha trabajado tan duro a lo largo de su vida se está utilizando como desea.

> *Todas las semanas sacaba a una señora a comer, a comprar pastas en la panadería, a ver la orquesta sinfónica o a la peluquería. Su dinero se utilizaba para atender sus deseos y necesidades.* —Hermana Richard, S.P.—

Aunque esa persona tenga capacidad cognitiva, pídele que elija a alguien en quien confíe para que se convierta en su apoderado. La persona elegida debe poder tomar decisiones difíciles. Mientras todavía esté en casa, reúne a todos los involucrados para que se establezcan los deseos y las preferencias. (Es imperativo mantener conversaciones juntos, y tal vez incluso grabarlas). Si hay bienes importantes, debe estar presente un abogado.

Si no hay hijos involucrados, ¿de quién es el cometido? Decidid mientras podáis.

> *Me vi en medio de una situación en la que pude ver claramente que una anciana, Helen, estaba a punto de ver diezmados sus considerables ahorros. Discutimos la situación y presenté la opción de que un departamento de fideicomisos bancarios administrara su efectivo y sus activos. No le quedaba ningún familiar fiable que quisiera o pudiera; sólo tenía un viejo vecino que había agotado los bienes de su hermana hasta el punto de que no le quedaba dinero para atender sus necesidades. Helen accedió de buena gana, y el agente fiduciario realmente la escuchaba, la trataba bien y conservó su dinero hasta su fallecimiento.*
>
> *Una vez que nos ocupamos de su negocio financiero, era importante saber que su atención médica a largo plazo estaría en buenas manos. Ella no tenía a nadie, así que me ofrecí. Aquélla fue una de las cosas más desgarradoras que*

he hecho en toda mi vida. No la conocía bien y ya había comenzado a mostrar signos de demencia. Trabajé con ella mientras aún podía e identifiqué sus deseos. Fui la responsable de la toma de decisiones sobre el cuidado de su salud durante más de seis años, y varias veces tuve que elegir entre opciones difíciles. La decisión final que tomé fue suspender el tratamiento, lo que finalmente la llevó a la muerte. Esa decisión todavía pesa mucho. —Linda—

La salud y el bienestar son más importantes que el dinero. A menudo, los hijos adultos no están de acuerdo sobre cómo se debe manejar el dinero. He visto a hijos que se están ahogando económicamente porque no quieren usar el dinero de sus padres. Luego están aquellos que no trasladan a sus padres a un asilo o clínica donde los asistan bien porque dependen de los ingresos recibidos por el cuidado de los padres. También he conocido a hermanos que no permitían que otro hermano usara el dinero de sus padres a menos que presentara un recibo. ¡Uf! —Natalie—

Puedes darle a la persona una ilusión de control al permitirle firmar algunos cheques, pero mejor es que pagues la mayor parte de las facturas *on-line*. O pídele al banco que proporcione cheques que requieran dos firmas, así que, si falta una, no es válido.

Mi amiga con alzhéimer vivía sola y pagaba las facturas dos veces o no las pagaba. Se resistía a la transición a la banca on-line *porque no quería cambiar su sistema. Tenía que tranquilizarla una y otra vez diciéndole que, después de que aquello estuviera configurado, ella ni siquiera tendría que pensar más en ese asunto. Finalmente, se estableció que la mayor parte de sus facturas se pagaran automáticamente. Sin embargo, mi amiga todavía quería rellenar el cheque para pagar el alquiler y entregárselo en mano al propietario, así que la dejaba hacer. Una de las dos cosas más importantes que hacíamos era transferir 400 dólares para gastos cada mes a una tarjeta bancaria para gasolina, comestibles y lo que fuera. La tarjeta bancaria se parecía a su tarjeta original. De esa manera, cuando se quedara sin dinero no seguía gastando el que no tenía, algo que había sido un problema constante. Gastaba más de lo que tenía en la cuenta, y luego el banco le cargaba 15 dólares de intereses cada día que superaba el límite. Así que todos los meses le regalaba al banco entre 200 y 300 dólares.*

La otra cosa buena que hicimos fue que su hermano se encargara de pagar la factura mensual de su seguro médico secundario. En alguna ocasión no había pagado y entonces le cancelaban el seguro. Así que las facturas de salud no eran cubiertas y se acumulaban. Toda la situación fue muy abrumadora.

Ahora su hermano paga esa factura a tiempo todos los meses y eso elimina algunas preocupaciones. Mi amiga parece poder manejar la vida haciéndolo de esta manera, por ahora. Crucemos los dedos. —Karen, una amiga—

De STEVEN K. FREEL, CLU, ChFC, CFP,[1] Vision Financial Group.

- Establece los mecanismos para mantenerte a salvo: mantén tu dinero a salvo. Las personas mayores de sesenta y cinco años suelen tener más ventajas económicas y financieras.
- Asegúrate de que el poder notarial para la propiedad (y los negocios) esté actualizado y haya al menos tres personas nombradas para actuar. Asegúrate también de que comprendan que tienen una posición fiduciaria.
- Alguien se ocupará de todo esto después de que tú te hayas ido. ¿No sería mejor hablar de ello para asegurarte de que se comprendan tus deseos?
- Revisa todos los datos de las propiedades y de los beneficiarios de los activos para asegurarte de que sean correctos.
- Haz todo lo que sea necesario más temprano que tarde.
- Solicita a un asesor financiero o a un abogado que ofrezca asesoramiento a terceros. Debe ser un planificador real, no un vendedor. Es mejor hacer caso de las sugerencias de un profesional que de la familia.
- Es posible que tú te encargues de todo, así que ¿por qué no buscar una segunda opinión? Pasarán dos cosas:
  - Aún habrá tiempo para solucionar un problema si es necesario.
  - Tendrás la tranquilidad de que todo está bien.
- Somos familia. Me cuidaste económicamente cuando lo necesitaba y te estoy muy agradecido por ello. Déjame devolvértelo de la misma manera. ¿Quién obtiene realmente más, el que da o el que recibe?
- Haz un plan a largo plazo: de cinco a diez años, sobre cómo y dónde acceder al dinero para pagar la atención. Qué activos se utilizan primero, segundo y así sucesivamente. ¿Cuáles son las consecuencias fiscales? ¿En qué momento es Medicaid[2] una opción? Comprende las pautas de tu estado.
- Comprende que todo esto requerirá tiempo y energía emocional; todo el mundo subestima cuánto. Los miembros de la familia que no son cuidadores deben compensar a los cuidadores. Para que no haya malentendidos más adelante, ten un plan sobre cómo hacerlo y cuál será el costo.

---

1. CLU: Chartered Life Underwriter: ChFC: Chartered Financial Consultant; CFP: Certified Financial Planner. *(N. del T.)*
2. En Estados Unidos, programa de asistencia médica a quien no puede pagarla. *(N. del T.)*

♥ Momentos familiares

En general, las personas mayores se preocupan constantemente por el dinero, sobre todo si en su mente han vuelto a una época en la que no lo tenían. Puede que tengan dinero más que suficiente en el banco para pagarlo todo, pero no tienen bastante con que les tranquilicemos tan sólo con fórmulas verbales. Imprime su extracto bancario para que puedan llevarlo en su billetera o bolso, o crea un extracto bancario falso con 20 000 dólares de más para crear un momento de alegría.

Mi papá solía llevar siempre un billete de cien dólares en el bolsillo. Hoy hablamos sobre eso, le dije que cien dólares siempre pueden sacarte de un lío. Me miró y sonrió… Luego me dijo que también pueden meterte en problemas.
—Chuck—

El dinero no resuelve todos los problemas, pero puede resolver los problemas de dinero. —Autor desconocido—

Inversión recién descubierta.

Funerales

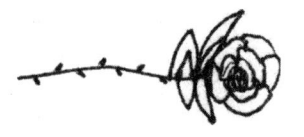

(¿Deberíamos llevarlos?)

Nadie puede predecir cómo responderá alguien en un funeral. Hay muchos factores a considerar. ¿En qué etapa de la enfermedad de Alzheimer se encuentra esa persona? Si está en una etapa temprana, entonces puede ser bueno llevarla porque le da la oportunidad de llorar, aunque no significa que recordará que alguien a quien ama ha muerto. Si lo recuerda, puede ser en fragmentos distorsionados. ¿Etapas intermedias? No lo sé. Hay lugar para una acción que contribuya al bien común: si la persona asiste al funeral, toda la familia se sentirá mejor sabiendo que estuvo allí. Pero debemos ser conscientes de a quién queremos satisfacer. ¿Etapas tardías? No, en mi opinión, porque sacar a la persona enferma de su entorno familiar y agregar el estrés de estar cerca de tanta gente ya de por sí es demasiado. ¿A quién beneficia? En cambio, ten un momento de tranquilidad en su habitación para alabar a quien ha fallecido. Lleva fotografías antiguas, recuerdos y cosas que le provoquen evocaciones. Podéis reír, llorar y abrazaros durante ese momento. No se trata de hacer que la persona recuerde quién murió, sino de recordar quién vivió.

En las residencias de ancianos y en las comunidades de cuidados creo que es importante que exista algún tipo de señal visual para que todos los residentes y cuidadores sepan cuándo ha fallecido una persona. En lugar de sacar el cuerpo por la puerta trasera, se puede realizar un homenaje, un ritual y acompañar al cuerpo más allá de todos. Tal vez, por ejemplo, haya cierta colcha que podéis utilizar para cubrir el cuerpo, o algún pastor o sacerdote que siempre vela a los fallecidos. Ha ocurrido algo especial que es importante y sagrado. Más tarde el mismo día, todos juntos, dedicad unos momentos a honrar la memoria de esa persona; brindad a los residentes y cuidadores la oportunidad de apreciar y expresar todos sus sentimientos.

Momentos familiares

Simplemente crea el espacio para permitir que afloren los sentimientos cuando alguien se vaya a «casa».

> La sabiduría crece en lugares heridos, temporadas de dolor en el barro del sufrimiento. —Donna Butler—

Remembranza recién descubierta.

Salidas con menos estrés

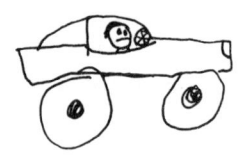

Antes de llevar a pasear a una persona con alzhéimer, siéntate y pasa un rato con ella para reencontraros. Debido a la pérdida de memoria a corto plazo, es posible que seas para ella un extraño en ese momento y que se ponga nerviosa por tener que irse contigo, incluso si ayer la visitaste y pasasteis un rato agradable.

Mi esposa trató de saltar del coche. Ella no sabía quién era yo ni adónde la llevaba, así que en ese momento no se sintió segura conmigo.

Una mujer con alzhéimer preguntó cuando paseaba con un hombre que debería haber conocido: «¿Quién es usted?». Él trató de decirle que era su amigo. Luego ella simplemente dijo: «No tienes ni idea de lo aterrador que es esto».

Haz que las salidas sean simples: conduce un poco por el campo, visitad a un amigo, observad a los niños jugar en el parque, alimentad a los patos o salid a caminar por un vecindario tranquilo. Lleva siempre una bolsa con algo para picar o con unas golosinas. Evitad comer en restaurantes, especialmente durante las horas punta. Si realmente queréis salir a comer, ve fuera de horas y pide un salón privado lejos del ruido y de las prisas. Evitad los centros comerciales y los zoológicos, o cualquier lugar con demasiada estimulación.

En una ocasión, una mujer se me acercó y me preguntó si todavía era una buena idea llevar a su padre a desayunar. «¿Cómo es él?», le pregunté yo. Ella respondió que era muy callado. Luego le pregunté si siempre había sido callado. «No», respondió ella. Le dije que podría considerar llevarle el desayuno para ver si reaccionaba mejor. Él era su maestro.

Puede parecer que la persona disfruta de la salida, pero la verdadera prueba es cómo está cuando llega a casa. Puede tardar dos días o dos semanas en recuperarse de una salida.

Momentos familiares

Una familia trajo a su madre de regreso a la residencia después de un viaje en automóvil. No quería entrar, quería irse a casa. Todos insistieron en que aquélla era su casa e incluso intentaron obligarla. Esta pequeña señora de cabello gris, que pesaba sólo cuarenta y cinco kilos, ganó la batalla. Una tercera persona se acercó y dijo con indiferencia: «Tus hijas están adentro, te esperan para almorzar contigo. ¿Tienes hambre?». Ella dijo que sí y entró. Fue así de fácil. Desafortunadamente, ahora la familia tiene miedo de llevarse a su madre a otra salida.

Como cualquier otra persona, el enfermo de alzhéimer tiene días buenos y días malos. Presta atención a sus reacciones emocionales. Si está confundida o ansiosa, sabrás que deberás acortar el viaje o simplemente quedaros en casa.

Mi suegra insistía todos los días en que quería ir a ver a sus familiares en Oregón, que estaba a diez horas de viaje. Entonces le dije: «Hoy es el día. Prepara tu almuerzo, vamos a ver a tus familiares». Conduje media hora hasta la casa de los parientes que vivían en la ciudad vecina y luego otra media hora hasta el domicilio de otros parientes. Cuando llegamos a casa por la noche, estaba muy contenta, aunque cansada. Me dijo: «Ha sido un viaje encantador».

Llevamos a mi padre de viaje a ver a su hermana. Nuestra intención era buena, pero mi padre cayó en otro nivel de demencia. Pensó que estaba de nuevo en la guerra de Vietnam y no pudimos consolarlo. Mi sugerencia para todos: llamar por Skype o por teléfono en lugar de hacer el viaje.

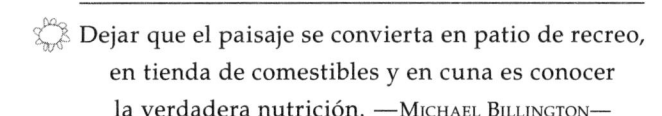

Dejar que el paisaje se convierta en patio de recreo, en tienda de comestibles y en cuna es conocer la verdadera nutrición. —M<small>ICHAEL</small> B<small>ILLINGTON</small>—

Excursión recién descubierta.

Vacaciones y reuniones familiares

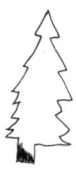

Las vacaciones y las reuniones familiares son muy estresantes para una persona con demencia. No sólo la sacamos de su entorno familiar, sino que también invitamos a todo el mundo y le pedimos a la persona que vuelva a ser «normal». Los hijos piensan: «Mamá debería estar presente». ¿Podría ser que impongamos nuestros propios valores y normas a las personas con demencia?

La persona en cuestión se mostrará amable y actuará a la perfección durante un rato, pero eventualmente, debido a la confusión total, dirá: «Quiero irme a casa». O tendrá un arrebato inesperado, que esencialmente significa: «No puedo manejar esta situación». Las reuniones familiares son en realidad el momento en que todos pueden experimentar de primera mano que algo anda mal, lo cual es una bendición disfrazada porque la conciencia es la clave para hacerlo de manera diferente.

> *Este año celebramos de nuevo el Día de Acción de Gracias en nuestra casa. A última hora de la tarde, mi esposo me miró y me dijo: «¿Podemos irnos a casa ya?».* —Marvea—

> *Hay momentos en los que no podemos funcionar y necesitamos retirarnos y reagruparnos. También hay situaciones que sabemos que no podemos manejar. A pesar de todos los empujones y exhortaciones de amigos y familiares que insisten en que lo pasaremos de maravilla, sentimos que todo eso nos causará la devastación mental. Si no escucho a mi cuerpo y me retiro de la sobreestimulación, mis habilidades intelectuales tardarán varios días en regresar. Esto es muy aterrador porque no puedo evitar preguntarme cada vez que esto sucede si he cruzado por completo la línea de no retorno.*
> —Extracto de *Mi viaje a la enfermedad de Alzheimer*, Robert Davis—

Pueden pasar dos semanas hasta que la persona se recupere por completo de una reunión familiar, y el cuidador sufre las repercusiones.

Momentos familiares

Distribuye las vacaciones durante todo el año. El domingo, id al servicio religioso de Navidad de la iglesia local. La siguiente semana invita a la familia a cenar. El próximo mes abre los regalos.

Repensar las tradiciones navideñas:

* Establece una reunión familiar antes de las vacaciones. Decide las tradiciones que deben continuar y las que se pueden cambiar.
* No es una elección: el cuidador necesita ayuda. Si el cuidador insiste en cocinar el pavo y el relleno favorito, tú compra el pavo y los ingredientes para el relleno. Pídele a cada invitado que traiga algo de aperitivo o el primer plato.
* Durante la reunión familiar, asegúrate de que la persona esté sentada en su lugar preferido y más cómodo o al lado de su familiar favorito, aquel que puede ayudarla. Di: «Aquí viene Annie. La cena está casi lista».
* Si la persona está inquieta, pídele a alguien que esté en sintonía con el estado de ánimo de la persona que la lleve afuera a caminar, o al dormitorio para que se eche una siesta o tenga el momento de tranquilidad que tanto necesita.
* Asegúrate de que la persona nunca se quede sola entre una multitud.
* Pon algo en las manos o en el regazo de la persona (un plato de comida para picar, una mascota querida, un bebé) para crear una distracción positiva que la aleje del ruido y de la estimulación.
* Atiende primero al cuidador y a la persona con demencia. El resto de la familia puede adaptarse.
* Turnaos para estar con el enfermo. Los otros miembros de la familia pueden pasar tiempo de calidad con papá/mamá y hacer lo que se hace «normalmente» (ir de compras, salir a comer, ver un partido de fútbol juntos…).

He estado en Cordura. No tiene aeropuerto; tienen que llevarte hasta allí. He hecho varios viajes allí gracias a mi familia. —Hermana Agnes—

Tradiciones recién descubiertas.

La gente deja de visitar

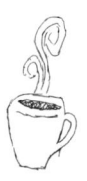

La gente deja de visitar porque... no sabe cómo hacerlo. Durante los últimos cuarenta años, como vecina, como hija, como amiga, ha visitado a la persona que ahora tiene demencia: «¿Qué has hecho esta mañana?» o «¿Qué has almorzado?». ¿Puede la persona con pérdida de memoria a corto plazo responder a esas preguntas? No. Luego, para probar a la persona, el visitante agregará: «¿Recuerdas el paseo que dimos ayer?». No, no recuerdan el paseo y la confusión aumenta. Cuando aumenta la confusión, ¿cómo crees que se siente el visitante y la persona con demencia? Incómodos.

Las personas también dejan de visitar porque tienen miedo del diagnóstico. Tenemos nuestra propia percepción de lo que significa tener alzhéimer y «perder la cabeza». En el pasado, significaba que estabas «loco». Puede que hayas visto a tu vecino caminar desnudo. Es posible que hayas presenciado cómo se llevaron a tu abuelo. Tal vez hayas visto algo en Internet sobre cómo un enfermo de alzhéimer se vuelve violento. Cualquiera que sea la percepción, la emoción subyacente es el miedo. Miedo a en qué estado veremos a esa persona y cómo actuará. Nuestro miedo es mucho peor que nuestra experiencia real.

Los amigos y la familia tienen dificultades para visitarlo porque no pueden soportar verlo de esa manera, porque no es como era. Lo compadecen porque si supiera cómo está, no querría vivir así. Sé que preferirían recordarlo como solía ser. —Marvea—

Una de las maneras de cambiar la percepción, y uno de los mejores regalos que podemos dar, es enseñar a los amigos y a los familiares «cómo visitar» a la persona con demencia.

Momentos familiares

Queridos amigos y familia:

Como sabéis, Lee tiene alzhéimer y cada vez nos resulta más difícil que le hagan visitas. Valoramos tu relación, así que aquí tienes algunos consejos para visitarnos. Lee tiene días buenos y días difíciles. Si es posible, llama con antelación.

Si parece ser un día difícil, simplemente deja el regalo que hayas traído. En un día bueno, quédate y disfruta del rato que pases con él, y quizá yo pueda usar ese mismo rato para disculparme y tener algo de tiempo para mí.

Por mucho que te guste poder venir en familia, por favor, venid sólo una o dos personas a la vez. Tres o más es demasiado abrumador y para él es mucho ruido, a lo que es muy sensible. Si hablas en voz alta, no te sorprendas si te responde con irritación.

Saluda a Lee con un abrazo o un apretón de manos. Le encanta el contacto personal y le gustarás al instante si le traes… tarta de manzana con helado de vainilla, el periódico, palomitas de maíz, un calendario de coches viejos o una bolsa de caramelos Werther.

Todavía le gusta trabajar y, como sabes, antes podía arreglar cualquier cosa. Ahora no puede arreglar nada, pero aún disfruta trasteando con sus motores y te mostrará su motor 350 en el garaje. Si tiene un buen día, trabajaréis juntos en el jardín y compartiréis una lata de Dr. Pepper. Siempre tengo mucha Dr. Pepper.

Le encanta ir a dar paseos en coche. Pon música country antigua o simplemente disfruta de la tranquilidad y del silencio. Ya conoces a Lee, en realidad nunca fue muy conversador. Si lo llevas a comer sin mí, evita las prisas de la hora punta del almuerzo y antes de iros pregúntame qué pedirle. No puede tomar decisiones, simplemente le irrita mucho.

Le gusta formar parte de la conversación y aún interviene en ellas. Cuando repita sus historias, basta con que seas amable. Lee tiene dificultad con las palabras, así que, si no entiendes lo que dice, simplemente asiente y di: «Eres un Smidt», lo que implica que todavía es muy inteligente.

Evita preguntas que requieran que utilice su memoria a corto plazo, como, «¿Qué has hecho esta mañana?», ni comiences una frase diciendo «¿Te acuerdas…?». En cambio, charla con él sobre lo que has estado haciendo tú. Si se frustra, comeos un buen trozo de pastel de manzana. Cualquier cosa dulce cambiará su estado de ánimo.

Si tienes fotos antiguas de Lee con familiares y amigos, trae copias y devuélvele sus recuerdos. Una imagen puede impulsarlo a contarte una historia que no has escuchado nunca.

Gracias por adaptarte a este nuevo mundo en el que nos encontramos. Cada día es un nuevo día, y esperamos poder navegarlo juntos.

Con nuestro amor y aprecio,

Joan y Lee

La visita

Un abrazo, un apretón de manos y una sonrisa.
Él te mira y dice: «No te he visto en un tiempo».
Dijo lo mismo cuando lo viste ayer.
Le sonríes y sabes que la visita estará bien.
Lo miras, luchando por contener las lágrimas.
No recuerda que te conoce desde hace años y años.
Una visita corta y está tan feliz como puede estarlo.
Él dice, a nadie en particular, «¿Quién es esa persona?
¡Me alegro mucho de que haya venido a visitarme!».

—Marvea—

Piglet se acercó sigilosamente a Pooh por detrás. «¡Pooh!», le susurró. «¿Sí, Piglet?». «Nada», dijo Piglet, cogiéndole la pata a Pooh. «Sólo quería asegurarme de que estás aquí conmigo». —A. A. Milne—

Visita recién descubierta.

No te ha olvidado

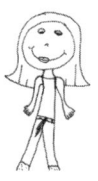

Es posible que la persona con demencia no te reconozca, pero no te ha olvidado. Cuando decimos: «Ella no te recordará», estamos dando un mensaje desesperado. La enfermedad de Alzheimer no es desesperada. Comprende que es posible que no te reconozca porque piensa en ti como cuando eras un niño o como un joven guapo.

Bud y su esposa, que tiene alzhéimer, fueron al parque donde solían quedar cuando eran adolescentes. Él se inclinó, le tocó la mejilla y le dijo: «Te amo». Ella le respondió: «Lo siento, señor, pero mi corazón está con Bud». Él puede pensar: «No me conoce». O puede sonreír y decir: «¡Todavía me ama!».

Es posible que no reconozca tu rostro, pero en una etapa avanzada de la enfermedad reconocerá tu voz.

Un hijo fue a visitar a su madre. Mientras caminaba por el pasillo, gritó: «¡Mamá!». Ella respondió: «¡Larry! ¡Larry!». Pero tan pronto como el hijo estuvo lo suficientemente cerca para que ella lo viera, no supo quién era.

Durante sus visitas, ella se ponía detrás de su hermano, le frotaba la espalda y le regalaba recuerdos de la infancia. Charlaban, pero cuando ella se ponía frente a él y veía su cara, se quedaba muy confusa.

Durante el día, mamá a veces me insulta porque está enojada porque he hecho esto o aquello. Pero por la noche, cuando me siento junto a su cama y le cojo la mano, se vuelve hacia mí y me dice: «¿Dónde has estado?», y soy su hija de nuevo.

Los familiares dejan de visitar porque, «de qué sirve, si no sabe quién soy». Puede que no sepa quién eres, pero tú sí sabes quién es ella o él. Así que, hijas e hijos, cuando visitéis a vuestra madre o vuestro padre, llevad una foto de vosotros mismos a la edad que creen que tenéis. Arrodillaos para haceros pequeños. Puede que tenga un momento de recuerdo porque en ese instante te ve como a un niño. Si dices: «Papá, ¿te acuerdas de mí?», tan pronto como dices «papá», él se pregunta quién

Momentos familiares

eres. Cuando dices: «¿Te acuerdas...?», lo estás preparando para fallar. En su lugar, di su nombre de pila: «John, encontré esta foto de tu hijo Ryan. A él también le encanta jugar a béisbol». ¿Quién es la mejor persona para devolverle los recuerdos de Ryan a su padre? Ryan. Nunca se sabe, Ryan podría escuchar historias sobre sí mismo que nunca había escuchado. Su padre podría señalar la imagen y decir: «Amo a mi hijo».

He estado peleando con mamá durante los últimos veinte años. Ahora me presento ante ella y le digo: «Hola, Margaret. Esperaba que pudieras hablarme de la niña rubia de esta foto». Mi madre me cuenta historias llenas de amor y adoración por esa niña. Estos momentos han reemplazado mi ira.

Una hija me explicó cómo creció con cuatro hermanos siendo la única niña. Ella y su padre nunca habían estado muy unidos. Después de que le diagnosticaron alzhéimer, ella se convirtió en su cuidadora. Me confió que está conociendo a su padre por primera vez porque él no la reconoce.

Los padres le cuentan detalles de sus hijos a todo el mundo. Cuando te conviertes en amigo o visitante, es probable que te cuenten cosas sobre ti mismo que no sabías. O quizá te enteres de algo sobre tus padres que no habrías querido saber. De todos modos, considera la bendición de conocerlos más plenamente.

Ohana significa «familia». «Familia» significa que a nadie se deja atrás ni se olvida. —Lilo y Stitch—

Hijo e hija recién descubiertos.

«¿Quién eres tú?»

Él cree que eres su esposa, pero eres su hija. Ella cree que eres mamá, pero eres su hermana. Él cree que eres su hija, pero eres su nieta. Él cree que eres un extraño, pero eres su amigo. Debes ser quien ellos quieran que seas.

Imagina que un hombre está cuidando a su esposa en casa y en un momento dado ella no sabe quién es. ¿Cómo la hace sentir eso? Amenazada y preguntándose cuándo se marchará. Entonces el marido intenta razonar con ella: «Llevamos sesenta y dos años casados. Te amo». Ella le grita: «¡Tú, #%$***%, sal de mi casa!». Él no se va, ella va a casa del vecino y llama a la policía.

¿Cómo se siente su marido, que no comprende esta enfermedad? Pues fatal. Es importante tener grupos de apoyo específicos para hombres porque entonces y sólo entonces los hombres pueden soportar las pruebas y tribulaciones a las que se enfrentan personalmente.

He conocido a algunos maridos que son bastante inteligentes y han compartido estas sugerencias:

Cuando mi esposa no sabe quién soy, simplemente le digo que soy el fontanero y que estoy allí para arreglar el fregadero. No se siente amenazada por un fontanero.

Cuando mi esposa no me reconoce, salgo durante cinco minutos y entro por la puerta principal con mi saludo habitual. «¡Cariño estoy en casa! Voy al garaje». Mientras no vea mi rostro, reconocerá mi voz, y así podré estar en casa.

Me di cuenta de que, si apago la luz antes de irme a la cama, puedo ser quien ella quiera que sea. (¿Dónde lo encontró? Todos queremos un hombre así).

Dale la vuelta a la escena e imagina que el marido tiene alzhéimer y su esposa lo está cuidando. Él la mira y ve a una señora mayor. Quizá lo primero que piense sea: «Es una señora de la iglesia, seguro que trae buena comida». No se siente amenazado por ella.

Cuando los hijos y sus cónyuges la visitan, a menudo la persona reconocerá al cónyuge, pero no a su propio hijo o hija. ¿Por qué? Porque sólo han conocido al cónyuge de su hijo cuando era adulto. ¿Cómo se siente un hijo cuando su madre se pregunta quién es, pero en cambio llama a su cónyuge por su nombre? Olvidado. Pero no es así. Ella no se ha olvidado de él. Simplemente, para ella es demasiado mayor para ser su hijo.

Mi madre realmente está encantada con mi marido. Le encanta la atención adicional y le sigue el juego.

Cuando mi padre se enfada, me convierto en la secretaria que siempre tuvo. Cojo una libreta y un lápiz, me siento frente a él y le hago preguntas muy simples al principio. Pronto sus palabras se convierten en oraciones y sus oraciones en párrafos. Ser su secretaria me devuelve a mi padre.

«Mi suegro se mudó con nosotros y ha estado acosándome. Es extremadamente incómodo. ¿Qué debo hacer?» Mi sugerencia: «No te muestres muy hermosa. Vístete desaliñada. Quizá la única solución sea permitir que lo cuide otra persona. Él es un hombre enfermo y tú eres una mujer bella».

Un abuelo se estaba acercando a su nieta adolescente, que se parecía a su abuela. Podemos llamar a esto «inapropiado», pero todavía se siente atraído por su novia en su mente de adolescente.

Hay un señor al que le encanta bailar. Yo lo llamo «Pa» y él me llama «Ma». Le digo: «Es viernes por la noche y vamos a bailar. Primero pararemos en Red's» (un bar de la ciudad que él solía frecuentar). «Entonces iremos a bailar», me contesta. Eso le provoca una sonrisa cada vez. Al día siguiente, le pregunto si está cansado porque bailamos toda la noche. Sonríe de oreja a oreja.
—Luonne Whitford—

Un señor se acercó y me dio un gran abrazo, diciéndome que hacía mucho tiempo que no me veía. Le respondí: «Sí, hace mucho. Qué bien volver a verte». Entonces, un cuidador se acercó y le dijo: «Bob, esta señora sólo está de visita. No es...». Quise decirle, «¡Cállese!». Podría haber sido su amiga perdida hace mucho tiempo. Podría haber sido su vecina. Podría haber sido su hermana y podríamos haber charlado como en los viejos tiempos.

Crear momentos de alegría

Mi madre cree que soy mi padre y me llama por su nombre. Simplemente cambio mi atuendo, me pongo una camiseta vieja y una gorra de béisbol para parecerme más a su chico.

Verás, la demencia me dio la madre que siempre quise. Le encanta mi ropa, mi cabello, mi cara, mi voz y se ilumina cada vez que la visito.

—Sharon Snir—

Si no le agradas a alguien, considera que probablemente te pareces a alguien que nunca le agradó. No te lo tomes como algo personal, porque podrías parecerle la persona que creen que está teniendo una aventura con su cónyuge.

Mi madre no dejará a mi padre, aunque él la acuse constantemente de tener una aventura. Mis hermanos ya no vienen a visitarlo porque mi padre cree que son el «otro hombre». Mi sugerencia: Papá contará esta historia tanto si ella está allí de pie frente a él como si ha salido a la peluquería. Mismo resultado, diferentes beneficios. Así que es mejor que se vaya a arreglar el pelo. En cuanto a los hermanos, sería bueno que vinieran de visita con una mujer del brazo para que «parezcan» casados. O que se vistan con un mono y se hagan pasar por el electricista. O que se vistan de mujer. Se puede desarrollar todo un juego de roles para que esa persona no se sienta amenazada por ti. ☺

Acusar al cónyuge de tener una aventura es algo muy común. Si no te reconoce en ese momento, ¿dónde estás? Cualquier trasfondo de un miedo pasado se exacerbará en la demencia. Ya sea un miedo justificado o no, si alguna vez ha estado en su cabeza, ahora se expresará en voz alta.

Puede que nunca hayas sido infiel, pero te acusará porque es su historia personal, su miedo. Quizá fuiste infiel hace años y pensabas que la situación se había resuelto, pero ahora resurge con la misma intensidad, como si volviera a suceder. Deja que la persona se exprese completamente una y otra vez. Necesita sacarlo de su interior. Luego discúlpate por tus acciones y pídele perdón.

Conocí a un señor que creía que la razón por la que los matrimonios fracasaban hoy es porque los hombres dejan de cortejar a sus esposas. Dijo: «Ya no puedo cortejar a mi esposa porque ella no sabe quién soy». Con una gran sonrisa le respondí: «Oh, sí puedes hacerlo. Escríbele cartas de amor que pueda leer una y otra vez. Llámala por teléfono y dile: «Soy John, y soy el chico más afortunado del mundo por tener a una chica tan hermosa como tú». Y envíale flores para que recuerde tu amor. Corteja a tu esposa de nuevo».

Momentos familiares

Hombres..., cortejad a vuestras esposas de nuevo. Enviadles cartas de amor, flores y elementos visuales para que puedan estar seguras de vuestro amor, incluso cuando no estéis allí.

Todo el mundo es un escenario y todos los hombres y mujeres son meros actores. —WILLIAM SHAKESPEARE—

Tú, recién encontrado.

¿Qué amas tú?

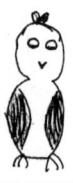

Leer: Léele en voz alta.
Cantar: Cántale.
Observar aves: Tráele un vídeo de polluelos de petirrojo.
Limpiar: Por poco que ayude, dile «Gracias».
Tocar el saxofón: Tócale una canción bonita.
Maquillar: Maquíllala.
Poesía: Es tu audiencia.
Picar: Comed juntos un aperitivo.
Hornear: Estirad la masa.
Sus perros: Enséñale vídeos de sus mascotas jugando.
Tus hijos: Llévalos contigo.
No hagas nada: Simplemente ponle una manta sobre los hombros y quédate a su lado.

Sea lo que sea lo que te guste hacer, hazlo con alguien.

¿Qué ama esa persona?

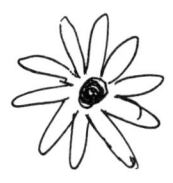

Viajes: Descarga sonidos e imágenes de Internet.
Pesca: Limpiad la caja de aparejos y asad un poco de pescado juntos.
Correo: Copia y dale cartas recibidas a lo largo de los años (tarjetas de cumpleaños, cartas de amor, postales).
Jardinería: Cavad hoyos.
Hornear: Tamizad la harina.
Té: Haced una fiesta del té.
Descarga sonidos de su infancia:
Niño de granja: el canto de un gallo, el canto de los pájaros, el ladrido de un perro, el mugido de las vacas, la puerta mosquitera que se cierra de golpe con una imagen de la casa de la abuela.
Niño de ciudad: bocinazos, ruido del metro, de un camión de helados o ruidos de carnaval.

Si hace lo que adora hacer, todo será más fácil.

¡Tienes un nuevo correo!

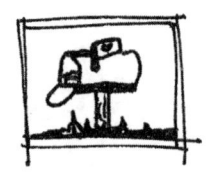

¿Cómo nos sentimos al recibir un paquete o una carta por correo? ¡Ah, muy bien! Si un familiar o un amigo no se siente cómodo visitando al enfermo de demencia, o simplemente no puede hacerlo, puede enviarle algo por correo. Si es una carta, la leerá una y otra vez, especialmente si se adjuntan fotografías antiguas con sus recuerdos escritos en el reverso.

> *Una señora me dijo una vez: «Conozco a mi amiga desde que éramos niñas. Incluso vivimos juntas durante diez años y hemos seguido escribiéndonos a pesar de que estamos a kilómetros de distancia. Pero mi amiga ha dejado de escribirme a causa del alzhéimer. ¿Sería bueno seguir escribiéndole?». Mi respuesta fue: «¡Sí! Debes seguir escribiéndole. Eres su memoria». Tuve la suerte de volver a encontrarme con esta mujer y ella me contó su maravillosa historia. «Le escribí largas cartas a mi amiga contándole cosas de nuestros momentos divertidos, de nuestros momentos de aventuras y de nuestros momentos tranquilos de aquella época. También le envié fotos que habíamos hecho juntas en nuestra juventud. No supe de ella, pero sus hijas me llamaron y me contaron que las cartas le provocaban risas, lágrimas y alegría. Las hijas escucharon historias de su madre que nunca habían oído. Me llenó de felicidad saber que le proporcioné momentos de alegría a mi querida amiga».*

Envía tarjetas que digan: «Pienso en ti», «Eres una amiga especial» o simplemente «Hola», y fírmalas «De tu familia que te quiere». No importa quién reciba la tarjeta, pensará que es para él o ella. Envía un paquete y adjunta algunas joyas bonitas, dulces, poemas, perfumes, señuelos de pesca, Ponds Cold Cream[1] u otras cosas divertidas.

---

1. Ponds es una marca de cosméticos muy popular en Estados Unidos. (*N. del T.*)

Momentos familiares

Mi mamá vive en otro estado y le envío un paquetito de Kleenex cada semana (para que se guarde un pañuelo en la manga, como siempre hacía) y una nota. El cuidador me dice que la hace sonreír.

Continúa poniendo la dirección de la persona en la lista de correo de la iglesia para que todavía se sienta parte de su comunidad religiosa. Si la persona en cuestión vive o vivió en un pueblo pequeño en su juventud, solicita el periódico de su comunidad. Sin embargo, no la suscribas a los periódicos de la ciudad, ya que las malas noticias pueden resultarle extremadamente confusas.

Envíale una suscripción a una revista sobre un tema que le guste. Las palabras pueden no llamarle la atención, así que asegúrate de que la publicación esté llena de bellas fotografías.

Una comunidad de cuidados puede «crear» correo reciclando correo basura, revistas o periódicos no deseados. Por supuesto, mantén un buzón y pídele a alguien que le entregue el correo.

Escribe una carta con la persona enferma y pregúntale qué le gustaría decir. Anímala a que firme con su nombre porque aún podrá escribir su firma, aunque sea en una etapa muy avanzada de la enfermedad.

Antes del Día de la Madre, ayudaba a las mujeres a enviar cartas a sus hijos. Una hija, con lágrimas en los ojos, vino a verme y me dijo: «Gracias. La carta de mi mamá ha significado mucho para mí. No había recibido una carta de ella en mucho tiempo».

Vete a casa, copia tus cartas de amor y repártelas en una comunidad de cuidados de personas con alzhéimer. Si tienes hijos pequeños, pídeles que hagan dibujos. Ver el dibujo de un niño nos hace sonreír a todos. Desentierra esas viejas postales o tarjetas de Navidad que has guardado para..., ¿para qué? Por esa misma razón, para dárselas, porque todas esas cartas y postales viejas seguramente crearán alegría.

El correo postal es una fiesta inesperada dentro de una carta. —Autor desconocido—

Mensaje recién encontrado.

Momentos desafiantes

Tómate las cosas jovialmente y volarás. —Jolene—

Nivel de desarrollo

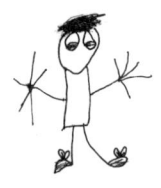

En las primeras etapas de la enfermedad de Alzheimer, el nivel de desarrollo es el de un niño de ocho a diez años. A medida que avanza la enfermedad, su nivel de desarrollo retrocederá hasta los cinco años o menos. Ésa no es la edad en la que creen estar viviendo; es su edad mental, con la que son capaces de comprender. Luego, en las últimas etapas de la enfermedad, su nivel de desarrollo retrocede al de un bebé.

¿Cuál es una de las primeras palabras que dice un niño? «No». ¿Cuál es una de las últimas palabras que puede decir una persona con demencia? «No». ¿Necesitas ir al baño?». «No». «¿Necesitas echarte una siesta?». «No». Deja de hacerle preguntas porque la respuesta será casi siempre «no». Dale la vuelta a tu pregunta, o conviértela en una invitación: «Vamos al baño antes de comer». «Echémonos una siesta, estoy cansada». Es como un niño pequeño: como no tiene palabras, la comunicación se expresa con el lenguaje corporal y con las emociones externas (llantos, rabietas, golpes). La única manera de decirte que te detengas o retrocedas es golpeando. No es un comportamiento, es una reacción.

Ahora piensa en la ropa y cómo ésta corresponde a la etapa de desarrollo de un niño. ¿A qué edad tu hijo quiere ponerse el mismo atuendo todos los días? De los cuatro a los seis años, cuando le compras ropa nueva para preescolar. ¿A qué edad tu hijo se pone la ropa al revés, solo ropa interior o morada con verde? Alrededor de los tres años. ¿A qué edad le encanta estar desnudo, entrar en la sala de estar y señalarte su trasero? Tres años o menos. (Oh, espera... ¿hasta los diez años? ¿Cuándo termina?).

La persona con alzhéimer volverá a usar el mismo atuendo los siete días de la semana, luego se pondrá unos sostenes por encima de cuatro blusas y ropa que no le queda bien y que no es la suya. En ocasiones caminará completamente desnuda hasta el centro de la sala de estar, llena de gente, y ni siquiera pensará en ello. Perderá sus inhibiciones como un niño gana las suyas.

Momentos desafiantes

Estar desnudo

Estar desnudo es común, y si nadie sale lastimado, deja que vaya como quiera. Si estuviera atendido en una comunidad de cuidados, en una residencia, debes saber que cuando le pusieras ropa a ese hombre, las mujeres lo echarían de menos. «Oh, Dios mío, ¿viste a aquel hombre?», dirían. Chismorrear es una actividad saludable. Si tienes que vestir a la persona: conecta un ventilador o, cuando sea invierno, abre la puerta y ten una bata a mano porque «Brrr…, hace frío». En Internet puedes encontrar monos con botones en la espalda. También puedes coserle los botones de manera permanente o en el interior de la costura para que la persona no los vea. (Pero considera que ir por ahí desnudo es muy agradable. ¿Lo has probado últimamente?☺)

> *Una mujer con inicio precoz de la enfermedad, aficionada a practicar marcha olímpica, a menudo iba de un lado a otro desnuda. La familia le compró ropa deportiva de su color favorito. Los cuidadores le decían: «Es hora de vestirse para salir a practicar». Ella se vestía. La marcha olímpica la impulsaba a vestirse.*

Vomitar palabras

Cuando un niño está pensando en algo, ¿tiene la capacidad de decir: «¿Debería decir eso?». No. Lo que sea que esté pensando sale directamente de su boca. La persona con demencia es igual. ¡Es muy posible que haya estado reprimiendo sus emociones durante toda su vida y ahora puede dejarlas salir todas!

> *Betty replicó con una cara seria y solemne: «Algunos se sientan allí como unos tontos, dándose aires de importancia y cuando hablan es como…* [entonces articuló:] *«Ua, ua, ua». (Considera que dice lo que nosotros queremos decir).*☺

Estructura y rutina

Una persona con demencia necesita estructura y rutina en su día a día, al igual que los niños. Cuando las personas están ocupadas, sus mentes permanecen tranquilas y más concentradas. Cuando los niños no están ocupados, ¿en qué se meten? En problemas. (*Véase* el capítulo «La puesta de sol» para obtener más consejos).

Una tarea cada vez

A la hora de comer, come con la persona que sufre demencia. Cuando se ponga los calcetines, concéntrate en que cada calcetín esté en su sitio.

En lugar de preparar una ensalada, cortad lechuga. En lugar de limpiar la mesa, limpiad los manteles individuales. En lugar de limpiar la casa, barred. En lugar de mantener una conversación con tres personas es mejor que seáis solo tú y ella. En lugar de escuchar música mientras hace ejercicio, levanta los brazos con ella. Una instrucción: una cosa cada vez.

Simplifica, simplifica, simplifica
Si a la persona le cuesta hacer algo, simplifícalo hasta llegar al nivel en el que tu hijo de tres años tendría éxito.

> *Cuando mi hija tenía tres años, me preguntó si podía ayudarme a poner el lavavajillas. «¡No!». Podría romper los platos, pero podría ordenar los cubiertos. Las personas con demencia también pueden clasificar los cubiertos.*

> *Comenzó a necesitar ayuda para vestirse. Los pantis eran el mayor problema. Ojalá hubiera tomado notas de todas las cosas que una puede hacer mal al ponerse unos pantis. Pero aquel problema enseguida desapareció. Eliminamos los pantis y los cambiamos por calcetines hasta la rodilla. Los sostenes fueron los siguientes en desaparecer. Hay muchas maneras de simplificar y no es del todo malo.* —Paul Edwards, marido y cuidador—

Tono de voz
Tu tono de voz importa. Baja tu registro; los tonos altos son irritantes. Tu tono de voz denota respeto o condescendencia. No importa si estás hablando con un niño o con una persona mayor, habla siempre con respeto.

Menos palabras
Llegará el momento en que la persona con alzhéimer no entenderá ni una palabra de lo que le dices.

> *Cuando mi esposo y yo vamos a un lugar público y la gente habla, él dice: «Engullir, engullir, engullir». (¡Considera que las personas comen mucho!).*

Demostrar
Reemplaza tus palabras con imágenes. Si no entiende tus palabras, demuéstrale lo que quieres que haga.

> *Un cuidador trataba de que un señor bastante mayor se quitara la dentadura postiza. Aquello se había convertido en una batalla diaria. Finalmente, el cuidador se quitó su propia dentadura postiza. ¡Y funcionó! El anciano se quitó la suya.*

Momentos desafiantes

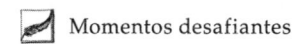

A una cuidadora le costaba ponerle una bragapañal a una señora anciana, así que se puso unas ella misma. La persona no sólo cooperó, sino que su actitud sobre el uso de las bragas-pañales cambió de inmediato. (Mejor llamarlas ropa interior).

Necesita una siesta

Cuando un niño no duerme la siesta, ¿cómo está al final del día? Malhumorado, confundido e irracional. Cuando una persona padece demencia no descansa lo suficiente, ¿cómo está? ¡Siestas, siestas, siestas!

Todo va a su boca

Cuando mi hijo tenía un año y jugaba en el arenero del parque, se metía arena en la boca como si fueran caramelos. Pensé en Dowell: en las últimas etapas de su demencia comía flores y tierra. Hay que comprender su nivel de desarrollo. Se llevan todo a la boca, así que es mejor reemplazar la tierra por comida para picar.

Si le pones loción en las manos, es posible que intente lamerla. Con demasiada frecuencia llegamos a la conclusión de que esta persona ya no puede recibir loción. No estoy de acuerdo. Es nuestra responsabilidad ponérsela y hacerle friegas.

Deja ir tus expectativas

Mi mamá gateaba por el suelo. Yo siempre intentaba que se levantara y caminara. Pero ella se agachaba y volvía a gatear. Cuando me di cuenta de que su nivel de desarrollo era el de una niña de un año, cambié la manera en que interactuaba con ella en todos los aspectos.

Como su nivel de desarrollo es el de un niño, actuará como un niño. Se peleará con otros niños por algo que ambos quieren. Sentirán celos, tendrán rabietas, o pueden llevarse muy bien.

Si comprendes a los niños, serás un cuidador maravilloso, un cuidador *chiflado*, como yo los llamo. Lo que funciona para los niños probablemente funcionará para esa persona. En mi caso, primero probé cosas con mis hijos antes de usar esas ideas en el trabajo.

Al niño [la persona mayor], a ese que tanto te irrita, ámalo tanto como a los demás niños. —Hermana Mary Ann, un consejo de una maestra—

Desarrollo recién descubierto.

Vive su verdad

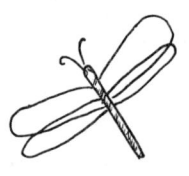

A ti te enseñaron a no mentir a tus padres en circunstancias normales, pero éstas no lo son. Ésta es una enfermedad que ha hecho de esta época de su vida (más joven) su única verdad. La persona con alzhéimer no puede cambiar su verdad, no importa cuántas veces la corrijas. Todo lo que tienes es ese momento. ¿Qué es lo más amoroso que puedes hacer en ese momento? Pues que se sientan mejor: «Mamá volverá enseguida». O hacer que se sientan peor: «Tu madre murió hace años». Sigue cambiando tu respuesta hasta que encuentres la que logra que esa persona sienta que todo está perfectamente bien.

«¿Dónde está mi mamá?»
«Tu mamá está en el jardín».
«Tu mamá está preparando la cena».
«Tu mamá está visitando a su hermana».
«Tu mamá volverá enseguida».

Podrías pensar que su mamá podría estar en el trabajo o de compras. Pero las madres de su generación no solían ir a trabajar ni ir de compras. Cuando nuestra generación tenga demencia, nuestras mamás estarán trabajando y comprando.

Lo intentamos todo, pero con esta señora nada funcionaba. Finalmente le preguntamos a su hijo dónde estaría la madre de su madre durante el día. Nos explicó que su madre creció en un internado y la madre de ésta la visitaba los fines de semana. Encontramos un tesoro: «Tu mamá vendrá a verte este fin de semana».

«¿Dónde están mis hijos?»
«Tu bebé está durmiendo».
«Tus hijos están en la escuela».
«Sue está echándose una siesta».
«Tom está haciendo los deberes».

Momentos desafiantes

Si cree que sus hijos son mayores:

Sarah preguntaba cincuenta veces al día: «¿Dónde están mis hijos?». Sabíamos que Sarah sentía verdadera admiración por las personas muy trabajadoras, por lo que la respuesta que generalmente funcionaba era: «Ted está trabajando en el centro y Shirley te recogerá a las 17:00 horas. Ted realmente trabajaba en el centro, y si Sarah tenía un buen día, se conformaría con creer que Shirley la recogería a las 17:00. Si no tenía un buen día, solía responder: «Yo crie y cuidé a esos niños; será mejor que ellos me cuiden a mí. No me quedaré aquí hasta las 17:00». Debido a su pérdida de memoria a corto plazo, treinta segundos después le hacía la misma pregunta a la misma persona. Si estaba enfadada, sabíamos que teníamos que cambiar nuestra respuesta. «Ted está en el trabajo y Shirley acaba de llamar y ha dicho que te recogerá esta mañana a las 10:00». Luego, a las 10:00, le decíamos, «Shirley te pasará a buscar a las 12:00»; a las 12:00, «Te pasará a buscar a las 16:00»; a las 16:00, «Te pasará a buscar después de la cena»; después de la cena, «Te pasará a buscar a las 20:00»; a las 20:00, «Te recogerá por la mañana». A estas alturas, probablemente ya te hayas dado cuenta de que Shirley no pasaría a recogerla. De hecho, Shirley no la recogería hasta el martes para llevarla a almorzar, pero esa respuesta, por decir lo menos, molestaba mucho a Sarah. Ésta se mostraba de acuerdo con quedarse un poco más, ¡pero no se quedaría allí hasta el martes!

«¿Dónde está mi esposa?»
«Alice está en la iglesia».
«Alice está en la peluquería».
«Alice está jugando al bridge».
«Su esposa llegará pronto».

La razón por la que muchas de tus respuestas no funcionan es porque dices: «Él está en el centro de la ciudad», «Ella está afuera». La persona con demencia no sabe de quién estás hablando cuando dices «él», «ella», «ellos» o «eso». Decir el nombre de una persona provoca una respuesta.

Mi esposo tiene alzhéimer. Solíamos lavar los platos juntos de manera rutinaria después de cada comida. Cuando digo: «Necesito que me ayudes con los platos», mi esposo no se levanta. Pero cuando digo: «Sharon necesita que la ayudes con los platos», mi esposo se levanta y me ayuda. —Sharon—

«¿Dónde está mi esposo?»
«Joe está en el trabajo».
«Joe ha ido al centro con Fred».

«Joe está en el campo».
«Joe está en la ferretería».
«Joe ha ido a buscar el periódico».

Si dices «Joe ha ido a la iglesia» y ella te mira como llamándote mentiroso, y cuando te pregunte lo mismo treinta segundos después, quizá quieras cambiar tu respuesta: «Joe está en el bar». Ella podría molestarse porque él está en el bar otra vez, pero es la respuesta que ella cree, por lo que estar molesta es una reacción normal. Ahora conviértete en su mejor amiga y déjala que se desahogue y que te cuente lo idiota que es él.

«Tengo que ir a trabajar».
«Es sábado». (No saber qué día es se convierte en una bendición, porque puede ser sábado todos los días de la semana. Atención: «Es sábado» no funcionará con un agricultor).
«Hoy es festivo».
«El jefe ha llamado y ha dicho que él no irá a trabajar y que nosotros nos tomemos el día libre».
«La carretera está cortada». (Aunque la que va a la ciudad esté en perfectas condiciones, siempre puedes decir que está cerrada por obras o por mal tiempo, nieve, etc.).
«Se acerca una tormenta muy fuerte».

«Tengo que ir a la escuela».
«Hoy es fiesta».
«Son las vacaciones de verano».
«Vale, vamos a vestirnos».

Si dudas, no creerán la respuesta que salga de tu boca. El 90 % de lo que entienden no son las palabras que utilizas, sino cómo las dices y tu expresión facial.

Da respuestas breves y sencillas. Cuando la persona está perdiendo su capacidad de comunicación, no te entenderá si tu respuesta está repartida en dos o más frases.

«Chuck ha hecho las tareas del hogar».
«Acabo de ordeñar a Bessie».
«Judy está cuidando a tu gato».
«Bill está revisando tu casa».
«Todas tus facturas están pagadas». (Dale un recibo escrito por ti: «Pagado en su totalidad»).
«Tu hijo John necesitaba coger el coche».

Momentos desafiantes

Cada persona es diferente, por lo que algunas de estas respuestas funcionarán y otras no. Cuando encuentres la respuesta que funcione, ¡díselo a todo el mundo! Mantén un cuaderno con algunas páginas en blanco para que, cuando alguien encuentre algo que funcione, también pueda escribirlo para que todos lo utilicen.

> *Era hora de preparar a papá para llevarlo al cuidado de relevo, cosa que siempre había sido un desafío. Papá estaba cómodo en su cama y le dije que me estaba vistiendo para acudir a una reunión en la iglesia y que él podía acompañarme. Tratando de no decirle qué hacer, le comenté que me marcharía en una hora. Para mi sorpresa, se levantó y se vistió. Vi que se ponía su mejor traje gris con una camisa blanca perfectamente almidonada y se anudaba la corbata roja como había hecho durante sus treinta años de banquero exitoso. Antes de ese día le habría preguntado por qué se había puesto el traje y adónde pensaba que íbamos. Pero entonces probé un enfoque diferente. Le dije que habían llamado para decir que hoy no hacía falta que vistiéramos traje y corbata y que yo tampoco me vestiría formal. Como me había oído decir la palabra «iglesia», me preguntó por qué no íbamos a llevar traje en una boda. Hice una pausa y volví a pensar. Le dije a papá que la «boda» no se celebraría hasta mañana y que íbamos a la iglesia a una reunión. Lentamente se quitó la chaqueta del traje y la corbata, y salimos por la puerta. Seguía siendo el hombre mejor vestido del cuidado de relevo, como siempre.* —Chuck Hughes, piloto e hijo—

Amar a una persona a veces significa ocultar o desviar la verdad. ¿Sería más amoroso corregirlos y decirles: «No, no vamos a una boda»? ¿O sería más amoroso solapar un poco la verdad?

Algunos lo llaman «mentira terapéutica». Yo prefiero llamarlo «vivir en su verdad» porque ésta es una enfermedad que ha hecho de estas historias su verdad.

> *Todo el mundo tiene su propia versión de la realidad. Las personas con demencia tienen una realidad que es tan válida como la mía y las trato como me gustaría que me trataran a mí.* —Karen—

✻ No rompo las reglas, tan sólo las doblo para que coincidan con lo que necesito. —Keegan (*My Boy*)—

Verdad recién descubierta.

«*Quiero irme a casa*»

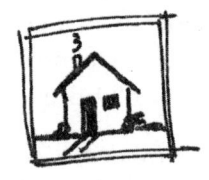

Piensa en la persona que conoces que tiene alzhéimer. Piensa en dónde está sentada. Donde está sentada, ¿parece y huele como la casa a la que espera irse? Sólo sabe lo que ve ahora mismo. Cuando diga: «Quiero irme a casa», y le respondas: «No, ahora vives aquí. Ésta es tu casa. ¿Recuerdas?», querrá salir corriendo por la puerta tan pronto como le des la espalda porque cree que estás loca.

Cuando diga: «Quiero irme a casa», cambia tu respuesta: «Por favor, quédate a tomar el postre». Todos podemos quedarnos un rato más para tomarnos el postre. Dale la esperanza de que puede volver a casa, pero dale una razón para quedarse aquí un poco más. La persona puede vivir dos años en un lugar y pensar que ha sido un día, una hora... Por eso funciona.

«Quiero irme a casa».
«¿Qué tal si desayunamos primero?».

«Quiero irme a casa».
«Acabo de ponerte una taza de café».

«Quiero irme a casa».
«Vale, vamos a vestirnos».

«Quiero irme a casa».
«Déjame peinarte antes de que te vayas».

«Quiero irme a casa».
«Vale, pero primero vamos a echarle un vistazo a esta revista».

«Quiero irme a casa».
«Las señoras de la iglesia nos han hecho rosbif y puré de patatas».
(Esto desencadena tres respuestas más: la comida está muy buena, la comida es gratis, sería de mala educación que te fueras ahora).

Momentos desafiantes

«Quiero irme a casa».
> «Esta tarde vamos a cantar. Me encanta tu voz de soprano. (Esto sólo funciona si a esa persona le gusta cantar. Si no ha cantado una nota en toda su vida, seguirá pensando: ¡Mierda, tengo que marcharme de aquí!»).

¿Cuál sería una razón por la que un enfermo con alzhéimer querría quedarse un poco más? Las razones por las que ellas querrían quedarse son completamente diferentes de las razones por las que ellos querrían quedarse. Es mucho más difícil convencer a un hombre de que se quede. Las mujeres pueden sentarse y charlar, pero los hombres tienen que estar trabajando, trabajando, trabajando.

Cuando un hombre quiere irse, conviértete en una damisela en apuros: «¿Me ayudarías con esta caja tan pesada?». Coge del brazo a ese hombre, y no te sorprendas cuando estéis caminando y él piense, «Diablos..., ¿dónde he encontrado a esta mujer?». Caminar contigo será para él un momento de alegría. Puede que no tengas que llegar a la caja porque ya se ha distraído.

A las 15:30, las señoras dirán: «Me lo he pasado muy bien, cariño, pero ahora debo irme». Los niños volverán pronto de la escuela, o bien debe preparar la cena.

> *Cada tarde, aquella señora se «agitaba» y se ponía «combativa». No fue hasta que un miembro del personal se sentó adonde estaba sentada la mujer que el personal se dio cuenta de lo que veía: a través de la ventana veía cómo se detenían los autobuses escolares y bajaban los niños. Entonces entendieron que se preocupaba porque sus hijos estaban a punto de llegar a casa y ella no estaba allí. Cuando echaron las cortinas, dejó de agitarse. (Puede ser así de simple. Debes ponerte en su lugar y ver lo que ella está viendo).*

Averigua por quién está preocupada. Si está preocupada por sus hijos, pregúntales a sus hijos mayores dónde habrían estado después de la escuela si no estuvieran en casa. Obtén el nombre de la amiga que a mamá le gustaba y en la que confiaba, o una actividad extraescolar de la que estaba orgullosa: «Sally está tocando la tuba en casa de Ruby» o «Sally está practicando con la banda». Los nombres y lugares específicos marcan la diferencia entre sentirse bien o mal por quedarse un poco más.

Si está preocupada por su esposo: «Bob acaba de llamar y ha dicho que tiene que trabajar hasta tarde». Pregúntale a su esposo qué hacía después del trabajo cuando no regresaba a casa de inmediato. Una vez más, obtén los nombres de sus amigos, porque si dices: «Bob está en el centro tomando un café con un amigo», ella preguntará: «¿Con qué amigo? Bob no toma café. Lo estás encubriendo». Es mejor decir: «Bob está tomando una cerveza con John».

Por la noche, cuando miran alrededor de la habitación, ¿saben dónde están? No. ¿Por quién están preocupados? Por su mamá, que no sabe dónde está ella; por sus hijos, que no saben dónde está ella; o su esposo, que no sabe dónde está ella.

> «Tu mamá acaba de llamar y ha dicho que ya está demasiado oscuro para que vayas caminando a casa, que mejor te quedes aquí».
> «Bob acaba de llamar. El coche se ha averiado. Te recogerá por la mañana».
> «Sally se queda en casa de la abuela esta noche».

Encontré a una señora llorando y le pregunté qué le pasaba. Me dijo que se había escapado de casa, se había quedado dormida y tenía miedo de que su madre se enfadara. Le respondí: «Adivina qué, he llamado a tu mamá y le he dicho que te quedarías a pasar la noche conmigo». Ella me dio las gracias una y otra vez. Después de unos diez minutos, volvió a dormirse... feliz. —WENDA K. GODFREY—

Cuando dices que la persona por la que están preocupados «acaba de llamar», le haces saber a la madre/esposo/hijos dónde está, lo que le permite relajarse en este momento.

Cuando entré a la habitación de mi padre en la residencia, él estaba haciendo la maleta, sin afeitar y listo para irse a casa como muchas otras veces. Si intento deshacerle la maleta, siempre se desorienta mucho. Ese día probé un enfoque diferente. Sabía que su maquinilla de afeitar probablemente estaría debajo de su ropa en la maleta, así que le dije que me había dejado «mi» maquinilla de afeitar eléctrica en su habitación durante mi última visita. Le pregunté si podía buscarla en la maleta. Dijo que sí. Así que me ayudó a deshacer la maleta y la encontré fácilmente. Le pregunté si alguna vez había probado una como aquélla. Me dijo que no. Luego le dije que era la mejor maquinilla de afeitar que había tenido y le pregunté si le gustaría probarla. Lo hizo. Le pregunté si podía dejarla en su habitación para tener una allí cuando lo visitara. Me dijo que no había problema, pero que no me la olvidara mañana. Mañana podría olvidarme... Ese día no hubo conflicto, ¡uf! —CHUCK HUGHES, PILOTO E HIJO—

Hacer la maleta para «irse a casa» es muy común, especialmente si los ancianos se acaban de mudar a una residencia. ¿A alguien le duele físicamente tener todas sus cosas metidas en la maleta y en la puerta? No.

▰ Momentos desafiantes

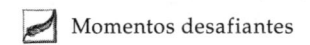

Así que deja que lo haga. Esto le hace concebir la esperanza de poder volver a casa.

La culpa que sienten las familias/cónyuges cuando ven a la persona con la maleta hecha y lista para «irse a casa» a veces los obliga a llevarla de regreso a casa. La persona puede estar aquí, por ejemplo, porque su cónyuge sufrió un derrame cerebral mientras la cuidaba. Una vez que el cónyuge ha mejorado, se la llevan de nuevo a casa y la cuidan otra vez. Y, nuevamente, terminarán en el hospital al poco tiempo.

Aunque las familias se la lleven a casa, la persona todavía «querrá irse a casa». La casa que está buscando es aquella en la que vivía a la edad en la que vive en su mente. Saldrá de una casa en la que ha vivido durante cuarenta años pensando que sólo está de visita.

> *Mi esposo, Bob, me decía que tenía que irse a casa. Literalmente tenía que meterlo en el coche, dar unas vueltas por las calles del barrio, volver a casa y pedirle que me dijera dónde estaba la casa. Luego se quedaba tranquilo durante el resto de la noche.*
> —Shirley Larsen—

El hogar también es un sentimiento. Cuando se siente amada y aceptada, es más probable que se sienta «como en casa». Simplemente ámala, sólo quiérela.

✺ Encuentra la pista desde lo desconocido hasta lo familiar.
—Hermana Ellen—

Casa recién descubierta.

Deja de corregirle

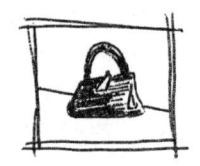

Primero, vamos a hacer que en tu cabeza exista la enfermedad de Alzheimer para que sepas lo que se siente. ¡Zas! Tienes alzhéimer y te encuentras en una habitación que no reconoces (pero en realidad vives allí). Ves tu bolso y lo recoges. Alguien viene, lo toma y dice: «Éste no es tu bolso, Alice».

Luego entras en una habitación y en la silla está tu suéter. Te lo pones, lo notas calentito y te sientes a gusto. Cuando sales de la habitación, alguien se te acerca y te dice: «Alice, ése es el suéter de Edith». Se llevan tu suéter.

Estás un poco cansada y ves esa cómoda silla en otra habitación. Te sientas y de repente alguien grita: «¡Sal de mi habitación! ¡Sal de mi habitación!». Y te dan un empujón cuando sales.

Ahora sólo quieres irte a casa, así que caminas hacia la puerta. Alguien dice: «Alice, no te vayas». Empujas la puerta y suena una alarma. Caminas hacia otra puerta. Está cerrada. Le preguntas a la siguiente persona que ves: «¿Me llevas a casa? Vivo en el 1200 de Phillips Street». Pero te responde: «Ahora vives aquí». Te empieza a invadir el pánico: «¡Tengo que salir de aquí!», piensas.

Así es como se siente una persona con alzhéimer. No sabe que está haciendo algo mal hasta que nos presentamos allí y la corregimos. Hasta que llegamos..., ¡ni siquiera está confundida!

¡DEJA DE CORREGIRLE! ¿Cogería las cosas de otra persona si supiera que no son de ella? No. ¿Se pondría el suéter de otra persona si supiera que no es de ella? No. ¿Se sentaría en la habitación de otra persona si supiera que no es de ella? No. No importa cuántas veces la corrijamos, ¿puede cambiar? No. De nuevo, ¿adivina quién tiene que ser el que cambie? Sí, sigues siendo tú.

Una señora se me acercó después de una presentación y me dijo: «Gracias a ti, voy a dejar que mi madre se ponga todos los días su camisón sin ropa interior debajo». Le dije: «Eso espero». Y ella añadió: «Porque lo que he com-

prendido es que estoy demasiado cansada de pelear con ella». Yo le respondí, de nuevo: «Eso espero».

Antes de corregir a alguien, para un momento y hazte tres preguntas. Utilicemos uno de los ejemplos más difíciles: usar el mismo atuendo todos los días.

Primera pregunta: ¿Te duele físicamente (no si te molesta, todo nos molesta fácilmente) que utilice el mismo atuendo todos los días? Si respondes honestamente, la respuesta es «No».

Segunda pregunta: ¿Daña físicamente a alguna de las otras personas que viven aquí? «No». (Cuando envejeces, pierdes el sentido del olfato).

Tercera pregunta: ¿A la persona con demencia le duele físicamente vestirse con el mismo atuendo todos los días? «No».

Si has respondido «No» a estas tres preguntas, deja que se vista a diario con lo mismo. Ya es bastante difícil vestirse una vez al día, y mucho más dos veces.

Aunque el atuendo esté sucio o desprenda mal olor, ¿lastima físicamente a alguien? No. Si el atuendo está sucio, entonces sí, ahora es el momento de darle una razón para cambiarse de ropa: «Van a venir visitas», «Es sábado por la noche», «Vamos a asearnos para ir a la iglesia». Simplemente dale una razón para «lavarse» que ella entienda.

Dado que tiene pérdida de memoria a corto plazo, ¿recuerda haber utilizado ese mismo atuendo ayer? No. ¿Por qué elige ese atuendo? Porque le gusta. Le hace sentirse bien. Permitir esa elección significa respetar su dignidad. ¿Tú no eliges qué prendas de ropa te pones?

Atrévete a deshacerte de su atuendo favorito. ¿Se olvidará? ¡Absolutamente no! Se enfadará porque no puede encontrar su ropa preferida. ¿Quién sufrirá las consecuencias? Tú.

Podrías comprarle a la persona un guardarropa completamente nuevo con la esperanza de que utilice algo más: «¡Mira toda la ropa nueva que te he comprado!». Pero es muy probable que se enfade porque has gastado su dinero. Mi sugerencia: mete nueve conjuntos iguales en el armario y pon uno en una bolsa de papel marrón, diciendo: «Lo he comprado por dos euros en un mercadillo». Si la persona creció en una familia con dinero, mete el conjunto en una bolsa de su tienda de ropa favorita y dile: «¡Lo encontré de oferta y no podía dejarlo pasar!». En su generación, si era barato, se lo ponían. Si era caro, lo guardaban para una ocasión especial.

Una señora sólo quería ponerse su sudadera azul con un gatito estampado. Al hijo no le gustaba que se pusiera la misma ropa todos los días, así que fui a Goodwill y compré seis sudaderas azules con gatitos. El hijo estaba feliz y la señora pensaba que llevaba puesta la misma sudadera todos los días.
—Wenda K. Godfrey—

Tiene un montón de chaquetas preciosas, pero sólo se pone una. Si no pone «Medium» en la etiqueta, no se la pone. Le hemos comprado unas zapatillas nuevas, exactamente iguales que las viejas, pero no se las pone porque dice que debe guardarlas. —Marvea—

Aunque le compres diez sudaderas, lo más probable es que siga poniéndose la «vieja». Sólo debes saber que mañana habrás creado un momento de alegría para otras cinco personas porque, a partir de ahora, utilizarán el suéter de tu madre o las pantuflas de tu padre. Cuando una persona con demencia se pone la ropa de otra, cree que es suya. Nunca discutas con ella. Es una batalla perdida.

Para mí es fácil no pelearme con las personas con demencia, pero a veces quieres corregirlas con la esperanza de que mejoren. Es un deseo legítimo, pero es una ilusión. Ésta es una enfermedad que progresa hacia peor. Piensa en que quizá quieres que la persona «tenga buen aspecto» para que tú te sientas mejor. Pero, no importa cuántas veces la corrijas, ¿mejora?, ¿cambia? No.

Espero que, cuando te enfades por lo que está haciendo esa persona, pienses: «Aquí está otra vez». Y si la corriges, ríete de ti mismo y piensa: «Aquí estoy de nuevo».

No puedes controlar la enfermedad, tan sólo puedes controlar tu reacción. —Liz Ayres—

Vieja ropa recién descubierta.

Tú te equivocas, ella tiene razón

A partir de este punto, tú estás equivocado y la persona con demencia tiene razón. Esto puede que requiera de terapia para algún que otro lector. Piénsalo: si crees que tienes razón y la persona a la que cuidas cree que también tiene razón, ¿qué va a pasar? Conflicto. ¿A dónde llegará el nivel de estrés? Arriba. ¿A dónde llegará el nivel de bondad? Abajo. ¿Qué es más importante: la felicidad o el hecho de que las personas tengan razón?

¿Alguien más tiene padres así? Mi padre dirá: «El miércoles fuimos a comprar semillas». Mi madre lo contradirá, «No, querido, no fue el miércoles. Fue el martes». Papá continuará: «Fuimos a casa de Stella y comimos panecillos de canela». Entonces mamá dirá: «No, querido, no eran panecillos de canela. Eran de café». ¡STOP! ¿Crees que mi padre va a decir: «Oye, gracias, eres tan lista…»? ¿Qué siente mi padre? Frustración, enfado y menosprecio. ¿La historia de mi padre hace daño a alguien? No.

Mi madre ha escuchado mi presentación veinte veces. ¿Crees que ha cambiado? No. Mi madre es increíble, tiene una licenciatura, es muy cariñosa y crio a seis hijos maravillosamente. (Mírame a mí, por ejemplo☺). He tenido unas cuantas conversaciones a solas con mi madre acerca de no corregir a papá, «¿Importa el día en que sucedió? Simplemente no discutamos con él». ¿Crees que ha cambiado? No. Porque ¿cuántos años ha estado corrigiendo a mi padre? Cincuenta y siete. Sólo porque yo diga: «Oye, no lo corrijamos más», ella no puede decir: «Está bien, dejaré de hacerlo».

Mi madre me ha enseñado una lección valiosa, porque me siento muy frustrada cuando las familias corrigen a la persona con demencia una y otra vez. Pero cuando ni siquiera mi madre puede hacer lo que le pido a las familias, me doy cuenta de que debo ser amable con cada miembro de la familia que conozca. Para mí es fácil estar con esa persona porque no tengo expectativas de quién debería ser. Pero tú, como familiar suyo, tienes expectativas: deseas corregirla con la esperanza de que mejore. Pero ¿mejora cuando la corriges? No.

Crear momentos de alegría

La historia de mi padre es bastante leve comparada con algunas historias que escucharás. Esas historias pueden ser más complejas. ¡Realmente complicadas! Pero ¿esas historias hacen daño a alguien? No. Tan sólo es necesario que escuches a la persona con demencia. Por favor, excluye de tu vocabulario la palabra «no» y las expresiones como «no es así» o «te equivocas» y te garantizo que tendrás un día mucho más tranquilo.

«No, mamá, ahora vives aquí y papá falleció hace años».
Reemplázala por: «Papá está en la ferretería otra vez».

«Helen, soy tu marido. ¿No me recuerdas?».
Reemplázala por: «Sí, tu esposo puede ser bastante terco, pero te quiere mucho».

«No, papá, soy tu hija».
Reemplázala por: «A Julie le encanta tocar el violín, como a ti».

«Shirley, tus padres ya no viven».
Reemplázala por: «Tus padres te quieren mucho. Nunca te olvidarían».

«Mary, esta ropa no es tuya».
Reemplázala por: «Mary, viene una visita. Vamos a vestirnos». O deja que se ponga esa ropa.

«¿No te acuerdas?».
Reemplázala por: «Tienes razón. Me he olvidado».

«Ya me has contado esa historia».
Reemplázala por: «¡Me encantan tus historias!».

Sin embargo, los hombres, los médicos y los predicadores todavía piensan que tienen la razón frente a las mujeres dementes, porque en su generación los hombres pensaban que tenían siempre la razón. Hombres, saboread el momento, porque cuando mi generación se haga cargo, eso no volverá a pasar.

Entonces, ¿quién tiene dificultades para dejar que su padre tenga razón? Yo. Todos desempeñamos un papel en el transcurso de la vida. Sé amable y desaprende lo aprendido. ¿Quién me enseñó a crear momentos de alegría? Mi padre. Mi padre sabe cómo hacer sonreír a cualquiera.

Cuando sonrío, sonríes tú. Cuando sonríes tú, sonrío yo. —Jolene—

Paz recién descubierta.

Échale la culpa a otra cosa

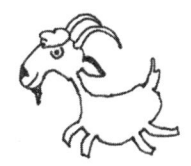

Culpa a algo o a alguien más de cualquier cosa «mala» que ocurra: al jefe, a la enfermera, al médico, al gobierno, al vecino desagradable, al niño que vive lejos, muy lejos, etc., o échale la culpa a la aseguradora: «La aseguradora dice que tienes que tomarte este medicamento, ir a esta cita, que esta persona debe venir a ayudarnos por la mañana». «No puedes conducir en este momento porque no tenemos seguro».

Incontinencia

Puede ser muy embarazoso para la persona con demencia despertarse por la mañana y ver que la cama está mojada. Échale la culpa a otra cosa: «¡El techo tiene goteras otra vez!». O «¡Ese maldito perro!». De ese modo piensan que no han mojado la cama, o bien: «Es tonta» o «No se entera de nada». Cualquiera de las respuestas les gusta porque en su generación, cuando mojaban la cama, se metían en un buen lío. Si la persona tiene incontinencia durante el día, susúrrale: «Debía de haber un poco de agua en la silla que te has sentado. Te cambio de ropa para que te sientas mejor».

Olvidar las citas

Esa mañana le llamas diez veces para recordarle una cita con el médico y le dejas una nota escrita en la puerta de la nevera.

Cuando llegas a recogerla, le preguntas: «¿Estás lista para ir al médico?». La respuesta de la persona es: «No me habías dicho nada. ¡No estoy lista para ir a ningún lado!». Entonces, como eres un ser humano, pierdes la paciencia por completo y dices: «¡Te lo he dicho diez veces!». Cuando esto sucede, sólo estás molestándola y eso hará que se muestre reacia a marcharse contigo.

Una respuesta mucho mejor es culparse a uno mismo por el malentendido: «¡Oh, no, olvidé decírtelo! Lo siento. De camino podemos parar a tomar un helado». Concéntrate en aquello que le gustaría hacer.

¿Quieres otra pequeña pista? No pierdas tiempo recordándoselo, simplemente discúlpate por haberte «olvidado» y llega temprano, porque sabes que puede necesitar ayuda para prepararse.

Si te descubre mintiendo, intenta decir lo siguiente:

«Lo siento».

«No he querido molestarte. No volverá a suceder».

«Me olvidé. Lo siento».

«Tienes razón, me equivoqué».

«Lo siento. Lo entendí mal».

«Lo siento. ¿Me perdonas?».

Eres la persona que la cuida; quieres agradarle, que confíe en ti y que piense que estás de su lado. Si la persona con demencia piensa: «¡Me está engañando!», repite después de mí: «Lo siento». Es difícil discutir con alguien que lo siente.

El hombre que sonríe cuando las cosas van mal es porque ya ha pensado en alguien a quien culpar. —ROBERT BLOCH—

Chivo expiatorio recién descubierto.

Tu estado de ánimo afecta a su estado de ánimo

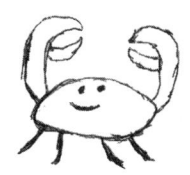

¡Será mejor que lo creas! ¡Tu estado de ánimo afecta absolutamente al de la persona con demencia! Si tienes prisa, ella se apresura. Si estás molesto, ella está molesta. Si estás feliz, es más probable que ella lo esté. ¿De qué humor estás? Porque, básicamente, tú decides qué tipo de día vas a tener.

> *Cuando no sabía nada sobre la enfermedad de Alzheimer, me ponía alegre e hiperactiva, y hablaba rápido y en voz alta. Sentía que cuanto más rápido me moviera, más cosas podría hacer. No funcionaba. La gente rebotaba en las paredes. Afortunadamente, no podía mantener ese ritmo y, agotada, decía: «Necesito tomarme un descanso. Relajaos, volveré en veinte minutos». En esos momentos estaba a punto de dejar mi trabajo, estaba exhausta. Pero cuando regresaba, casi todos estaban relajados. ¡Increíble! Cuando mi estado de ánimo se calmaba y bajaba el ritmo, ellos también lo hacían.*
> —Jolene—

> *Las familias piensan que me están entrevistando, pero en realidad soy yo quien los estoy entrevistando a ellos a través de la persona con alzhéimer. No me importará que alguien sea malo y desagradable porque eso me dice que la familia probablemente sea mala y desagradable. Puedo cuidar a la persona con alzhéimer cuando es difícil, pero no a la familia. Una señora a la que cuidaba estaba molesta todo el tiempo porque su familia siempre quería algo de ella.*
> —Hermana Richard—

Revisa tu lenguaje corporal. Revisa tus expresiones faciales. Comprueba tu estado de ánimo. ¿Qué dicen? Eres humano y habrá días en que estarás malhumorado. Antes de entrar en la habitación, piensa en algo que te guste: flores, un nieto, una mascota, un amigo. Entonces, encarna ese sentimiento.

> El buen humor es como un globo: ¡un pequeño pinchazo es todo lo que se necesita para arruinarlo! —Los Minions—

Estado de ánimo recién descubierto.

Elección ilusoria

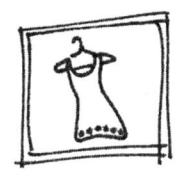

Si abres la puerta del armario y preguntas: «¿Qué te gustaría ponerte hoy?», la persona con demencia no podrá decidirse porque hay demasiadas opciones. En su lugar, saca dos conjuntos: «¿Cuál te gustaría ponerte, el azul o el rojo?». Es posible que todavía no pueda tomar una decisión, así que dale una razón para elegir uno de los dos conjuntos: «A mí me gusta mucho el vestido azul. Hace juego con tus hermosos ojos azules». Otra manera de darle una opción es decirle: «¿Qué tal si yo elijo hoy y tú eliges mañana?». Cuando le ofrezcas algo, dile «¿Quieres un trozo de tarta?» en vez de ponérselo frente a ella sin opción, aunque es probable que nadie rechace un buen pastel. Pregúntale: «¿Te gustaría sentarte junto a la ventana?», en lugar de decirle: «Siéntate aquí». Si estás reorganizando la habitación, pídele su opinión: «Barb, ¿te gusta donde he puesto la alfombra?».

Di su nombre antes de hacerle una pregunta, así le ayudas a concentrarse: «Jim, ¿te hago la raya del pelo a este lado?», «Jean, ¿te gustaría ponerte estos zapatos?».

> *Cuando el personal le decía a Ray que era hora de comer, generalmente se negaba. Pero si dejaban el plato de comida en la mesa junto a él y se alejaban, cuando regresaban el plato estaba vacío.*
>
> *Frank no solía querer irse a la cama por la noche. Entonces, el personal lo guiaba diciéndole: «Me pregunto dónde está tu habitación. Frank, ¿puedes ayudarme a encontrarla? ¿Ésta es tu puerta? ¿No? ¿Es esta otra? Oye, la hemos encontrado». Por alguna razón, una vez que estaba en su habitación, le resultaba más fácil meterse en la cama. La parte difícil era llevarlo hasta allí.*

A nadie le gusta que le den órdenes, sin importar la edad.

☼ Nunca te rías de las decisiones de tu esposa. Tú también eres una decisión de ella. —Los Minions—

Elección recién descubierta.

Mi mamá nunca decía palabrotas...

Mi mamá nunca se ponía el mismo vestido dos días seguidos...

Mi mamá nunca se ponía esmalte de uñas...

Mi mamá nunca se hubiera acostado con otro hombre...

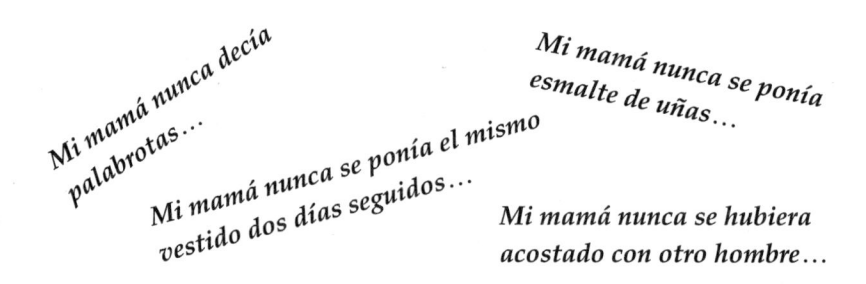

Oh, cariño, antes de ser tu madre, ¡probablemente hizo todas esas cosas! E incluso si no lo dijo en voz alta, ¡probablemente lo pensó! Creo que con esta enfermedad la persona pierde todo fingimiento de quién debería ser y refleja cómo se siente realmente. La vergüenza y el bochorno que sienten las familias por lo que dice y hace su ser querido es innecesaria. Decir palabrotas es algo común. ¡Supéralo! Contar historias locas que no son ciertas es algo común. ¡Supéralo! Esconder la ropa interior sucia en lugares extraños es algo común. ¡Supéralo! Tu madre quiere que la abrace un hombre que no es tu padre. ¡Supéralo! Disculpa si me muestro un poco insensible, pero aquellos de nosotros que hemos estado cuidando a personas con demencia durante años estamos acostumbrados a todas las «locuras» que hacen. Simplemente vemos a la persona como alguien divertido, irritable o dulce. Disfrutamos de su ingenio y de su humor porque dice lo que todos queremos decir. Y tú no estás acostumbrado a que tu madre lo diga.

Las personas con Alzhéimer funcionan mucho mejor en compañía de cuidadores *chiflados* porque éstos les permiten ser como son. Ten en cuenta que los cuidadores *chiflados* conocen a estas personas mejor que sus propios hijos. La persona puede preferir al cuidador *chiflado* que a su propia familia. Puede haber celos o dolor cuando esto sucede. ¡Supéralo! ¡Alégrate de que tengan a alguien que les guste y en quien confíen!

> *Había una señora que no se levantaba de la cama por la mañana. Una cuidadora* chiflada *sabía que en su juventud criaba gallos y gallinas, así que entraba en su habitación y gritaba «¡Kikirikiiii!», y entonces la señora se levantaba.*

Éste es el único trabajo en el que en algún momento del día todos podemos tener la cabeza en otro lado. Los cuidadores *chiflados* que tienen un poco de demencia, por ejemplo, son realmente buenos en lo que hacen. Pueden empezar a ver una película pensando que no la han visto todavía. Luego, a mitad del metraje, comienza a parecerles familiar, sin embargo, quieren terminarla porque se han olvidado del final.

◢ Momentos desafiantes

Cuando alguien usa el mismo atuendo siete días seguidos, no es el cuidador *chiflado* el que tiene un problema, son los miembros de la familia los que se sienten avergonzados porque quieren que mamá vaya arreglada.

Aquí está la conversación que animo a los cuidadores a que tengan con las familias cuando no les gusta lo que está sucediendo:

«Cuando vuestra madre se pone ese vestido, le gusta y se comporta de una manera un poco atrevida. Y eso también nos gusta. Pero, cuando le cambiamos el vestido, se enoja increíblemente. No sé vosotros, pero yo no quiero que se enoje».

¿Quieres que tu madre se enfade? No. ¿Esa conversación se ha centrado en lo que quiere la familia? No. ¿Esa conversación se ha centrado en lo que quiere el cuidador? No. ¿En quién se centra toda esa conversación? En las emociones de la persona con demencia, que es lo que nos importa a todos.

Toda conversación debe centrarse en la persona enferma. Si embargo, todavía habrá un miembro de la familia que diga: «No me importa. ¡Mi madre nunca se habría puesto la misma ropa dos días seguidos! Cámbiasela. Para eso te pago». En ese caso, responde: «Está bien..., vamos a cambiarle el vestido juntos». Hasta que ese miembro de la familia no experimente de primera mano lo que los cuidadores han estado experimentando día tras día no creerá lo que sucede realmente. Las familias pensarán que los cuidadores son vagos. Muéstrales las emociones que experimentas a diario con esta persona.

¡Todos debemos superarlo! Debemos permitir que todos a los que conocemos sean tal como son.

«El único sofoco que tengo es cuando él salta en la cama conmigo». —Connie—

Madre recién descubierta.

Palabrotas

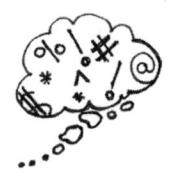

Jurar como un carretero es común, incluso para las mujeres más dulces. Sentirse avergonzado es innecesario. Cuando la persona con demencia piensa en algo, lo dirá directamente. Espérate que te suelte una fresca y te diga, por ejemplo: «Tienes un culo gordo». Si está enfadada con alguien, cierra la maldita puerta y suelta con ella unas cuantas palabrotas.

Una monja cuidadora en una excursión: «No lo digas en voz alta. Sólo guárdatelo para ti. De camino a casa puedes jurar todo lo que quieras». Luego, de camino a casa, soltó a voz en grito: «¡Maldita sea, ojalá se rompa una pierna!».

Me acerqué a una señora y le dije: «Bueno, parece que hoy estamos traviesos». En respuesta, estalló: «Oh, vete al infierno». Bromeé: «¡Sólo si vienes conmigo!». Una sonrisa de duda apareció en su rostro.

Cuando le reprimes diciéndole: «No deberías hablar así», eso ¿les agrada? No. Permite que la persona se exprese. Si puedes, acepta su juicio de valor: «¡Lo sé! ¡No puedo creer que ella haya hecho eso!». Si siente que estás de su lado, le agradarás al instante.

Es bueno que haya niños presentes porque entonces es menos probable que digan palabrotas o usen un lenguaje soez. O simplemente hazte coletas y conviértete en una niña. Pónselo fácil y dile con una sonrisa: «¡No puedo creer que estés triste por eso!».

Una cuidadora me preguntó por qué el familiar al que quiere y cuida podía llamarla «perra mandona». Le pregunté: «¿Cómo te acercas a ella?». Ella me respondió: «Cuando entro en la habitación, le digo que debe vestirse porque ya es hora de desayunar y necesita comer». Mi respuesta suave: «¿Es posible que desees considerar...?».

Las personas con demencia dicen la verdad y pueden ver algo que tú no puedes. Ésta es la parte que realmente me gusta porque pueden decirte verdades como puños cuando menos te lo esperas.

Momentos desafiantes

Una señora me dijo que fuera a arreglarme el cabello y cuando me di la vuelta para alejarme, agregó: «Dios mío, está tan mal por detrás como por delante».

Estaba dibujando con una señora y le pregunté si le gustaba mi dibujo. Ella me respondió: «Es casi tan bueno como el que haría un alumno de guardería».

Cada vez que mi prometido y yo visitamos a mi madre, ella me pregunta «¿Quién es él?». Yo le digo que nos vamos a casar. Su respuesta es: «No si yo me caso con él antes».

—Anissa Chase, alias Enfermera Ratched[1]—

Mi esposo se acercó a una mujer grande y alta y le dijo: «Oh, eres más grande que yo». También se acerca a los hombres con barrigas prominentes y les dice: «Parece que comes bien, ¿eh?». Curiosamente, ahora, cuando ve a un niño, le gusta agacharse y darle un empujoncito suave para bromear con él, y antes de tener alzhéimer nunca le habían gustado los niños pequeños.

Dos hombres guapos entraron por la puerta. Le pedí a Helen que viniera a sentarse conmigo. Ella me dijo: «De ninguna manera. No cuando puedo perseguir a esos dos tíos».

Es más probable que las mujeres se peleen por el hombre que está en la habitación que maldigan delante de él. ¡NECESITAMOS MÁS CUIDADORES MASCULINOS! El estado de ánimo de una señora cambia instantáneamente cuando un hombre entra por la puerta. Creo que, si unos cuantos hombres jubilados entraran y se sentaran con nosotras, el día resultaría mucho más llevadero para todo el mundo (sobre todo si llevaran uniforme ☺).

Cuando estés en público y la persona con demencia diga algo que te haga desear que te trague la tierra, entrégale al espectador inocente una tarjeta de presentación que diga: «Mi madre tiene alzhéimer. Por favor, discúlpala». Y discúlpala.

☼ Maldice, porque a veces «¡Ostras!», «Miércoles» o ¡Jopé! simplemente no bastan. —Autor desconocido—

Palabrotas recién descubiertas.

---

1. Nurse Ratched es un personaje de la novela de Ken Kesey *Alguien voló sobre el nido del cuco* (*One Flew Over the Cuckoo's Nest*, de 1962), así como de la película del mismo título dirigida por Milos Forman en 1975.

¿Por qué me has dejado aquí, maldito &%!!**!

¿A dónde crees que vas, #*%!!**?

¡Te estás gastando todo mi dinero!

Me lo quitaste.
¡Sé que lo hiciste!

¿Con quién estás hablando por teléfono? Estáis hablando de mí, ¿no?

El que cuida es el que recibe todos los golpes. Un completo extraño puede cruzar la puerta y la persona con demencia se mostrará amable y actuará perfectamente bien durante un corto período de tiempo.

Me gustaría abordar esto de una manera menos amenazante para ayudarte a comprender mejor por qué sucede. Tengo una adolescente en casa. Otros padres y los maestros de nuestra comunidad me cuentan cosas sobre ella. Escucho lo encantadora que es, lo educada que es y lo útil que es. Y cuando escucho esto, me pregunto: «*¿De quién están hablando?*», porque cuando llega a casa, me grita: «¡Te odio! ¡Me estás arruinando la vida! ¡No me hables!».

Como he ido a algunas sesiones de terapia, puedo entender que la razón por la que me grita, y sólo a mí, es porque se siente segura al expresarme todos sus sentimientos. (¿No es dulce?) También entiendo que su lóbulo frontal aún no está del todo desarrollado, así que lo que sea que esté pensando no tiene obstáculos para salir de su boca. Mi terapeuta me animó a que nunca discutiera con ella porque no se puede razonar con alguien que no puede razonar. Bueno, las personas con alzhéimer tienen el lóbulo frontal dañado, así que lidiamos con situaciones similares.

Puede que tú y yo entendamos esto, pero no deja de doler. Duele verlos sonreír y ser amables con los demás, sólo para que nos griten en cuanto nos quedamos solos. Permíteme compartir contigo algunos consejos de una esposa que conocí por el camino.

> *Mi esposo me agredía verbalmente cada vez que lo visitaba. «¡¿Por qué me dejaste aquí, $%***!? ¡Llévame a casa!». Así que un día compré vendas para enyesar y me las puse en el brazo. Mientras me veía «bien», pensaba que debería llevarlo a casa. Pero, cuando vio que estaba herida, fue más amable conmigo.*

La persona que sufre demencia sólo sabe lo que ve en ese momento. Siempre que tengas buen aspecto físico y ella se sienta segura contigo, te maldecirá y te culpará de todo lo que cree que está sucediendo. Pero,

Momentos desafiantes

cuando vea que no estás bien, será más comprensiva y te preguntará: «¿Qué te ha pasado?».

Yo digo, ponte un collarín, una rodillera ortopédica en la pierna o camina con muletas, lo que sea necesario para que vean que no puedes cuidarlos en ese momento. Entonces tendrán una razón para tratarte mejor.

> *Llevé a mi esposo, que tiene demencia, a ver la película* Frozen. *A mi marido le encantaba ir al cine a comer palomitas y beber refrescos. La canción «Let It Go» me habló sobre mi actitud hacia la demencia de mi esposo. Cuando yo emitía una afirmación o hacía una pregunta, no siempre obtenía una respuesta positiva suya. Sabía que no servía de nada discutir o estar en desacuerdo, así que comencé a decirme a mí misma «déjalo ir».* —Robin Moon—

> *Una mujer puso un anuncio en la sección de clasificados del periódico: «Se busca marido». Al día siguiente recibió un montón de cartas, todas diciendo lo mismo: «Puedes quedarte con el mío».*

Como cuidadores, pensamos: «Tengo que mantenerme fuerte. Soy el único que puede hacer esto». No es verdad. También otras personas son muy capaces de cuidar a estos enfermos. De hecho, esa persona podría serse más amable con otro cuidador. Te sugiero que muestres también tus lágrimas; *muestra a los demás que estás sufriendo física y emocionalmente*. Mientras actúes como si estuvieras bien, no le estás dando a los demás, incluida la persona a la que estás cuidando, la oportunidad de que te cuiden a ti.

No insulto a las personas, sólo las describo. —Los Minions—

Escayola recién descubierta.

Hechos

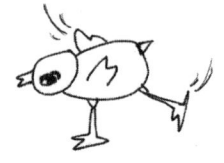

«¡Alguien me ha robado el colchón!».
«¡Aquí trafican con drogas!» (Es decir, tú).
«¡Por aquí hay más de una fresca!» (Alguien lleva esmalte de uñas rojo).
«¡Hay cadáveres en el sótano!» (Han visto una película en la televisión).
«¡Anoche me robaron!».

Los hechos no son ciertos, pero lo que siente la persona con demencia es correcto. Responde a sus sentimientos. Si está enfadada, pon los brazos en jarras y dile: «¡Eso no debería suceder! ¡Voy a hablar con el jefe!». Entonces sal de la habitación fingiendo que tú también te has enfadado. No vayas a hablar con el jefe, sólo ve a beber un poco de agua o a dar una vuelta. Si tiene miedo, no preguntes qué le ha pasado. Eso requiere que recuerden y hablen formando frases completas, cosa que no pueden hacer. Simplemente conviértete en su protector: «Lamento que haya pasado. Lo comprobaré». Sal de la habitación y bébete un vaso de agua para hacer tiempo. Si te dice: «Anoche me robaron!», responde: «¡Voy a llamar a la policía!». No vayas a llamar a la policía, simplemente sal de la habitación y bebe otro poco de agua. Al final del día estarás muy hidratado.

> *Mi madre me acusaba de robarle el colchón. Le recordaba una y otra vez: «¿Por qué querría tu colchón?», o «Yo no te lo he robado, mamá». Hasta que salí a buscar un colchón y lo apoyé contra la pared del salón, donde ella podía verlo, así pensó que se lo había devuelto.*

Si razonas con la persona que sufre alzhéimer y le das una palmadita en la rodilla mientras le dices: «Estoy seguro de que nadie se ha llevado tus cosas, pero iré a buscarlas», pensará: «¡Has sido tú!». Por cierto, tiene la legítima sensación de que le han robado porque alguien le quitó las gafas para guardarlas en su funda, alguien le quitó la ropa para la-

Momentos desafiantes

varla, le falta algo porque alguien se lo ha escondido, y alguien entró en medio de la noche en la habitación y comprobó que dormía.

Si está triste, no le preguntes qué le pasa. Sólo empeorarás la situación. Basta con que te inclines junto a ella, le pongas la mano en la rodilla y le digas: «Lamento mucho lo que ha pasado. No debería haber sucedido». ¿Cómo sabes si abrazarla o no? Extiende los brazos y si abre los suyos, abrázala. Si la persona agacha la cabeza y se cruza de brazos, simplemente di: «Déjalo salir todo. Lo siento mucho. Desahógate».

Ángela lloraba y lloraba y lloraba. Le preguntábamos: «¿Qué te pasa?», y eso sólo la hacía llorar más. Su hijo finalmente nos dijo que había sufrido abusos sexuales cuando era niña. Cambiamos la manera en que respondíamos y la dejamos llorar, diciendo: «Lamento mucho lo que pasó. No voy a dejar que nadie te lastime».

También puede decirte: «Mi familia nunca viene a verme. No me quieren». Y tratas de razonar: «Pero si estuvieron aquí este fin de semana». Entonces se ponen a discutir contigo porque: «No, no estuvieron. ¡No he visto a mi familia en meses!». En su lugar, di: «Voy a llamarlos y decirles que se pasen por aquí». Y, claro, no llamas a la familia, sino que…, sí, bébete otro vaso de agua.

Lo que sienten es real para ellos. Por favor, no intentes descifrar su historia, responde a sus sentimientos.

Respeta los sentimientos de las personas. Aunque no signifiquen nada para ti, podrían significarlo todo para ellas. —Autor desconocido—

Sensación recién descubierta.

«*Ver*» *la autoridad*

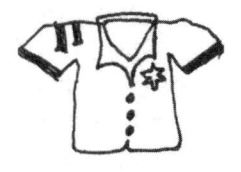

Todo lo que saben es lo que ven a tiempo real, por lo que te recomiendo que tengas un armario con un uniforme de policía, una bata de médico, un traje para hacer negocios o un cuello de sacerdote (todos necesitamos perdón).

Cuando a la persona con demencia le roban, se puede denunciar a un hombre con uniforme de policía. Cuando hay arañas en su habitación, un hombre de uniforme puede exterminarlas. Cuando están preocupados por su coche, la voz de un hombre por teléfono puede tranquilizarlos: «La pieza del motor estará disponible mañana». Todos los días la pieza estará disponible *mañana*.

Cuando le preocupe no tener suficiente dinero, pídele a un hombre con traje de negocios que le dé un extracto bancario con 20 000 euros más de lo que cree que tiene. Si cree que no puede pagar el alquiler, entrégale un recibo con un sello estampado en grandes letras rojas que diga: «PAGADO».

Si eres una mujer que trata de convencer a la persona diciéndole: «Tienes suficiente dinero, todo está pagado», no te creerá porque en su generación sólo los hombres tenían la autoridad. La prueba para ella es un comprobante en una hoja de papel que pueda sostener en las manos.

Si la persona está lastimando a alguien verbal, física o emocionalmente de alguna manera, entonces pídele a un hombre que trace el límite.

Una administradora de una residencia me llevó a un lado con lágrimas en los ojos y me explicó que un residente masculino se mostraba verbalmente agresivo con ella. La llamaba «maldita perra» cada vez que pasaba por allí. Le pregunté si conocía a un hombre realmente grande. Ella dijo que sí, su marido. Le dije que le hiciera vestir un uniforme de policía y que se enfrentara a esa persona diciéndole: «Si alguna vez me entero de que le habla a esta mujer de esa manera tendrá que vérselas conmigo». O simplemente haz que interprete

Momentos desafiantes

el papel del gran marido que protege a su esposa. Si ese residente estuviera en un lugar público no hablaría de esa manera.

Los uniformes proporcionan la ilusión de autoridad, y cualquier hombre, un jubilado o tu vecino, puede ponerse el uniforme y manejar la situación.

Cuando alguien está siendo agredido, sin importar quién sea (esposa, hijo o residente, hombre o mujer), hay que intervenir. Incluso puede darse la situación de dos hombres peleando en una residencia. Llama al trabajador encargado del mantenimiento. Tiene que ser un hombre, porque las mujeres no tenemos autoridad sobre ellos.

Un exjuez se estaba mostrando sexualmente agresivo con su cuidadora. Su hijo nunca creería que su padre hablaría o actuaría de esa manera. La cuidadora le pidió al hijo que se quedara un rato frente a la puerta de su padre, y hasta que lo escuchó haciendo insinuaciones sexuales inapropiadas no creyó que aquello era real. Le sugerí al hijo que contratara a un cuidador masculino, o a una cuidadora que no fuera tan atractiva, y que se recogiera el cabello en un moño apretado y usara un uniforme de enfermera. Hasta que el exjuez no vea ante él a un hombre o a una mujer que represente una autoridad médica, no actuará de manera diferente.

El papel del hombre es ser responsable y proteger, ante todo, a la mujer, y luego a toda la Tierra. —Dustin—

Uniforme recién descubierto.

Todo se pierde

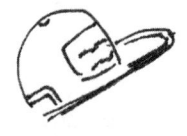

Todo, absolutamente todo, se pierde, sobre todo en las primeras etapas, cuando la persona con demencia piensa que alguien le está cogiendo sus cosas. Esto sólo hace que esconda más cosas. Con la pérdida de la memoria a corto plazo, no recuerda dónde las escondió, y cuando busca algo, piensa: «¡Me lo has quitado!», porque no puede encontrarlo.

Adelante, pasa horas tratando de encontrar una cosa, puedes tardar semanas o meses. Cuando falte algo, finge buscarlo saliendo de la habitación y deja que la persona lo busque. ¿La persona se lastima mientras busca? No, tan sólo hace ejercicio.

Sin embargo, cuando falten anillos de diamantes, llaves del coche o de la casa, eso le causará un gran dolor. Hazte con diez juegos de llaves que funcionen y guárdalos en un lugar seguro. Consigue otros diez juegos que no funcionen: probarlas todas es un buen ejercicio. Si la persona ha perdido peso, sus anillos se le caerán fácilmente de los dedos. Reemplaza los diamantes por circonitas. He visto personas que se quitan artículos costosos, como anillos y audífonos, los envuelven en una servilleta y luego los tiran a la basura. No es culpa de nadie. Espera que suceda. (*Véase* el capítulo «Gafas, dentaduras, audífonos»).

En cuanto a carteras, billeteras y bastones, existe un dispositivo que puedes adquirir en Internet que, cuando no encuentras algo, presionas un botón y emite un sonido hasta que lo localizas. Todos quieren ese dispositivo.

No te equivoques: necesita su bolso, es una parte de su cuerpo. Adelante, guárdalo en un armario para mantenerlo a salvo. En unos momentos preguntará dónde está su bolso. Puedes tranquilizarla una y otra y otra vez, pero ella no se calmará hasta que tenga su bolso en la mano. Y si el bolso está lleno de sobres de azúcar, manzanas, servilletas y cubiertos, tendrá una sensación de seguridad.

Si la persona vive en una residencia de pacientes con demencia, etiquétalo todo para tener la esperanza de que se lo devuelvan, pero no

Momentos desafiantes

esperes que el personal se ponga a buscar objetos. Son innumerables las familias que preguntan: «¿Dónde está el suéter que le compré ayer a mi madre?». ¡STOP! ¿Es más importante estar con los residentes o dedicarse a buscar cosas? ¡Estar con los residentes! Se desperdicia demasiada energía buscando cosas. Cómprale diez suéteres, diez carteras. Debes saber que mañana faltarán cinco, pero habrás creado un momento de alegría para las otras personas que los tienen.

> *Una hija me contó que a su padre le gustaban las gorras de béisbol, así que pidió cuarenta y cuatro gorras de su equipo favorito. Cuando falleció, ella sólo encontró dos. Nos miramos y dijimos: «Otras cuarenta y dos personas han pasado un momento de alegría con las gorras de béisbol de tu padre».*

Si las familias te piden que busques un suéter durante la hora de la comida, simplemente anótalo en una pizarra. Hazles saber a las familias que ahora todos estarán atentos, y cuando se encuentre un artículo, será devuelto (sólo para volver a perderse). Recuerda: los artículos no se «roban», simplemente se extravían.

Desafortunadamente, cuando algo se pierde, las familias se lo llevan a casa para mantenerlo a salvo, o la persona que realiza la actividad lo guarda en un armario hasta las dos de la tarde del miércoles para realizar de nuevo la actividad. Ese objeto metido en un armario, ¿le está proporcionando alegría a alguien? Todos solemos tener muchas cosas, y en numerosas ocasiones se acaban vendiendo o tirando a la basura. Familias, guardad algunas cosas para reponer las que se perderán. Y considerad donar a las residencias todo aquello que os sobre.

Las residencias de pacientes con alzhéimer más preparadas tienen una cómoda en la sala de estar llena de objetos, de modo que cuando a alguien le falta algo, el cuidador dice: «Creo que lo puse aquí». Luego, la persona en cuestión puede hurgar en los cajones y coger lo que quiera.

Idea brillante: ve a tu armario o al garaje y saca las cosas que ya no quieres, luego dale una alegría a otra persona.

Hay muchas cosas de las que podemos deshacernos sin perder nada. —Ralph Marston—

Objeto perdido recién descubierto.

Reemplazar, reemplazar, reemplazar

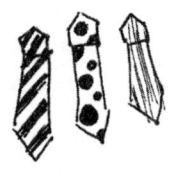

A veces, realmente necesitamos algo que tiene la persona con demencia. Si es absolutamente necesario quitarle algo, reemplázalo con otra cosa.

> *Cuando mi pequeño tenía dos años, cogía un tenedor u otro artículo que yo no quería que tuviera. Le pedía que me lo diera y, bueno, no lo hacía. Entonces intentaba quitárselo de las manos. ¿Sabes que ese hombrecito era más fuerte que yo? Entonces, lo que hacía era sacar su tractor favorito y empezar a jugar frente a él. Así soltaba el tenedor. Ambos salíamos ganando.*

> *Mary estaba llorando y le pregunté por qué. Señaló mi anillo de bodas y luego, con palabras confusas, expresó que su esposo se enfadaría mucho cuando se enterara de que ella había perdido el suyo. Su esposo ya no vivía y su familia le había quitado el anillo porque no querían que lo perdiera, pero ella no podía recordar eso. Reemplaza su anillo.*

Si alguien ve a otra persona con su suéter y dice, «¡Ese suéter es mío!», no te limites a quitarle el suéter. Reemplázalo. «Joan, este suéter te quedaría precioso. ¡Pruébatelo!». Un pequeño consejo: no le preguntes: «¿Te gustaría ponerte este suéter?». La respuesta será «no». Muéstrale a la familia el suéter que le encanta a su madre (rosa, botones en la parte delantera, bolsillos grandes). Si solicita más suéteres, la familia probablemente le comprará uno caro, el color no será el correcto y deberá lavarse en seco. Las familias quieren ayudar, pero no saben cómo. No se trata de aquello que hace que nos sintamos bien, sino de aquello que consigue que la persona con demencia se sienta bien.

> *Cuando él tenía un objeto que yo necesitaba, para que se sintiera como un «héroe» funcionaba mucho mejor decirle: «Oh, muchas gracias. ¡Lo has encontrado!». Luego le daba un abrazo de agradecimiento.* —Bonita Dehln—

Momentos desafiantes

Después de tu presentación, me fui a casa y cogí las perlas que me había dado mi abuela y se las llevé a ella. Cuando se las puse alrededor del cuello, mi abuela estalló en lágrimas. Esas perlas no le habían dado ninguna alegría mientras permanecían guardadas en mi joyero. —El amor de una nieta—

Nuevamente, pregúntate si lo que lleva podría lastimar a alguien. Si tu respuesta es «no», déjale que lo tenga. Si tu respuesta es «sí», reemplaza lo que le hayas quitado. Si le quitas lo que tiene en las manos y la dejas sin nada, ¿cómo se siente? Vacía, perdida.

En la próxima oportunidad que tengas, pon algo en sus manos.

No le quites cosas, reemplázalas. —Autor desconocido—

Reposición recién descubierta.

Gafas, dentaduras, audífonos

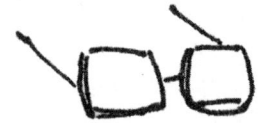

Revolver en la basura es un acto frecuente en el mundo de la demencia. Las personas se quitan los audífonos y las dentaduras postizas, o envuelven su anillo de diamantes en una servilleta, y los cuidadores lo tiran a la basura sin saberlo. Cuando la persona enferma sigue rechazando estas cosas, nos está diciendo que no sabe lo que son, o que ese objeto le incómoda de algún modo. El estrés de perderlas o reemplazarlas supera con creces el beneficio. Estas cosas sólo son un beneficio si la persona sabe cómo usarlas.

Insistimos en llevar a nuestros familiares con demencia al dentista o al oculista para «sustituir sus pérdidas». En las primeras etapas, sí, esto tiene sentido, pero a medida que avanza la enfermedad, es literalmente una batalla perdida. Dado que la persona no puede comunicarse, decidimos por ella lo que creemos que es mejor. Pero no hay un *mejor*. La verdadera pregunta es, ¿cómo se encuentra ahora? Si parece estar bien, déjala así. Cualquier procedimiento o visita a un lugar desconocido la dejará sumida en una intensa confusión. ¿En verdad, vale la pena?

Una de nuestras residentes podía masticar con los pocos dientes que le quedaban. El personal de enfermería convenció a la persona que tenía el poder notarial de que la señora necesitaba una dentadura postiza y ahora no tiene más que problemas para comer. ¿Dónde están los derechos del paciente?

Un hijo insistió en que su padre se pusiera una dentadura postiza, a pesar de que comía bien con sus pocos dientes. El difícil procedimiento y el estrés exacerbaron la demencia del padre hasta un punto de no retorno.

Por otro lado, si alguien siempre lleva las gafas puestas, uno de los mejores obsequios que podemos hacerle es limpiárselas. Algo tan simple como limpiar sus lentes la ayudará instantáneamente a funcionar mejor.

◢ Momentos desafiantes

Cuando alguien tiene una pérdida auditiva, instantáneamente, pensamos que al subir el volumen de nuestra voz puede que nos escuche. No obstante, sigue sin poder oírnos, pero puede ver la tensión en nuestro rostro y asustarse por nuestra proximidad. No grites para que te escuchen, muéstrales lo que quieres comunicar. En lugar de preguntarle: «¿Quieres comer algo?», tráele un plato de comida y comprueba si se lo come.

Concéntrate en los sentidos que aún le quedan.

No puedo ver, pero puedo...
* Sentir el tacto de tu mano.
* Escuchar música con auriculares.
* Escuchar la voz de un ser querido o el ladrido de su perro.
* Probar la calidez del té.
* Probar las tostadas bañadas en leche tibia.
* Sentirse arropado envuelto en una manta.

No puedo oír, pero puedo...
* Ver tu sonrisa.
* Ver a un niño.
* Ver cómo me muestras tu vestido nuevo.
* Saborear un chicle.
* Probar la sopa caliente en una taza.
* Acariciar a un gatito.
* Sentirme seguro contigo.

¿Cómo puedes avivar los sentidos que le quedan?

_____
 Me gustan las tonterías, despiertan las neuronas. —Dr. Seuss—
_____

Sentido recién descubierto.

Repetir, repetir, repetir

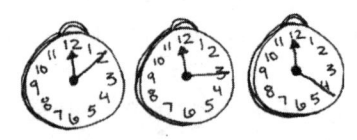

La pérdida de memoria a corto plazo le permite a la persona saber sólo lo que ve en ese momento. Puede repetir la misma pregunta, la misma historia y la misma afirmación cada treinta segundos. Aquí hay algunas sugerencias para ayudarte a sobrellevar la situación:

> **Paciencia, paciencia, paciencia:** La paciencia es una virtud, pero eres humano y tendrás días difíciles. Adivina qué: cada momento es un nuevo comienzo.
>
> **Distraer en lugar de reaccionar:** Mantenla ocupada clasificando cubiertos y calcetines, doblando la ropa, pelando patatas, organizando una caja de herramientas, pelando naranjas, pelando cacahuetes o comiendo un helado. Cuando encuentres la distracción que funciona, es el turno de repetir.
>
> **Respuestas breves y sencillas:** «Ajá», «¡Vale!», «¿De verdad?».
>
> **Escucha:** Sin juzgar. Afirma su conversación si estás de acuerdo o incluso si no entiendes lo que está diciendo.

Intenta no responder con un «Ya me lo has dicho diez veces». Cuando eso se te escape de la boca, es hora de dar un paseo, beberte un vaso de agua o charlar con otra persona.

> *Mi madre siempre dice: «No sé lo que estoy haciendo». Quiero decírselo, pero se olvidará y repetirá la frase. Le encanta tejer, pero no sabe lo que está tejiendo. El último proyecto medía unos siete metros de largo por un metro de ancho. También le encanta leer y no puede recordar lo que ha leído. Nos ahorra dinero en libros porque siempre lee el mismo ejemplar. Le encanta pintarse las uñas y eso es algo que puede hacer una y otra vez.*

Momentos desafiantes

Repite, repite, repite lo que le gusta hacer. Es difícil que te ayude a organizar un cajón de regalos,[1] pero puede pasar un buen rato doblando el papel de regalo. Tú lo desdoblas. Ella lo dobla.

Date cuenta de que, cuando repiten una frase, probablemente sea una afirmación que se les pasaba por la cabeza cien veces al día antes de que se manifestara la demencia y ahora tan sólo sale de su boca. En la mayoría de los casos, no tienes que hacer nada con este pensamiento.

> *Un señor me llamó y me contó que su esposa repetía: «No quiero vivir más. No quiero vivir más». La había llevado a un neurólogo, éste le había cambiado los medicamentos y había hecho todo lo que estaba en su mano para aliviarla. Luego, al final de nuestra conversación, me preguntó si podía compartir algo conmigo. «Por supuesto», le dije, y entonces me explicó: «Mi esposa tuvo una aventura durante años y sabe que yo lo sé. En el pasado, lo único que la calmaba eran sus martinis, pero ya no puede tomarlos debido a la medicación». Con mucha delicadeza le hice considerar la posibilidad de que, quizá, durante años ella se había repetido en su cabeza, «No quiero vivir más». Y ahora s se expresaba en voz alta, y en este caso, los martinis probablemente le proporcionarían mucho más alivio que la medicación.*

No es una conclusión, es un pensamiento en voz alta. —Hermana Adele Beacham—

Paciencia recién descubierta.

---

1. Una caja o un cajón de una cómoda que contiene pequeños regalos, casi siempre baratos, destinados a premiar a los más pequeños de la casa (o, en este caso, a los más mayores) en ocasiones especiales. *(N. del T.)*

¡Tonterías!

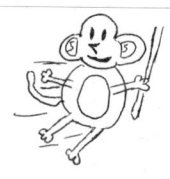

En este libro hago que parezca que la persona con alzhéimer siempre habla con claridad, pero en realidad no es así. Lo que yo acostumbro a hacer es interpretar lo que creo que está comunicando el enfermo. A menudo, encadenará palabras o frases al azar (componiendo una ensalada de palabras), o reemplazará palabras con otras palabras, o bien no podrá encontrarlas. Cuando esto sucede, tienes la oportunidad de considerar el hecho de decir tonterías como una manera de disfrutar del momento. Pocas personas se permiten experimentar el placer de hablar sin sentido porque todos nos imponemos la obligación de ir al grano. Pero el simple hecho de balbucear con otra persona puede crear un vínculo divertido entre ellas.

Cuando dos personas bailan, ¿lo hacen por motivos de salud? ¡No! Bailan porque es divertido y porque, de alguna forma, crea un vínculo entre ellas. Lo mismo puede decirse de mantener una conversación sin sentido con otra persona.

> *Me senté junto a una señora que no conocía y ella empezó a balbucear. Simplemente respondí, «¡Lo sé!», y me reí. Y ella se rio también; luego yo me reí un poco más. Al cabo de un rato, los monos se tambaleaban sobre nubes hinchadas con canela y copos de nieve. Recuerdo que apoyé mi cabeza en su hombro y le di las gracias por aquel sencillo divertimento.* —Jolene—

Así que la próxima vez que te sientas frustrado porque no logras entender ni una sola palabra que sale de su boca, ¡piensa en las tonterías! Piensa: «Puedo disfrutar de un momento en el que las palabras no importan». Es un acto extravagante y divertido en el que confías más en tu instinto que en la lógica.

El mono cree, sabe y habla, dejando que los pedazos, las heces y las plántulas caigan donde puedan. —Peter—

Tonterías recién descubiertas.

El bucle

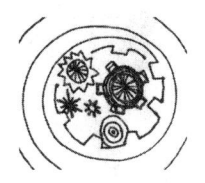

Cuando una persona con demencia tiene una fijación por un determinado tema que le causa una gran frustración, yo lo llamo «entrar en bucle». Créeme, no debes entrar en su bucle. Simplemente tranquilízala: «Eso no debería haber sucedido», «Yo me ocuparé de eso por ti», «Lo comprobaré», «Lo investigaremos». Si la persona enferma llama al 911, está claro que no siente que te estés ocupando del asunto en cuestión. Puedes pensar que es importante llegar al final de su bucle para ayudar a resolver su problema, pero el bucle sólo se hará cada vez más grande. Para sacar del bucle a una persona con demencia:

* Dóblate en dos y di: «¡Me duele el estómago!». Su «modo madre» se activará y se mostrará más preocupada por ti.
* Sal de la habitación y vuelve con un helado.
* Pídele a un amigo que la llame por teléfono o pídele a alguien que «se pase a saludar».
* Échate a llorar.

Cuando ya no sepas qué más hacer, será suficiente con que digas: «Recemos por esto». Cuando no puedes arreglar algo, cambiarlo o hacer que desaparezca, tanto en su generación como en la nuestra, ¿qué se puede hacer? Rezar por ello. Tienes que desencadenar esto diciendo: «Recemos por eso». Seas religioso o no, una simple oración puede ayudaros a ambos.

Después de una de mis presentaciones, una joven cuidadora regresó directamente a su residencia para ver a una señora que había estado llorando durante días por su madre. Se acostó a su lado y rezaron juntas. La señora se durmió por fin.

Yo sigo las tres «P»: paciencia, práctica y, sobre todo, ¡plegarias!
—Robin Moon, cuidadora de su marido—

Bucle recién descubierto.

Saturar sus obsesiones

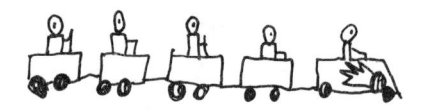

Una persona puede comenzar a obsesionarse con una determinada tarea, como lavarse el cabello, guardar platos en los estantes o rascarse. Si está en la mesa para cenar y constantemente coge tazas o platos de otras personas, dale tazas y platos adicionales cuando pongas la mesa. Satura sus obsesiones.

Una señora no dejaba de gritar. Los cuidadores entraban en su habitación y decían: «¿Qué pasa? Para de gritar». Entonces, ella gritaba más fuerte. Un cuidador chiflado entró en su habitación, empezó a gritar y le dijo a la señora: «¡Grita! ¡Sácalo todo!». Adivina quién dejó de gritar.

Se ha vuelto muy quisquillosa con muchas cosas, como limpiar manchas de la mesa, apilar durante semanas periódicos y revistas a la perfección, y limpiar, limpiar y limpiar sus cubiertos antes de comer. También puede trabajar durante horas y horas en su búsqueda de palabras de tamaño gigante. —Marvea—

Una señora quería pelar patatas. Llenamos un cubo con una capacidad de veinte litros y la dejamos pelar hasta que su corazón, por fin, parecía contento.

Hay quien no se mostrará de acuerdo con dejarle usar un cuchillo a una persona con demencia. Según mi experiencia, pelar manzanas o patatas es una tarea que recuerda, porque ¿a qué edad se le enseña a utilizar un cuchillo? A una edad muy temprana, por lo que esta acción está arraigada en ella. Cuando le doy un cuchillo a un residente, la única queja que he escuchado es: «¡Este cuchillo no está lo suficientemente afilado!». No obstante, no te estoy sugiriendo que dejes los cuchillos sobre la mesa y salgas de la habitación. Tal vez tú vayas a hervir patatas, así que ella puede raspar la piel con un cuchillo de mesa. De todos modos, si comprendes a su generación, utilizarás un pelador para que no se desperdicie nada.

Momentos desafiantes

Debes conocer bien a la persona en cuestión y cuáles son sus habilidades. Y por favor, haz todo lo posible por permitirles hacer aquello que todavía puede hacer.

Una señora de Nueva Jersey me contó que a su esposo le encantaba arreglar la aspiradora, pero cada vez que la «arreglaba», ella tenía que gastarse 120 dólares para arreglarla de verdad. Terminó por esconder la aspiradora en el armario, cosa que molestó mucho a su marido porque no podía encontrarla. Le sugerí que pidiera aspiradoras a organizaciones benéficas o que comprara varias de segunda mano en mercadillos, y que pusiera una en cada habitación y dejara que él las arreglara a su antojo.

«Mi padre se mordisquea la piel de las manos y de los brazos continuamente. ¿Alguna sugerencia?». Mi respuesta: Calcetines largos en los brazos o camisas de manga larga abotonadas por dentro; o bien ponle algo que pueda arrancarse, como calcomanías o compra un rollo de etiquetas adhesivas para precios en una papelería.

Con demasiada frecuencia, a las personas con alzhéimer no les damos la oportunidad de hacer lo que quieren porque nos preocupa su seguridad o bien porque creemos que no lo harán bien. No te obsesiones por lo que crees que podría suceder. ¡Dale una oportunidad! Olvídate de tus expectativas de cómo deberían suceder las cosas.

Descubrí que ahora soy víctima de un comportamiento obsesivo. Sea lo que sea que empiece, tengo que terminarlo inmediatamente sin interrupciones. Una tarea inacabada se alimenta de mi mente hasta que está hecha. Es exactamente lo contrario de como solía ser. Me emocionaba tener docenas de pelotas rebotando en el aire, para que la vida no se volviera aburrida. Ahora sólo puedo concentrarme en una cosa a la vez y, para angustia de todos, me obsesiono con eso hasta que lo completo.

—Extracto de Mi viaje a la enfermedad de Alzheimer, Robert Davis—

La verdad es que, cuando tenemos miedo, queremos controlarlo todo. —Cynthia—

Saturación recién descubierta.

Ayudar a ponerse en marcha

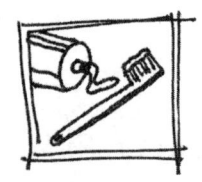

En algún momento, la persona con demencia puede perder la capacidad de iniciar un movimiento o localizar ciertas partes de su cuerpo. En ese caso debemos ayudarla a «ponerse en marcha», es decir, a iniciar el movimiento.

Si una persona está sentada a la mesa del almuerzo y no está comiendo, pon tu mano sobre la suya y comienza el movimiento ayudándola con un par de bocados, luego suéltasela. Pon un peine en su mano. Si no reacciona, pon tu mano sobre la suya y empieza a peinarle, luego suéltasela. Si le pides que se ponga los calcetines pero no responde, tócale el pie y pídele que se ponga el calcetín. No importa cuál sea la tarea a realizar: si no responde, si no comprende, debes ser tú quien inicie el movimiento y debes tocar la parte de su cuerpo implicada en el inicio del movimiento para comenzar. El truco consiste en ayudarles al principio.

> *Una de mis cosas favoritas es darles a todos loción y fomentar los masajes en las manos. Cuando le pregunté a Edith si le gustaría que le pusiera un poco de loción, ella asintió con la cabeza y luego se quedó allí sentada con un poco de loción en las manos. Se las junté y la ayudé a frotárselas. Al cabo de un rato, comenzó a hacerlo por su cuenta.*

Otra forma de ayudar a la persona a entender lo que quieres que haga es enseñarle el movimiento que debe hacer: cose el dobladillo de una pernera del pantalón mientras ella cose el otro. Ponle loción en una pierna, mientras ella se la pone en la otra. Tu objetivo es ayudarla a ser lo más independiente posible durante el mayor tiempo posible. Si la persona se esfuerza, ayúdala hoy, pero déjale intentarlo de nuevo mañana. Tendrá días buenos y malos, como nosotros. Otra posibilidad es ayudarla a vestirse, pero dejar que termine ella abrochándose los pantalones o poniéndose los zapatos. Esto la ayuda a sentirse como si se hubiera vestido sola.

Momentos desafiantes

Cuando el Sr. Johnson se mudó a nuestra residencia, su capacidad de funcionalidad estaba a un nivel bastante alto. Por las tardes todavía podía hacer algún trabajo de contabilidad. Me cogí la baja por maternidad durante unos cuatro meses. Cuando regresé, el Sr. Johnson estaba en una silla de ruedas y había empeorado rápidamente. Le pregunté a un miembro del personal qué había sucedido. Me dijo que no estaba segura, pero ahora cada vez que le pido que se cepille los dientes, él simplemente abre la boca.

Evita ayudar demasiado. Si intentas hacerlo todo por la persona que sufre demencia, se volverá más dependiente de ti, lo que hará que pierda funcionalidad a largo plazo. Permite que la persona disponga de más tiempo para realizar una determinada tarea. Deja que siga ella.

Lista de verificación de la mañana:
¿Vestida? Ah, suficiente.
¿Llaves? Sí, acaba de encontrarlas.
¿Taza de café? Tomada.
¿Cordura? ¿Cordura? Vaya, tenemos un fugitivo.

Puesta en marcha recién descubierta.

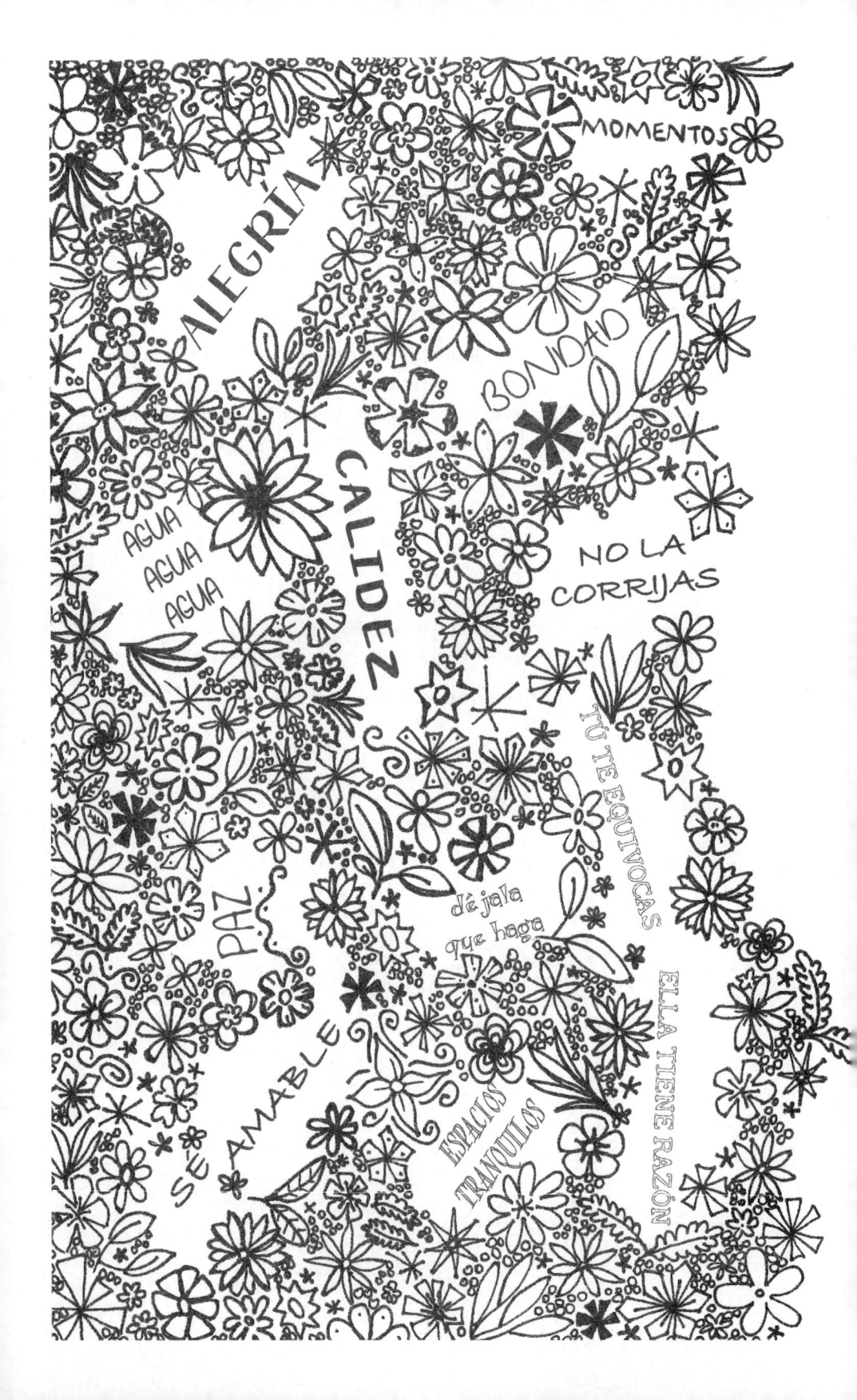

ALEGRÍA
MOMENTOS
BONDAD
AGUA AGUA AGUA
CALIDEZ
NO LA CORRIJAS
TÚ TE EQUIVOCAS
PAZ
déjala que haga
SÉ AMABLE
ESPACIOS TRANQUILOS
ELLA TIENE RAZÓN

PACIENCIA

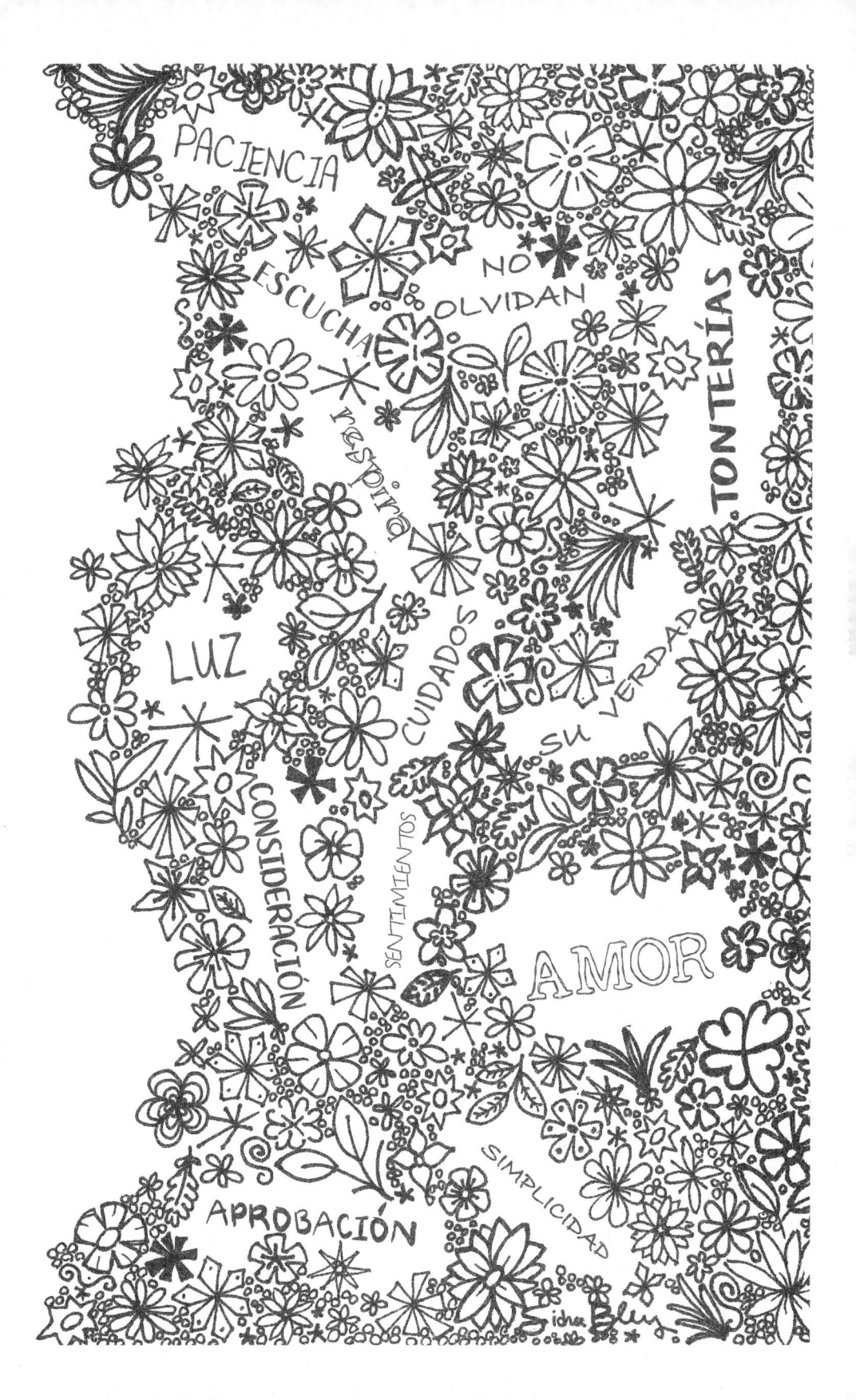

NO OLVIDAN

ESCUCHA

TONTERÍAS

respira

LUZ

CUIDADOS

SU VERDAD

CONSIDERACIÓN

SENTIMIENTOS

AMOR

SIMPLICIDAD

APROBACIÓN

Verse bien, sentirse bien, funcionar mejor

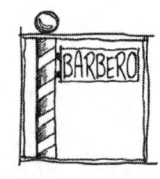

¿No puedes saber instantáneamente si va a ser una buena o una mala mañana? Yo sí puedo. Todas las mañanas comenzaba mi programa con una hora de belleza: rizadores, colorete, lápiz labial, mucha laca para el cabello y, por supuesto, Old Spice. Mi centro de belleza (una simple silla y una mesa auxiliar donde guardaba todos los suministros) estaba ubicada fuera del comedor. Cuando las personas terminaban de desayunar, las invitaba a hacerles un tratamiento de belleza. Mientras esperaban, yo tenía preparadas revistas antiguas para leer y sillas cómodas para sentarse. Sabía que, si los mimaba, aunque fuera un poquito, se encontrarían mejor. Si se ven bien, se sienten bien y, por lo tanto, funcionan mejor.

La ropa que usan también afecta a su estado de ánimo. Verse bien es reconocer con qué ropa se sienten bien: gastada o de punta en blanco. Lo que hace que se sientan bien es algo completamente diferente para cada persona.

> *A Sarah le encantaba vestirse de rojo y usaba un cárdigan de ese color todos los días. Le decía: «Sarah, me encanta el rojo». Ella respondía con orgullo: «A mí también. Mi madre nunca me dejó usarlo porque decía que era del color del diablo, pero a mí me gusta».*

> *Había una señora de aspecto dinámico que vestía un llamativo vestido rosa, lápiz labial rosa, colorete rosa y esmalte de uñas rosa con un bolso y unos zapatos de tacón blancos. Siempre lucía el cabello perfecto y caminaba con confianza. Debido a su pérdida de memoria a corto plazo y porque aquél era su vestido favorito, se lo ponía todos los días. Al personal y a la familia no les gustaba eso y tenían dificultades para quitarle el vestido y lavarlo. Para resolver la situación, le echaron café sobre su vestido. ¡Aquélla fue una solución horrible! Por supuesto, era necesario lavar el vestido de vez en cuando, pero la solución no es dañarlo o decirle a la señora que huele mal. Piensa en lo mal*

Momentos desafiantes

que te sentirías si alguien te dijera eso. Si piensas en su personalidad y en su lenguaje corporal, una mejor respuesta podría ser: «Esta noche nos visitará un hombre muy guapo. Vamos a cambiarte de ropa para que luzcas maravillosa».

Por el contrario, si la persona se siente bien en pijama, déjala ir en pijama. No se trata de lo que nosotros creemos que es un atuendo apropiado, sino de cómo se ve la persona a sí misma, de cómo se siente bien.

Recibí un correo electrónico de una hija que se sentía muy frustrada porque a su madre ya no le importaba su apariencia. Su cabello era un desastre, no se maquillaba nunca, se había vuelto descuidada y lo único que hacía durante todo el día era sentarse y mecerse en su silla. Le hice algunas sugerencias y éste fue el resultado: «Seguí tu consejo y le masajeé las manos y los brazos a mi mamá con loción, la peiné, le apliqué un poco de maquillaje y le puse uno de sus collares (por el cual ella quería pagarme). Luego preguntó adónde íbamos. La llevé a dar un paseo y ella estaba radiante. No la había visto tan feliz en mucho tiempo. ¡Tenías razón! Fue mi actitud la que determinó cómo sería nuestra visita. Gracias por hacerme saber que las cosas simples que haces son las que más significan y por aceptar a mi madre tal como es. No puedo cambiarla, pero sí puedo disfrutarla. Puedo recordar los buenos momentos con ella y devolverle las sonrisas que ahora me regala».

Simplemente, comienza con un poco de loción y continúa a partir de ahí. No te sorprendas si cuando empieza a sentirse bien, coquetea con el encargado de mantenimiento.

No hay un camino hacia la felicidad: la felicidad es el camino. —THICH NHAT HANH—

Aspecto recién descubierto.

Cariño, cielo, corazón

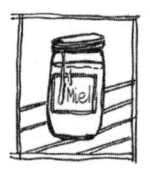

La persona con demencia se muestra contigo según como estás tú con ella. Si te llama «Cariño», te da permiso para llamarla «Cariño». Si te llama «Señora», llámalo «Señor». Si te pregunta cuál es tu nombre, llámala por su nombre.

No soy de Carolina del Sur, pero en cuanto bajé del avión, en quince minutos me dijeron «Cariño» tres veces. Totalmente frustrada, les hubiera respondido algo que acabara con un «Dios te bendiga».[1] ¡Uf! Que te guste o no que te llamen «Cariño» depende de dónde creciste.

Durante la mayor parte de su vida, Don había estado a cargo de una empresa de fabricación. Un día dijo que había que hacer algo con aquellos trabajadores tan perezosos. Le dije que seguro que lo estaban haciendo bien. No acerté, y dio un fuerte puñetazo en mi escritorio. Reaccioné: «¡Sí, señor! Yo me encargo». Después de aquello, se convirtió en el «jefe» o en «señor», y cuando hacía una solicitud, respondíamos con «Enseguida, señor», y salíamos por la puerta más cercana. Debido a su pérdida de memoria a corto plazo, podíamos regresar en segundos.

Si la persona es un hombre de negocios o una maestra de escuela, es el Señor Evans, o la Señorita Larsen. Esa persona probablemente se ofendería si la llamaras «Cariño». Un hombre o una mujer de su generación no son «guapos» o «lindas». En cambio, son «elegantes» o «atractivas» o «encantadores» o «ingeniosas».

---

1. En los estados del sur de Estados Unidos, en los que la religión tiene una fuerte impronta en la vida cotidiana, como colofón a una frase grosera dirigida a alguien, suele decirse: «Dios la/lo/te bendiga», para quitarle hierro a la crueldad de lo dicho. Por ejemplo: «Esa mujer es la peor harpía que he conocido en toda mi vida, si se muerde la lengua se envenena, Dios la bendiga». *(N. del T.)*

Momentos desafiantes

El personal recibió instrucciones de no llamar «abuela» a aquella señora porque se pensó que sería algo degradante. Después de una larga discusión, fue evidente que aquella señora respondía positivamente cuando alguien se dirigía a ella llamándola de esa manera. Así que, ¿cómo podría estar mal llamarla «abuela»? Todo el mundo puede tener una opinión al respecto, pero, al final, la reacción de la persona es la que cuenta.

Llamábamos a nuestra madre «Mary», que es el nombre por el que respondió durante muchos años. Pero, cuando se hizo mayor, pasó a llamarse Mary Marjorie. Ahora sonríe cuando alguien la llama Mary Marjorie, y he puesto un gran cartel en su puerta con ese nombre. Ella sabe que ésa es su habitación.

Un cuidador chiflado me explicó que llamó a una de sus residentes «Mi chica mala». Y la hija lo escuchó. Con el rostro enrojecido, le dijo: «Sí, mi madre siempre ha sido remilgada y excesivamente correcta, y ahora sólo quiere ser la chica mala».

En una ocasión, una señora nos contó que a su hermano pequeño, que ahora tiene 78 años, lo apodaron «Bola». Cuando eran más jóvenes, le afeitaban la cabeza y luego se burlaban de él porque parecía una «bola de billar». Y se quedó para siempre con ese nombre.

He descubierto que casi todo el mundo tiene un apodo. ¿Qué es de ellos? ¿Cómo los llamaban sus amigos? Como quieres ser su amigo, vale la pena que dediques tiempo a descubrirlo.

Mi apodo es «mamá», pero mi nombre completo es «mamá mamá mamá mamá mamá...». —Autora desconocida—

Apodo recién descubierto.

Hombres... y caballeros

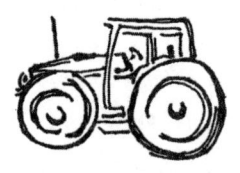

Los hombres desean que los necesiten y que los quieran, y necesitan vivir la ilusión de tener el control. Tres cosas que puedes decir para que un hombre quiera quedarse solo un poco más: «Eres muy fuerte», «Eres muy inteligente» y «Eres muy guapo». (Esto también funciona con tu esposo. Dos extras por si acaso: «Ya he hecho la cena» y «Tienes una cerveza bien fría en la nevera»). Creo que ahora resulta gracioso que las mujeres le digamos a un hombre lo que tiene que hacer. ¿Acaso tenían las mujeres alguna autoridad en el pasado? No. Y ahora hay hasta treinta mujeres diciéndole lo que tiene que hacer y aún nos preguntamos por qué tiene esos «comportamientos».

En cualquier oportunidad que te surja, permite que el hombre sea un caballero: «¿Me abrirías esa puerta?», ¿Traerías esa silla?». Averigua en qué era bueno antes de necesitar tu atención. ¿Qué puede arreglar? ¿Cuál era su ocupación? Hazle saber que todavía necesitas su ayuda:

* Apilar madera; cavar un hoyo.
* Empujar una carretilla.
* Lavar un coche (o una camioneta, que se tarda más tiempo).
* Arreglar una radio.
* Lijar una silla para después pintarla.
* Organizar una caja de herramientas (sólo herramientas seguras y reales, no de plástico).
* Juntar tuercas con tornillos.
* Encontrar las llaves que pertenecen a diferentes cerraduras.
* Sumar números.
* Contar las monedas de la hucha de un nieto.
* Hacer que se presente a trabajar (darle una placa).

Un día, Jennifer, una cuidadora, sacó a mi abuelo al garaje para que les echara un vistazo a los neumáticos de su coche porque sabía que de joven se había dedicado a la venta de neumáticos. Los veinte minutos que pasaron juntos ahí fuera le alegraron el día a mi abuelo.

Momentos desafiantes

Sea lo que sea en lo que te ayude la persona con alzhéimer, di: «¡Muchas gracias!». Y si quiere que le pagues, los cheques falsos son perfectos para eso. O dale lo que lleves en el bolsillo o en la cartera (billetes de un dólar y cambio). Cuando pierda ese dinero, alguien se alegrará de encontrarlo más tarde. Los hombres necesitan dinero llevar en el bolsillo. Durante toda su vida le han dado propina a la camarera y han pagado las cosas. Si un hombre te da una propina, basta con que pongas ese dinero en su bolsillo más tarde.

Hay cinco cosas que los hombres han llevado en sus bolsillos durante toda su vida: llaves, cambio, una billetera, una navaja y un pañuelo o un peine (el quinto elemento depende del hombre). Ahora imagina: ya no tiene sus llaves porque no puede conducir. Ya no tiene dinero y su billetera está vacía. Le quitaron la navaja porque pensaron que podría «apuñalar a alguien». ¿A qué edad le regalaron esa navaja? Probablemente a los ocho años. ¿Quién se la dio? Su padre o tal vez su abuelo. ¿Cómo se siente al ponerse las manos en los bolsillos y darse cuenta de que la navaja ya no está? ¿Cuántas veces los revisa? Decenas. Es más probable que se sienta más seguro si lleva en los bolsillos lo que ha llevado durante toda su vida. Imprime billetes falsos de veinte dólares para que su billetera se vea abultada. Cuando le devuelves su navaja, ¿apuñala a la gente? ¡No! Se la mete en el bolsillo y la saca para limpiarse las uñas. ¿Y si se hace un corte cuando la usa? Bueno, pregúntate, ¿quién tiene más probabilidades de cortarse, tú o el hombre que la ha usado durante sesenta años? Tú. Si todavía te preocupa, pon un poco de pegamento en la navaja para que no se abra. Por lo general, no se trata de que la use, sino de que sepa que la tiene.

¿Cuánto costaría llenar el cajón superior de la cómoda de un enfermo de alzhéimer con pañuelos rojos para que siempre tenga uno? No mucho, pero tener muchos de los objetos que le brindan seguridad es un gesto invaluable.

Me senté junto a un caballero que no conocía y le dije: «Pareces un buen trabajador». Él se volvió a mirarme. Al ver su atuendo, procedí, «¿Eres granjero?». Él respondió: «Sí». Continué, «¿Tenías vacas?». Él respondió: «Sí, alrededor de veinticinco. También tenía algunas gallinas. Incluso, un tractor azul». Le respondí: «Uau». Él sonrió, «Apuesto a que te estás preguntando cómo conseguí un tractor azul». Asentí. «Lo pinté», dijo. Ambos nos reímos. Miró mi gorra y añadió: «Me gusta tu gorra». A pesar de que era mi gorra favorita, se la ofrecí: «¿Te gustaría probártela?». Él asintió con la cabeza y

Crear momentos de alegría

se puso mi gorra de béisbol. Le pregunté: «¿Cuál es tu apodo?». Él respondió claramente: «Sugar Boy». Sorprendido, le pregunté: «¿Cómo acabaron llamándote Sugar Boy?». Él respondió: «Mi tía pensaba que yo era guapo y dulce». Durante el resto de la conversación lo llamé Sugar Boy, y él no dejó en ningún momento de sonreír.

Entonces, me disculpé y me fui a casa a buscar otras seis gorras de béisbol para reemplazar la que le había dado. Y de paso preparé un plato de fruta para compartir con él. Cuando regresé, le pregunté al personal: «¿Dónde está Sugar Boy?». Nadie sabía de quién estaba hablando. Intenté describir a alguien con canas y gafas en una residencia. Al final, me di cuenta de que era él quien gritaba desde su habitación. Entré y le dije: «Hola, Sugar Boy». ¿Y quién dejó de gritar? «¿Quieres un poco de fruta?» (No se puede gritar y comer al mismo tiempo). «¿Te gusta alguna de estas gorras?». Cogió una y se la puso en la cabeza, devolviéndome mi gorra favorita. Le dije: «Me gusta cómo te queda». Seguidamente, me guiñó un ojo y asintió con la cabeza mientras mordisqueaba un pedazo de fruta. Cuando salí de su habitación descubrí otra cosa: otros hombres estaban interesados en mis gorras de béisbol. Me fui a casa con sólo una gorra de béisbol en la cabeza.

Los hombres necesitan su sombrero de vaquero, su gorra John Deere o su gorro de pesca. Creo que, cuando llevan su gorra, se sienten mejor. Si manifiestan preferencia por un determinado equipo de béisbol, ten a mano una camiseta y una gorra antes de entrar en sus habitaciones. Les gustará cualquier cosa que apoye a su equipo. También puedes grabar a su equipo favorito ganando un partido y deja que vea la grabación una y otra vez. Para ellos será como si su equipo ganara cada vez un partido distinto.

Si la persona con demencia había estado en el ejército, afina sus recuerdos: sé sensible a aquello a lo que él pueda ser sensible. Consejo: para que un militar se ponga de pie, pronuncia el juramento a la bandera, o, por ejemplo, «¡Atención!, capitán, a cubierta!».

«Eso no debería estar ahí fuera. Eso no debería estar ahí fuera. Eso no debería estar en el suelo». Este señor estaba viendo una pequeña bandera estadounidense conmemorativa del 4 de julio en el suelo. Se sentía angustiado. Salí, la recogí y la guardé en un lugar adecuado. —Jolene—

Cuando cualquier hombre, militar o no, quiera irse de un lugar, cógelo del brazo. En una ocasión, había un señor que pensaba que debía marcharse, así que lo cogí del brazo y le pregunté: «¿Puedo caminar conti-

Momentos desafiantes

go?». Mientras andábamos, me miró y dijo: «Cariño, tengo la cama deshecha». Sonreí, «Está bien». (Sí, ¡coqueteo!). Entonces dije: «Me duelen los pies. ¿Crees que podemos sentarnos un rato? Como tenía que volver al trabajo, le dije: «Espera un momento. Enseguida regreso». La gente a veces se sorprende de mi coqueteo, pero ¿a quién le hago así la vida más fácil? A ti. Ese hombre me esperará y será el perfecto caballero. Los cuidadores también pueden presenciar la alegría que refleja el rostro de un hombre cuando le doy un beso en la mejilla o le pido que me deje tocar sus músculos.

> *Una terapeuta ocupacional me dijo que usa a propósito piezas de ropa que muestran su escote. Los hombres son los más cooperativos con ella.*

Adelante, etiqueta al hombre como sexualmente inapropiado. Los hombres son hombres son hombres son hombres. Cuando lo etiquetas como sexualmente inapropiado y adviertes a las mujeres cuidadoras de que no se acerquen demasiado, ¿desaparece su necesidad? ¡No! ¡Sólo se intensifica más!

Así que no te quedes parada delante de él, frótale la espalda, bésalo rápidamente en la mejilla, dale un abrazo de lado, guíñale un ojo cuando pases por allí y hasta puedes darle un gran abrazo, sabiendo que intentará deslizar su mano para tocarte. ¡NECESITA ATENCIÓN! ¡Es un hombre!

> *Para algunos hombres, una revista de chicas puede ser una salida, y es algo que les resulta familiar desde su juventud. Tengo un álbum de recortes, por así decirlo, de* pin-ups. *Por lo general, todos están de acuerdo en que es mejor que un ejemplar de la revista* Hustler. *¡Pero ha habido ocasiones en las que traje una copia de* Hustler! *(P.D.: Tenemos que aceptar la masturbación. Un médico le recetó a un hombre Viagra para ese mismo propósito. ¡Funcionó! El personal podía reconocer cuándo aumentaba su ansiedad y le ofrecían Viagra. Él se ocupaba de sus asuntos. Protegían su dignidad y ayudaban con la limpieza. Él se mostraba relajado y feliz de nuevo).*
>
> —NATALIE, EXPERTA EN EL CUIDADO DE PACIENTES CON DEMENCIA—

Si no quieres coquetear, ponte un anillo de diamantes enorme y hazle ver que estás casada. A veces eso funciona. Sin embargo, si una cuidadora o una residente está siendo acosada y/o es víctima de tocamientos, es evidente que alguien está resultando dañado y se debe trazar una línea. En el caso de la cuidadora, sustitúyela por un asistente masculino, o haz que cualquier persona mayor se ponga un uniforme de enfermera y se convierta en la profesional que lo bañe. Sí, es posible que el hombre en cuestión necesite vivir en una residencia masculina o en una de veteranos. Especialmente, si una residente sufre lesiones físicas, en ese caso, no hay excepciones. Pero, si la mujer disfruta de su hombría…, cierra la puerta.

Recoger lo que queda, cosechando su virilidad. —Freddy—

Caballero recién descubierto.

Comprometidos socialmente

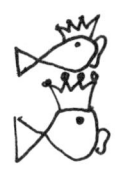

La investigación demuestra que las personas con alzhéimer no pueden manejarse en espacios grandes, con mucha gente o con ruido. En la residencia de pacientes con demencia los sacamos de su habitación a una grande con mucha gente y ruido porque «parece bueno» que participen de la vida en común. A los hijos les encanta que se relacionen. A la dirección también le encanta. A los supervisores les encanta. Y podemos comprobarlo. «¡Ven afuera! ¡Tenemos un karaoke!»; «¡Ven afuera! ¡Ha venido de visita un grupo de niños de la guardería»; «¡Ven afuera! ¡Vamos a hacer una actividad!».

Cuando los sacamos de su habitación y los llevamos a un lugar en donde hay mucho alboroto, pueden entrar en un estado de «negatividad». Entonces, ¿acaso pueden acercarse a ti y decirte, «No puedo manejar esta situación, llévame de vuelta a mi habitación?». No. ¿Quiénes son los únicos que pueden captar esa negatividad? Nosotros. ¿Quiénes son los únicos que pueden llevarlos de vuelta a su ambiente más seguro, donde su nivel de funcionalidad es el más alto (posiblemente un ocho sobre diez)? Nosotros.

Aunque la persona haya participado en el coro de la iglesia durante toda su vida, ahora con el alzhéimer es posible que no pueda manejar esa situación. Pero los hijos quieren que sus padres continúen haciendo las cosas que siempre han hecho porque así ellos se sienten mejor. Pídele al hijo que venga al karaoke y que vea de primera mano el rostro ansioso de sus padres. Entonces, y sólo entonces, se mostrarán de acuerdo en «dejarlo pasar». Ahora es más importante que cantemos con ellos en su habitación.

Cuando tengas su edad, ¿querrás «salir», o preferirás quedarte en tu cama, con tu manta y tu almohada, y que alguien cierre la maldita puerta de una vez? Si eliges estar cómodo y cálido en tu último viaje, considera que a la persona que estás cuidando le gustaría lo mismo. Pero, por alguna razón, cuando alguien está en su habitación demasiado rato, pensamos: «¡Oh, se está aislando!». Luego, los hijos se preocupan y piensan: «Tal vez deberíamos llevarlo al médico para ver si está deprimido».

¿Quién está creando la locura? Nosotros. Nosotros, que queremos algo diferente a lo que está pasando ahora mismo.

Una señora expresó sus intenciones claramente: «¡No voy a salir! Me llevaron al médico y ahora me dieron estas pastillas, ¡pero sigo sin querer salir!».

Recuerda, no soy tu maestra. Sólo tu experiencia directa con la persona con demencia es tu maestra. Cada persona es completamente diferente y cada día es del todo diferente. Un día puede que les guste cantar con todos y otro día eso exacerba su confusión.

El anhelo del hogar vive en todos nosotros, el lugar seguro donde podemos ser como somos y no ser cuestionados. —Maya Angelou—

Lugar seguro recién descubierto.

Momentos de malestar

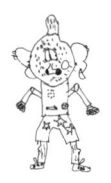

Escrito por Lori Linton Nelson, experta en gestión del dolor.

El dolor a menudo puede ser causa de irritabilidad, aumento de la deambulación, ansiedad, resistencia a las actividades de cuidado y síntomas similares a los de la depresión. A la persona con demencia puede resultarle difícil diferenciar el dolor de otro problema de salud. Sin embargo, sabe que se siente incómoda.

Como cuidadores, a menudo hacemos suposiciones al observar el comportamiento actual de una persona y compararlo con su conducta en el pasado. La observación y la comparación son importantes, pero también debemos emplear otros métodos, como herramientas de cribado y preguntas simples. A menudo, la persona puede responder ante una escala de intensidad del dolor y es posible que los cuidadores deban probar más de una. Algunas personas pueden calificar su dolor en una escala del uno al diez, y conozco a cuidadores a quienes les resulta mucho más útil mostrarle a la persona una escala de intensidad del dolor realizada con imágenes de caras (desde la sonrisa hasta el llanto), similares a las que se utilizan en los hospitales con los niños pequeños.

A veces sólo necesitamos ayudarla a encontrar las palabras para describir su dolor, como preguntarle si le duele algún órgano de su cuerpo o si se encuentra mal. Y es importante hablar con la familia sobre cómo actuaba la persona cuando sentía dolor.

Además, es útil revisar su historial médico para determinar si existen problemas médicos actuales o pasados que le causen dolor ahora. La artritis, la osteoporosis, el dolor de espalda crónico, la gota, los accidentes cerebrovasculares, los antecedentes de fracturas múltiples y la diabetes son ejemplos de afecciones que pueden causar tanto dolor agudo como crónico.

A veces, es tan difícil diferenciar el dolor de otras fuentes de frustración que es posible que un cuidador deba analizar la posibilidad de probar un analgésico pautado regularmente por el proveedor de atención médica. La mayoría de las personas también responden a remedios que no son medicamentos, como tratamientos a base de frío o calor, relajación, distracción y masajes.

La canción favorita de Margaret, que cantaba una y otra vez, era «Canta la canción de los seis peniques». Tenía nueve hijos y su alegría era robarle la nariz a la persona que estaba sentada a su lado, como se hace con los niños pequeños. Habían pasado cuatro años desde la última vez que visité a Margaret. Un día la encontré acostada en su cama en posición fetal y quejándose de un dolor leve. Me acosté a su lado y le canté suavemente: «Canta la canción de los seis peniques, un bolsillo lleno de centeno, veinticuatro mirlos...». Ella susurró: «... al horno en un pastel». Continué: «Cuando se abrió el pastel, los pájaros...». Ella susurró: «... comenzaron a cantar». Yo seguí: «¿No era un plato delicioso para poner delante del rey?». Y al final le robé la nariz.

Había un señor que había comenzado a dar patadas a las auxiliares. Noté que cojeaba y me dijo que se suponía que le iban a amputar los dedos de los pies. Luego les pidió a las auxiliares que me cuidaran mientras él se ocupaba de los negocios. Más tarde descubrí que dos de sus dedos de los pies estaban bastante hinchados por culpa de las uñas mal cortadas, que se le clavaban en la carne. Daba patadas porque le dolía. —Sheila, una persona muy perspicaz—

Si son completamente diferentes hoy de lo que eran ayer, probablemente no sea la enfermedad, ¡sino el dolor!

Aprendí que incluso, cuando tengo dolor, yo no tengo que serlo. —Maya Angelou—

Alivio recién descubierto.

Alucinaciones

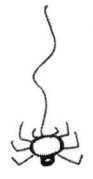

A continuación, se incluye una lista de cosas a considerar cuando la persona con demencia tiene alucinaciones. Empieza por revisar sus medicamentos: diferentes combinaciones de medicamentos pueden causar alucinaciones. Comprueba si las cortinas están cerradas por la noche. Es posible que vea su reflejo en la ventana y piense que alguien la está «espiando». Puede que la noche anterior haya tenido un sueño que ha percibido como real. Los patrones en las paredes, sillas y suelos pueden crear alucinaciones de arañas, insectos u otras pequeñas criaturas. Las voces por el intercomunicador «¿de dónde provienen?». Los televisores también pueden ser los culpables. (*Véase* el capítulo «Un anuncio de televisión»). Por supuesto, el daño cerebral también es un factor importante.

No debe mirar anuncios, programas de violencia o noticias en la televisión. Deshazte del intercomunicador y del *walkie-talkie* y reemplázalos por auriculares. Corre las cortinas y evita los dibujos o las decoraciones con patrones de formas. No importa la fuente de donde provenga, has de responder a sus alucinaciones como si fueran reales. Decir tan sólo: «Alice, no hay serpientes en tu cama», no ayudará en absoluto. Llamarán a la policía o a los bomberos si tú no te encargas de ello. ¡Pasa a la acción!

Pearl gritaba: «¡Hay fuego en la casa! ¡Hay fuego en la casa!». Mi reacción: «Todo el mundo fuera. Vámonos». Entonces sacábamos a Pearl afuera. A veces funcionaba; a veces no. En más de una ocasión, me pregunté si Pearl había presenciado alguna vez un incendio en una casa.

Las alucinaciones suelen ser visuales, pero también pueden estar presentes a través de los otros sentidos. Cuando sean muy reales y molesten a la persona, pídele a alguien que se ponga un uniforme y ponga fin a lo que está viendo. Pregúntale a la persona: «¿Puedo hacer algo para ayudarte?». Si la respuesta es «sí», entonces haz lo mejor que puedas lo que ella quiera que hagas.

Cuando mi mamá ve a alguien que es invisible para todos los demás que estamos en la habitación, le digo: «Yo no puedo verlo, pero estoy seguro de que tú puedes. Me ocuparé de ello».

Esto es honesto de nuestra parte y, sin embargo, no la libra de su experiencia. Dejar sola a una persona que está asustada y molesta rara vez es lo correcto, así que dile: «Por favor, déjame sentarme aquí contigo hasta que se vaya».

Todavía le molesta un poco que personas imaginarias le digan que no haga esto o aquello. Así que, cuando me habla de «él», le digo que lo tiraremos al río. Luego añado: «Por supuesto, cariño, el río todavía está congelado, y chocará contra el hielo y rebotará una y otra vez». Ella me pregunta: «¿De verdad?». Y yo le respondo: «Sí..., pam, pam, pam». Entonces se ríe con esa risa suya tan hermosa y nos reímos juntos. —ALAN ROSS, UN MARIDO QUE CUIDA A SU ESPOSA—

Éste es un maravilloso ejemplo de cómo tomarse las alucinaciones a la ligera, agregando un toque de humor. El resultado final: un momento de alegría.

¡Callaos, voces!... ¡O si no os soltaré un buen bastonazo otra vez!

Arañas recién descubiertas.

La puesta de sol

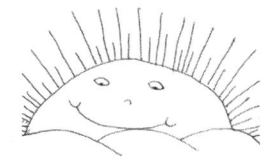

¿Deseas escuchar mi teoría sobre *la puesta de sol*? Aquí vivimos situaciones de este tipo cada día, tanto nosotros como los residentes. ¡Las personas con demencia están cansadas y estresadas al máximo y los cuidadores y las cuidadoras ya han sido lo suficientemente amables por hoy! «Se está haciendo de noche. ¡Tengo que llegar a casa!».

La próxima vez que metas los cereales en la nevera o dejes la leche fresca en la alacena, o se te caiga un plato o le grites a alguien, se está *poniendo el sol*. Simplemente lo hemos etiquetado así para la persona con demencia porque tiene una enfermedad.

Es posible que necesite una siesta, que haya pasado algo «malo», que tenga que irse a casa porque los niños van a llegar con el autobús escolar o que esté oscureciendo y mamá debe estar preocupada por ella. Cualquiera que sea la reacción, creo que hay una razón.

Sabemos que el nivel de desarrollo de una persona con demencia grave suele ser similar al de un niño de tres años. ¿Te has preguntado alguna vez qué pasaría si llevaras a tu hijo a preescolar y no tuviera un horario ni siestas programadas, y pudiera correr y hacer lo que quisiera durante todo el día? ¿Cómo serían sus emociones cuando llegaras por la tarde a la escuela para recogerlo? Estaría llorando, peleándose con los demás niños, dormido por algún rincón, o agarrado al pantalón del adulto más cercano preguntándole: «¿Dónde está mi mamá? Quiero irme a casa».

¿Te recuerda esto a cualquier otro entorno? Sí. Una residencia de pacientes con alzhéimer sin estructura ni rutinas.

Para reducir el *efecto* de la *puesta del sol*, ten al menos cinco cosas programadas todos los días para crear una estructura y rutina:

1. Hora de la belleza. ¿Qué cuidadora o persona de la familia disfruta peinando? Todas las mañanas tómate un tiempo para que la persona con demencia se acicale porque, cuando se ve bien, se siente bien.
2. Caminar, caminar, caminar. Sol. Aire fresco.

3. Echarse una siesta. El cansancio es una de las principales causas de confusión. ¿Quién tiene una disposición tranquila y puede dormir a la gente leyéndole un libro aburrido mientras bosteza? O simplemente plantéate: ¿qué hace que la gente se duerma? Una misa. Una misa.
4. Cantar durante el cambio de turno. Si ven a personas yendo y viniendo, también querrán irse. A quien le guste cantar que comience con una canción quince minutos antes del cambio de turno, lejos de la salida, para distraer a los residentes, y que cante hasta que el segundo turno esté en su lugar.
5. Lawrence Welk,[1] un partido de béisbol, un viejo *western*, un espectáculo de polcas después de la cena. Para ellos es difícil desempeñarse solos, por lo que necesitamos a una persona que los ayude a poner los pies en alto y a relajarse: envolver a las personas en mantas, ponerles las pantuflas y ayudarlas a relajarse al mismo tiempo que se relaja ella.

Ésta es la rutina que yo he diseñado, pero crea la tuya propia:

8:30 h:	Hora de la belleza.	14:00 h:	Actividad animada.
9:30 h:	Ejercicio.	14:30 h:	Café.
10:00 h:	Café.	15:00 h:	Actividad relajante.
10:30 h:	Caminata/bingo.	15:30 h:	Descanso.
11:30 h:	Devoción.	16:00 h:	Actividad según el estado de ánimo.
11:45 h:	Música relajante.	17:00 h:	Cena.
12:00 h:	Almuerzo.	18:00 h:	Partido, *western* o musical en la TV.
13:00 h:	Siesta/lectura tranquila.	19:00 h:	Actividad relajante.

Hay carne y hay salsa. La carne del día (cinco cosas) nunca cambia, pero, pase lo que pase, en medio siempre hay salsa: todo depende de su estado de ánimo.

Las personas con demencia no operan mediante un proceso de pensamiento. Operan según se sienten. —JOLENE—

Rutina recién descubierta.

---

1. Lawrence Welk (Estrasburgo, 1903-Santa Mónica, 1992) fue músico, director, *showman* y productor de televisión estadounidense, célebre por haber dirigido de 1955 a 1982 su propio programa televisivo puramente musical titulado *The Lawrence Welk Show*.

Errantes, acaparadores, beligerantes

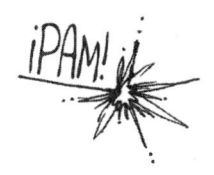

Nosotros tenemos la capacidad de dar forma con palabras a cualquier percepción. Cuando digo: «Ella ha estado deambulando toda la mañana. Tenemos que conseguir que se siente», ¿cómo valoras lo que está haciendo ella en ese momento, de manera positiva o negativa? Negativa. Cuando digo, «June tiene noventa y seis años y probablemente caminará un kilómetro y medio a lo largo de la mañana. Será mejor que le demos agua varias veces para que esté bien hidratada», ¿cómo valoras lo que está haciendo esta señora? De manera positiva.

Cuando digo: «Esa señora está acumulando cosas en su habitación y vamos a limpiarlas a la hora del almuerzo», ¿cómo valoras lo que está haciendo ella? De manera negativa. Cuando digo, «Margaret se siente más segura cuando está rodeada de paquetes de azúcar, manzanas, servilletas y cubiertos. Me alegro de que se sienta segura aquí». Positiva.

Cuando digo, «John es beligerante», ¿cómo reaccionas ante eso? Sin embargo, si digo, «John se ha sentido amenazado por lo que acabo de hacer», ¿quién tiene que cambiar?

El lenguaje que usamos define cómo se sienten todos acerca de lo que la persona está haciendo en ese momento. Si puedo desafiarte a hacer algo, es que cambies el lenguaje que utilizas. ¿Cómo crees que se siente la sociedad cuando se informa sobre la enfermedad de Alzheimer y se relaciona con palabras como *beligerante, agitado, deambulante* y *violento*? Incluso la expresión «paciente con comportamientos» altera la percepción y la convierte en «estas personas dan miedo». Aquellos de nosotros que hemos cuidado a personas con alzhéimer, podemos preguntarnos: ¿acaso son monstruos aterradores? Absolutamente no, al menos no hasta que nos presentemos y les corrijamos o los pongamos a prueba.

Los enfermos también pueden captar tus intenciones. Recuerdo una ocasión en que yo no tenía un buen día, no tenía ganas de trabajar y entré en la residencia con un plan prediseñado. Cuando saqué mi habitual bolsa de trucos y artilugios, un residente me miró a los ojos y me dijo enojado: «¡No te importa lo que haces! ¡No te importa lo que haces!». En ese momento, estaba absolutamente en lo cierto y él podía sentir lo que yo estaba tratando de ocultar. Las personas con alzhéimer dicen la verdad y, cuando te responden negativamente, es posible que desees mirarte en el espejo. Somos parte de la ecuación y creamos resultados. Por otro lado, las familias pueden tener una expectativa poco realista de que su ser querido tenga «tranquilidad mental» y culpan a los cuidadores cuando la persona se siente molesta. Esta enfermedad provoca miedo, y punto. No importa lo mucho que nos esforcemos, todavía tendrán muchos momentos de confusión y de miedo.

> *Una hija me contó entre lágrimas que había llamado para ver cómo estaba su madre. La señora al otro lado del teléfono revisó sus registros y le dijo: «Tu madre ha estado hoy muy beligerante».*

¿Cómo te sentirías si te dijera: «Tu madre ha estado hoy muy beligerante»? No cuestiones a tu madre, cuestiona a las personas que la cuidan.

En los sistemas de salud, nos gusta etiquetar a las personas y culpar de sus acciones a su enfermedad. Cuando hacemos esto, nos olvidamos de la pregunta más importante: ¿Por qué? ¿Por qué se comportan de esa manera? Cuando hoy has salido por la puerta, no habías sido etiquetado como un «sujeto con riesgo de fuga». Pero cuando padeces demencia, se te considerará un sujeto con riesgo de fuga y probablemente se te medicará para reducir tu estado de agitación.

Acepta el desafío: cambia tu lenguaje, así cambiará también tu percepción, lo que podría contribuir a cambiar la manera en que todos consideramos a las personas con alzhéimer.

Lo que entra en la mente sale en la vida.

Lenguaje recién descubierto.

Edad apropiada

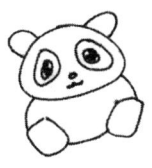

Si te leyera una poesía infantil que tu abuela te había leído de niño, ¿no te sentirías mejor casi de inmediato? *¡Eso no es apropiado para tu edad!* Si te diera un gran oso de peluche para que lo abrazaras, ¿lo abrazarías? *¡Eso no es apropiado para tu edad!* Si te diera un libro para colorear y lápices de colores nuevos, *¿no te pondrías a colorear ahora mismo?*

¿Quiénes somos nosotros para decidir qué es apropiado o no para su edad? Si la persona con demencia está contenta o se muestra comunicativa, saborea el momento. Un ritmo constante, como una canción de cuna o una canción infantil, ralentizará su frecuencia cardíaca. «Don Melitón tenía tres gatos…». Mira, seguro que no puedes evitar decir «y los hacía bailar en un plato».

> *Cuando rediseñé la residencia de pacientes con demencia por primera vez, insistí en que los animales de peluche tenían que desaparecer. Iba a hacer que aquel lugar «fuera bonito» y los animales de peluche no formaban parte de la ecuación. Ojalá me hubiera detenido a observar cómo los animales de peluche reconfortan a la gente. Yo era joven e inexperta, y todo se centraba en mí y en cómo se vería aquel lugar. Hoy no me centro en mí ni en que las cosas sean bonitas. Todas las decisiones que tomo se basan en brindar consuelo a quienes viven aquí.* —Jolene—

> *Mi amiga deseaba mucho que su madre dijera su nombre, Virginia. Durante una conferencia sobre cuidados, un miembro del personal le dijo que su madre lleva consigo una muñeca a la que llama «Ginny». Ése fue el mejor regalo: ¡saber que su mamá la abrazaba a todas horas!*

Una muñeca se volverá real para una persona con demencia. Cuando suceda eso, trata a la muñeca como si fuera real: «Déjame cuidar de Ginny mientras comes», «Me ocuparé de Ginny esta noche. Descansa un poco», «Shhh…, Ginny se está echando una siesta». Puede haber momentos en los que la persona se dé cuenta de que la muñeca no es real.

No le des importancia, basta con que digas: «Oh, supongo que es una muñeca, pero parece tan real...».

Atención: No tengas sólo una muñeca o un animal de peluche porque habrá más de una persona a quien los peluches le brindarán consuelo. Y si la muñeca pierde el brazo, arréglaselo de inmediato.

Bonus extra: Cuando haya visitas de niños pequeños, éstos pueden interactuar con nuestra generación de mayores. Mantén una caja llena de libros para colorear y juguetes viejos. Nada me deleita más que ver a un niño pintar junto a una persona mayor, y nada es más divertido que pintar con un niño.

Envejecer es obligatorio, pero madurar es opcional. —WALT DISNEY—

Juguetes recién descubiertos.

CONFIDENCIALIDAD

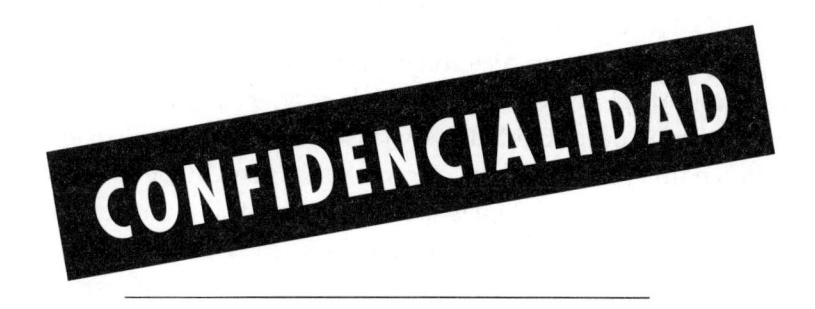

Con demasiada frecuencia, el personal de las residencias se obsesiona con el tema de la confidencialidad. ¿Conoces a ese hombre con alzhéimer de la habitación 313? ¿Puedo decir su nombre?». ¿Qué perdemos en el proceso? Pues, perdemos a la persona y su identidad.

Te desafío a que consideres a la persona con el comportamiento más conflictivo que tengas, la que grita desde su habitación, la que camina de un lado a otro sin detenerse nunca o la que se cae de su silla de ruedas repetidamente, y escribas de diez a veinte cosas que se hayan hecho para que esa persona se sienta mejor. En una residencia hicieron esto con una señora que tenía que usar el baño cada veinte minutos. Estoy segura de que no tienes a nadie así en tu residencia, pero me gusta compartir la historia de todos modos. ☺

Los cuidadores anotaron lo que hacía que esta señora se sintiera mejor:

«¡Buenos días, cielo!».

«¡Barb, tienes las mejillas tan sonrosadas!».

«Barb, me encanta cuando te pones de rosa». (La mujer vestía de rosa todos los días).

«Barb, ¿te gustaría tomarte una taza de té inglés, sin azúcar?».

Hablar de su hermano Bob: «Bob seguro que te cuidó bien», «Bob es un maravilloso hermano mayor», «Bob te dejaba montar a caballo mientras él caminaba».

«Barb, me dan tanta envidia tus rizos naturales».

«Barb, hoy muéstrate amable con esos hombres».

Susurrarle al oído: «Esa chica puede ser muy mandona».

Traerle galletas de jengibre.

«Tu marido, Harland, es guapo. Es un buen partido».

Cuando Barb pregunte: «¿Dónde está mi marido?», decid: «Ha ido a la tienda».

«Barb, ¿te gustaría que te diera un masaje en la espalda?».

«Hola, chica sexy».

Después, los cuidadores hicieron copias de esta lista y la compartieron con el resto de la gente implicada en la residencia: limpieza, mantenimiento, el resto de los cuidadores y las familias. Se les pidió a todos que añadieran una cosa en la lista durante cada turno. ¿Qué crees que desapareció después de esto? Pues sí, su necesidad de ir al baño. Cuando las personas con demencia necesitan ir el baño cada veinte minutos, ¿qué buscan? Atención. Cuando gritan, ¿qué buscan? Atención. Cuando deambulan, ¿qué buscan? Atención. Cuando les dices que tienen hermosas mejillas sonrosadas, ¿qué les estás dando? Atención. Cuando les cuentas un chisme o les susurras algo al oído, ¿qué les estás dando? Atención.

En alguna ocasión he escuchado decir que no había tiempo suficiente para llevar a cabo esa tarea adicional. Está bien..., entonces llévalos al baño cada veinte minutos. ¿Cuánto tiempo inviertes en eso? ¡Veinte minutos, cada veinte minutos! ¿Qué preferirías hacer: llevarla al baño o decirle que tiene hermosas mejillas sonrosadas?

Los cuidadores de primera línea están bien instruidos en la confidencialidad: «No podemos publicar esta información en lugares donde todos puedan verla». El hecho de que tengan el cabello naturalmente rizado, que adoren el té inglés o que su hermano las cuide, ¿es un problema de confidencialidad? No. Pero los cuidadores piensan que sí, porque eso es en lo que se enfoca la residencia. Sí, información médica y una evacuación intestinal esta mañana..., confidencial. Pero permite que los que se dedican al cuidado de los ancianos compartan con todos, incluidas las familias, lo que funciona con cada persona, porque son ellos los que tienen las respuestas.

Luego, lo anotamos todo en el plan de cuidados. Cuando la persona pregunta: «¿Dónde está mi mamá?», ¿crees que el nuevo cuidador dirá «Espera un minuto, déjame revisar tu plan de atención»? Nadie tiene tiempo para consultar un plan de atención. E, incluso, si lo hubiera, ¿dónde constaría esa información en el plan de atención? Además, los cuidadores prefieren trabajar con escasez de personal a trabajar con nuevos cuidadores que no tienen respuestas. Estas respuestas, las que sabemos que hacen que alguien se sienta mejor en un momento determinado, son más eficaces que cualquier medicamento. Permiten que los cuidadores se lo digan a todos.

¿Cómo se siente un familiar cuando visita la residencia si no tiene las respuestas? Una persona le dice: «Quiero irme a casa». La siguiente le pregunta: «¿Has visto a mi hijo?». Otra le dice: «Tienes que sacarnos de aquí. ¡Estamos encerrados!». Entonces su padre le pregunta por su

Momentos desafiantes

esposa, que ya no vive. ¿Cómo se sienten esas familias cuando no tienen las respuestas? Indefensas. Incómodas. Ansiosas. Culpables. «No puedo creer que dejara a mi padre aquí».

Luego, la persona con demencia le hará la pregunta que hace cincuenta veces al día: «¿Dónde están mis hijos?». El visitante responderá: «Bueno, Shirley vive en Alabama y Richard se mudó a Connecticut, pero apuesto a que tu hija Sally te llevará a almorzar el martes». «¡¿EL MARTES?! ¡No me quedaré aquí hasta el martes! ¡Que alguien encuentre a mis hijos!». ¿De verdad crees que este visitante querrá volver a la residencia?

El mejor regalo que podemos hacer es enseñar a todos a visitar a los residentes, lo que significa darles a todos las respuestas. Para comenzar este proceso, pega una hoja de papel en blanco detrás de la puerta de todas las habitaciones. Cuando alguien encuentre una respuesta que haga sentir mejor a la persona internada, que la escriba. Luego, cuando se hayan recopilado muchas respuestas, vuelve a escribirlas en una tarjeta, que se puede guardar en un pequeño bolsillo junto a las puertas de las habitaciones de los residentes. El nuevo cuidador o un nuevo visitante pueden responder a las preguntas con un «Déjame comprobarlo» y revisar la tarjeta para encontrar fácilmente las respuestas.

Las residencias de cuidados de personas con demencia mejor preparadas tienen una carpeta en la entrada principal con una hoja para cada residente. En cada hoja hay una lista de al menos diez cosas que hacen que esa persona se sienta mejor, además de contener las respuestas a las preguntas que hacen los internos cincuenta veces al día.

¿Qué pasa si le doy un golpecito en el hombro a la persona y le digo: «¡Oye, oso apestoso!»? Lo más probable es que la dirección de la residencia me diga: «¡No puedes llamarlo *apestoso*!» ¿Es la dirección mi maestro? ¡NO! ¿Es el Estado mi maestro? ¡NO! ¡Mi único maestro es el caballero que sonríe cuando le doy el golpecito en el hombro y lo llamo «oso apestoso»!

Cuando hagas con la persona con demencia algo un poco arriesgado, como maldecir o dejar que camine descalza, antes debes haberlo escrito en el plan de atención. Debes comprender que, cuando el Estado entra en la residencia, sólo ve una mínima imagen de lo que, en realidad, sucede a diario. Si lo que está sucediendo es cuestionable, querrá ver el plan de atención y saber por qué has hecho lo que has hecho y cómo esa actuación contribuye a ofrecer una mayor calidad de vida para esa persona.

Escribe en el plan de cuidados que dicha persona se cae menos cuando no lleva puestos los zapatos. Incluye en el plan de cuidados que

«Harold se calma cuando insulta» o «Bill accede a bañarse cuando le das whisky (zumo de manzana calentado en el microondas) antes, durante y después del baño».

Si el Estado te ha citado por hacer lo mejor para esa persona, de todos modos, te habría citado por cualquier cosa. Eso me demuestra que el individuo representante del Estado no comprende la demencia. No hay reglas estrictas, y cualquiera que cree reglas en torno a las personas crea la locura. Cada persona es diferente. Pero déjame hablar claro: el Estado no es tu enemigo. Necesitamos que el Estado garantice que las personas con demencia estén bien atendidas y tengan calidad de vida. Cuando el Estado haga una encuesta, muéstrale cuál es tu lucha diaria. Pregúntale si es capaz de hacerse una idea.

Mi postura es ésta: muchos cuidadores trabajan con el temor de meterse en problemas: «¿Qué pasa si el Estado entra cuando estoy diciendo palabrotas?», «¿Qué pasa si la dirección entra cuando lo llamo oso apestoso?», «¿Qué pasa si me meto en problemas por hacer esto?». Mi consejo para los cuidadores: no pidáis permiso, pedid disculpas si no funciona. El que sostiene la varita mágica (respuestas) es el que está cuidando. Los cuidadores conocen a esta persona mejor que a sus propios familiares. Hay que permitir que cometan errores y felicitarlos cuando proporcionen un momento de alegría.

Cuando vosotros, cuidadores *chiflados*, busquéis respuestas, por favor, no penséis en si algo funcionará o no. Vuestras cabezas no son vuestros maestros. La única persona que puede enseñaros lo que funciona y lo que no es la que estáis atendiendo en ese momento, así que intentadlo todo. Lo que ha funcionado hace cinco minutos podría no funcionar dentro de diez. Por eso esa persona, en ese momento, es vuestra única maestra.

Cuando una persona ve a otra creando un momento de alegría, que lo escriba en una hoja de papel y lo haga público para que todos lo vean. *¡Gracias! ¡Gracias por cuidar con amor, amabilidad y una gran dosis de locura!* ¡Los cuidadores *chiflados* son los mejores! ¡Dadles el reconocimiento que se merecen!

«¿He perdido la razón?». «Me temo que sí. Estás loca. Pero te diré un secreto: las mejores personas lo están». —Lewis Carroll, *Alicia en el país de las maravillas*—

Locos recién descubiertos.

Hablemos de sexo

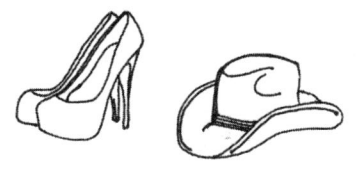

Escrito con Linda Larkin y Natalie Kunkel.

El verdadero problema de la persona con demencia no es que no tenga «intimidad, sino que es difícil que intime con alguien, que tenga sexo. Los hijos todavía piensan, «Mamá es virgen», sin importar cuánta descendencia haya tenido. Pero, curiosamente, están orgullosos de su padre porque «todavía puede hacerlo».

En los entornos donde se atiende la demencia, el sexo está tan restringido que no hablamos de ello, y ciertamente no tenemos políticas para lidiar con eso. Hay muchas cuestiones que entran en juego: ¿Qué pensarán sus hijos? ¿Cómo reaccionará alguien cuyo cónyuge siente atracción por otra persona? ¿Qué pasa con ese hombre que coquetea con otro hombre? En realidad, somos nosotros los que hemos creado el problema, no la persona que disfruta.

El sexo es una función y una necesidad humana básica. Está incluido en la «Jerarquía de necesidades» de Maslow. ¿Le negarías comida o refugio a alguien? El sexo es una necesidad innata y no desaparece cuando el cerebro comienza a fallar. Cuando cuidamos a nuestros seres queridos con demencia, debemos entender que el hecho de que no sepan cómo expresar verbalmente su necesidad de intimidad o de que los toquen no significa que no quieran demostrártela. A veces lo hacen de una manera con la que no estamos preparados para lidiar. Especialmente si se trata de un miembro prominente de la comunidad que hace avances sexuales o una persona a la que encuentras masturbándose. Permíteme recordarte: Dios nos hizo seres sexuales. ¿Quiénes somos nosotros para juzgar a nadie?

Parte de la razón por la que este tema es tan difícil de comprender es que hay muchas personas que aportan sus propios sentimientos y experiencias al respecto. Tenemos que lidiar con miembros de diferentes generaciones y culturas con diferentes maneras de entender lo que es la intimidad y qué es lo que se considera o no apropiado.

En la mayoría de los entornos, si no daña a otra persona, ¿por qué intentamos detener las prácticas sexuales? Es comprensible que no queramos ver a dos personas involucradas en dichas actividades en áreas comunes donde convivimos, pero en la privacidad de su propia habitación, ¿por qué no? No hay nada más poderoso que sentirse querido y necesitado. Se trata de un sentimiento del que la mayoría de las personas con demencia no tienen suficiente. Cuando lo piensas, si constantemente te están corrigiendo, te dicen que no y te mantienen alejado de alguien con quien quieres pasar tu tiempo, eso afecta a tu autoestima y a tu perspectiva sobre tu propia calidad de vida.

Depende de nosotros permitir estos encuentros cuando sea posible, y, en realidad, es posible más veces de las que no lo es. Los cuidadores que son compasivos, empoderados y creativos pueden hacer esto posible para quienes quieren encontrar una parte de sí mismos que se ha perdido.

Lo más importante al final del día es cómo se sienten las personas involucradas. Sólo por el simple hecho de ser tocados, abrazados, acariciados... Ése es un sentimiento maravilloso que puede que no hayan experimentado en mucho tiempo. ¡Qué regalo tener eso de nuevo, en un momento en que tantas habilidades se están desvaneciendo!

Una esposa lo dijo muy claro: «Sé que no puedo estar con mi esposo las veinticuatro horas del día. Me alegra que se sienta amado cuando yo no estoy allí».

En una conferencia, una señora compartió que ahora, cuando visita a su esposo, él siempre está sentado muy cerca de otra mujer. Y luego agregó: «Yo siempre me sentaba cerca de él. Cuando estábamos juntos, estábamos muy cerca el uno del otro. Simplemente necesita estar cerca de alguien, incluso si ese alguien no soy yo». Ella misma lo resolvió. Fue un honor presenciarlo.

Cuando Elmer y Helen se convirtieron en pareja, las familias no permitían que los dos estuvieran solos en una habitación. Nunca le dijimos a la pareja que no podían estar solos, pero cuando los veíamos desaparecer por la puerta, cogíamos el cubo de fregar y la aspiradora y llamábamos a la puerta: «¡Servicio de limpieza!». Un día, Elmer le dijo a un cuidador: «Vienes en el peor momento». Nunca se sentían mal, ni sucios ni cohibidos, y al final logramos que la familia diera su aprobación. Elmer y Helen se besaban, se cogían de la mano y pasaban sus días juntos. —Natalie—

◢ Momentos desafiantes

Una señora preguntaba qué debía hacer porque vio que su marido cogía de la mano a otra mujer. Con delicadeza la miré a los ojos y le dije: «Él te está cogiendo la mano a ti. Está cogiendo tu mano». Hizo clic y dijo: «Oh..., bueno, la llama Betty, y ése es mi nombre». Le recordé de nuevo con dulzura: «Él todavía te ama, Betty. Él todavía te ama».

Personalmente, y me doy cuenta de que no debería ser algo personal, me siento más inquieta cuando un esposo está cognitivamente bien y espera que su esposa tenga relaciones sexuales con él, aunque no sepa quién es.

Uno de los días más difíciles es cuando el cónyuge se da cuenta de que está de visita como visitante, no como cónyuge.

Cada pareja es única, cada situación es única. Concéntrate en cómo responde cada persona. Puedes saber cuándo un momento íntimo está causando dolor y confusión en lugar de placer y alivio. Nunca olvides que todos necesitamos ser amados y acariciados. En el sexo se trata menos del acto y más del «sentimiento». A todos nos encanta sentirnos amados, sin importar la edad que tengamos. Si nadie sale dañado, cierra la puerta. Es una buena sensación, no una aventura.

☼ Oh, lo siento. No sabía que tenías autoridad para juzgarme.

Intimidad recién descubierta.

Momentos traumáticos

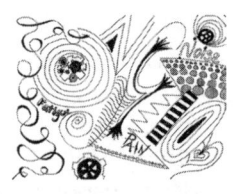

El trauma en el momento presente hará que la demencia se intensifique: alguien a quien la persona ama muere, hace un largo viaje, un ingreso en el hospital o la experiencia traumática de ser víctima de un desastre natural como un huracán, un incendio o un tornado. Estas fuerzas extremas de estrés y tensión pueden llevar a los enfermos de alzhéimer a un lugar sin retorno.

También hay recuerdos traumáticos: haber sufrido abusos, presenciar un asesinato, vivir una guerra, perder un bebé, estar a punto de ahogarse, sufrir un ataque racista, ser un sobreviviente del Holocausto, etc. Estos traumas reaparecen con la demencia y la persona puede sentir que suceden en ese momento.

Una esposa contó que cuando su marido tenía nueve años le había pedido a su mamá un hermanito. Desafortunadamente, ella murió mientras daba a luz, y todavía hoy se culpa a sí mismo de su muerte. Debido a su demencia, sus sentimientos son tan fuertes ahora como lo eran de niño.

Los recuerdos dolorosos no se olvidan, tampoco en la demencia. La persona responde como si le estuviera sucediendo ahora mismo. Dale espacio para que sienta su dolor. Consuélala diciéndole: «Lamento mucho que te haya ocurrido eso».

Al revivir la historia, la persona a menudo puede experimentar cualquier dolor que esté enterrado, especialmente los más profundos.

Mi mamá no era una persona agradable cuando yo era pequeña. Siempre demostraba tener la ira a flor de piel. Cuando su enfermedad progresó, compartió conmigo que su tío le había hecho tocamientos y que no se lo había contado a nadie. Mi enojo hacia ella se disolvió y afloró la compasión. El alzhéimer curó el dolor de mi madre y nuestra relación.

Todos sentimos dolor y amargura por todo aquello con lo que no hemos conseguido lidiar. Debes saber que ese dolor surgirá de nuevo con la demencia y que eso puede ser una bendición. Esta enfermedad ya no

> Momentos desafiantes

nos permite reprimir nuestro dolor. Cuando resurge, es una oportunidad para curar lo que aún duele.

Si esta persona creció en un ambiente racista, esas emociones y ese lenguaje inapropiado volverán a surgir. No hay manera de detenerlo y hay que entender que no es algo personal. Puede que vaya dirigido a ti, pero no se trata de ti. Es su propio problema, su propia ira.

Quizá la persona necesita que le pidan perdón por el trauma que se le causó. Cualquiera que sea la situación, no hay mejor momento que ahora.

> *Una mujer se me acercó y me dijo: «Mi madre se porta mal conmigo cuando la visito y me dice que soy una consentida y la favorita de papá». Le pregunté: «¿De qué crees que se trata?». Ella respondió: «Bueno, papá y yo siempre hemos tenido una relación muy cercana, y creo que mi mamá siempre ha estado celosa». Simplemente le sugerí: «¿Es posible que desees pedirle perdón?».*

Para aquellos de vosotros que aún no tenéis demencia, me gustaría que consideraseis algo: ¿Habéis acumulado ira? ¿Tenéis problemas sin resolver? ¿Aún guardáis un recuerdo muy doloroso? Si es así, ahora es el momento de sanar para encontrar la mayor paz posible.

La ira reprimida puede envenenar una relación con tanta eficacia como las palabras más crueles. —JOYCE BROTHERS—

Resolución recién descubierta.

Momentos violentos

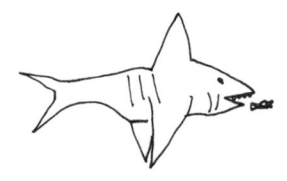

Escrito por Randall Bruins, enfermero especializado en psicología forense.

La compasión es el camino para construir una buena relación. La simpatía es la mejor defensa contra los ataques y el mejor recurso para desactivar la agresión. Tener una conexión con nuestros semejantes es lo que todos anhelamos. El neurotransmisor dopamina se produce cuando nos sentimos conectados con los demás, lo que nos produce una sensación de bienestar y tranquilidad.

Manejar mis propias emociones y ganarme la confianza de la persona con demencia son a menudo mis mayores desafíos. La desesperación es lo que intensifica el comportamiento violento. Si pienso en qué me ha ayudado a superar un estado de ánimo exasperado, diría que es el hecho de contar con alguien que escucha mi desesperación y siente empatía por mi situación.

Lo que me viene a la mente es una experiencia que tuve con un veterano de la guerra de Vietnam. Sufría trastorno de estrés postraumático de sus días de guerra y, en ocasiones, reaccionaba a su entorno con una frustración excesiva que podía convertirse en violencia. Llegar a él antes de que se volviera violento era la clave. Se podía ver a John con una expresión muy seria en el rostro, sin mantener contacto visual, deambulando, luego dirigiéndose a su habitación y caminando de nuevo. Un día, mientras caminaba, comenzó a gritar, a amenazar y a hacer gestos a las personas que lo rodeaban, asustándolas. Así que comencé a caminar con él. No se opuso. No le pregunté qué le molestaba; en cambio, simplemente caminamos. No pasó mucho tiempo antes de que revelara lo enojado que estaba con «Connie». Ella le había prometido una salida, pero el viaje fue cancelado. John me dijo que era porque a Connie no le agradaba y lo estaba castigando. Respondí en un tono de voz que era similar en intensidad al de John: «Cuando eso me pasa a mí, yo también puedo inquietarme mucho». Llegamos a un lugar donde podíamos sentarnos y hablar

Momentos desafiantes

de lo duro que es no poder salir de excursión. Y a medida que desarrollábamos una relación, aceptó mi oferta de hablar con Connie para averiguar cuándo estaba programada la próxima salida e informarle.

John pudo calmarse. Seguí adelante para ayudar a resolver el problema, ganándome su confianza. Y a partir de esa experiencia, John obtuvo un recurso en alguien que creía que lo ayudaría a satisfacer sus necesidades y deseos. ¿No necesitamos que otros nos ayuden a salir de un mal estado mental de vez en cuando? Es un regalo que alguien comprenda nuestro dolor. Ahí es donde empieza el consuelo.

Cuando veo que una persona está demasiado molesta por una infracción aparentemente menor, para establecer una buena relación, escalaré mi propia respuesta emocional para que coincida con la suya, validando lo que está experimentando. Así se produce el vínculo, y luego puedo comenzar a relajarme emocionalmente mientras permanezco conectado con la persona. Con frecuencia, ésta me seguirá a un estado emocional más tranquilo. Éste es un ejemplo de cómo demostrar verdadera compasión hacia alguien con quien puede ser difícil sentirse generoso. Es mucho más fácil condenar a alguien por su comportamiento y luego retirarse a la seguridad de la propia superioridad. Pero ésa no es la manera en que ayudamos a alguien que no puede conectarse eficazmente con los demás. Él es como nosotros: quiere conexión e intimidad. Pero el mundo simplemente no quiere dárselas.

El resumen de Jolene: si una persona se enoja, pelea o te grita que te vayas, ¡hazlo! Respeta su demanda. Evita el enfrentamiento y vete. Regresa cinco minutos después con un enfoque diferente o envía a otro cuidador y comprueba si obtiene una reacción mejor.

Un señor tenía tendencia a pegar cuando el personal lo cuidaba. Una cuidadora chiflada, una mujer bastante pequeña, se recogió el pelo con un par de coletas, le habló como una niña y le dijo mientras le daba un abrazo: «¡Buenos días, abuelo!». La cuidadora se había convertido en la persona a la que él nunca golpearía: una niña.

Donde el miedo está presente, la sabiduría no puede estarlo.
—Lucio Cecilio Firmiano Lactancio—

Compasión recién descubierta.

No quiero que él…
Mi hermana dice…
El doctor dice que…
Ellos no creen que…
No podemos…
El Estado dice…
Él no debería…
La dirección dice…
Quiero que mi mamá…

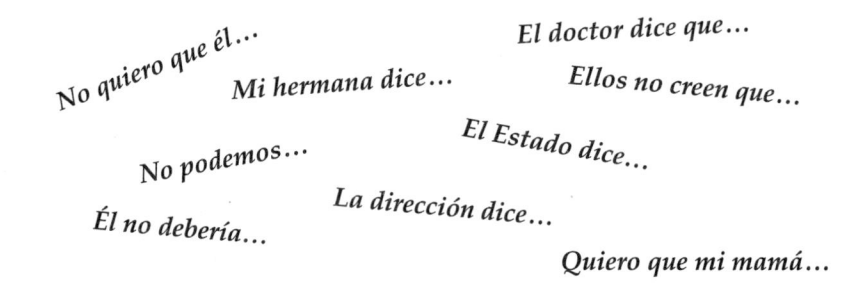

¿De quién es este viaje? «Aquí tienes tu medicación» (un puñado de pastillas). «No, papá, aquí no permiten fumar». «No, siéntate. Si no, podrías caerte». «No puedes quedarte en la cama todo el día». (Si se queda en la cama, ellos piensan que está deprimido y lo llevarán al médico para que le recete antidepresivos).

Podemos hacerlo… ¡Podemos mantenerte seguro y sano durante cinco años más! Puedes vivir cinco años más con alzhéimer. «No, ya te has tomado tres copas de helado». «No, eres diabético, no puedes comer pastel». (¿Para qué creamos la insulina?) «Debes comer para mantenerte sano». Créeme, podemos mantenerlo «seguro» y «sano».

O… ¿preferirías vivir tres meses, pero comer lo que quieras comer, dormir cuando quieras dormir, caminar cuando quieras caminar, tener derecho a caerte y a morir con dos galletas en la boca porque eres diabético? Si deseas calidad de vida en lugar de cantidad, considera que a la persona que estás cuidando también le gustaría eso.

Me acabo de enterar de que mi mamá tiene cáncer. Estoy extrañamente agradecida. Ahora no tendrá que vivir con alzhéimer durante los próximos diez años.

El derecho a dormir

«¿Cómo evito que mi mamá me golpee cuando la despierto para cambiarla?». Déjala dormir. Su reacción: «¿Qué pasa si se le llaga la piel?». Mi respuesta: «Podemos hablar sobre «qué pasaría si», pero mejor hablemos de lo que está sucediendo ahora mismo. ¿Ahora mismo tiene alguna llaga en la piel?». «No». No hay una respuesta perfecta, sólo una respuesta mejor. ¿Es más importante que duerma o despertarla para cambiarla? Respuesta: que duerma.

«¿Y si él…?». «¿Y si ellos…?». «¿Y si… será mejor que no…?». «No creo que debamos… ¿Y si…?». Deberíamos reemplazar todas esas preguntas por un simple «¿Qué está pasando ahora?».

Momentos desafiantes

El derecho a estar en un ambiente cálido
¿Sabes cuánta ansiedad innecesaria experimenta la persona con demencia por el simple hecho de que tiene frío? Mucha. ¿Cómo de gruesa es su piel? Fina como el papel. ¿Cómo es su circulación? Deficiente. Puede que esté sudando, pero todavía tiene frío. Cuando veo a una persona que lleva tres suéteres y un abrigo, pienso: «¡Perfecto, está calentita!».

> *En una residencia, vi a una señora sentada a la mesa, temblando. Me senté a su lado y ella repitió: «Estoy helada. Estoy helada». Le pasé el brazo por los hombros para consolarla y le dije: «Vamos a abrigarte». Pensando que la llevaría de regreso a su habitación para calentarla, le pregunté a la enfermera: «¿Dónde está su habitación?». Ella respondió: «Oh, tiene que estar sentada donde está porque tenemos que vigilarla».*

¿Los estamos monitorizando (vigilando) hasta el punto de que les hemos quitado lo único que podemos darles: calidez y comodidad? Éste es su último viaje en esta tierra. ¡Esto es lo único que podemos darles! ¿Realmente necesitamos monitorizar a las personas de esta manera? Aunque deba estar allí sentada, ponla en una silla cómoda y abrígala. Un gorro de lana, una bufanda, guantes mullidos, calcetines cómodos, una manta cálida, una bolsa de agua caliente o tan sólo algo a lo que abrazarse. Tenemos todas esas cosas. Y sin embargo... Y sin embargo...

El derecho a caerse
> *Cuando visité una residencia de cuidados a personas con demencia, había una señora sentada sola en el medio del comedor con expresión de dolor en el rostro. Me incliné y puse mi mano sobre su rodilla. Ella dijo: «Papá, papá». Le pregunté: «¿Tu papá es un hombre grande?». Con una mirada en blanco, ella respondió: «Soy una buena chica. Soy una buena chica. Papá me quiere». Esa señora creía que estaba siendo castigada porque el auxiliar médico le dijo que tenía que estar allí sentada ya que corría el riesgo de caerse.*

Como seres humanos, tenemos derecho a caernos. Nadie quiere que nadie se caiga, pero en algún momento sucederá, incluso si está de pie al lado de otra persona. Aquí hay algunas soluciones que he visto implementar en las residencias:

* Pegar una hoja de árbol caída en la parte exterior de las puertas de los residentes que corren riesgo de caídas. Todos los miembros del personal sabían que esas personas debían ser controladas veinte veces por turno, no sólo una vez.

* Instalación de sensores de movimiento silenciosos sobre las camas. A un miembro del personal se le notificaba silenciosamente en su buscapersonas cuando alguien se estaba moviendo.
* Contar con una política que establezca que las personas tienen derecho a caerse.

El derecho a rechazar la medicación
Cuando se les dispensa medicamentos y ellos cierran la boca, te están diciendo que no los quieren. Es un abuso meter pastillas en la boca en contra de su voluntad a las personas con demencia.

El derecho a rechazar un baño
Nadie ha muerto por no bañarse durante unos cuantos días.

El derecho a la paz y la tranquilidad
Vigilancia de movimiento: suena una alarma cada vez que usan una puerta por la que no deberían pasar. Protectores de movimiento: cuando se mueven en su cama o en su silla, suena una alarma para avisar a todos. ¡Las alarmas no están bien! ¡Evacuar la residencia con fuertes alarmas contra incendios es una locura! Podemos cambiar el sonido y hacer esas simulaciones sin usar un ruido penetrante y ensordecedor.

El derecho a elegir
Cuando me mudé a Montana, vi un anuncio en el periódico de «Asistentes para fumar». La residencia contrataba a personas para que fumaran con los residentes. ¡Brillante! ¡Quieres ese trabajo!

Un whisky o un cigarrillo pueden realzar todavía más ese momento. ¿Los mantenemos tan seguros que les hemos quitado la vida? Ésta es su casa, considera que somos los sistemas de apoyo y no las personas que viven aquí.

El derecho a comer
A las familias no les gusta cuando la persona come demasiado y aumenta de peso en las primeras etapas. «Los mantenemos saludables», les decimos. Considera que necesitan todo este aumento de peso porque, a medida que avanza la enfermedad, se convertirán en piel y huesos. ¿Cuántas personas con alzhéimer has visto fallecer con sobrepeso? Eso no ocurre.

Momentos desafiantes

El derecho a comer dulces

Una señora se echó a llorar. Le pregunté: «¿Qué te pasa?». Ella respondió: «Mi esposo era diabético y mi hija, que es terapeuta ocupacional, insistió en que no debería comer dulces porque... ¿qué pasa si se queda ciego?, ¿qué pasa si pierde un pie, etc.? Mi marido tenía que comer en otra habitación porque se molestaba cuando veía a otros comiéndose el postre cuando él no podía. Ojalá yo hubiera insistido en que pudiera comer dulces».

Cuando sea tu último viaje en esta tierra, ¿quieres que todos los demás decidan lo que puedes y no puedes hacer? Observa lo fácil que es quitarle cosas a otra persona. Pero ¿y si alguien te quita las cosas que quieres tú?

Cuando hacemos lo que los demás quieren, todo se vuelve bastante confuso. Cuando hacemos lo que quiere esa persona, queda bastante claro. Claro como el agua. No se necesitan palabras para que esa persona te muestre lo que quiere. Escúchala... escúchala... escúchala con todos tus sentidos. Escucha a esa persona.

A veces, lo más difícil y lo correcto son lo mismo. —THE FRAY—

Derechos recién descubiertos.

¿Llevarlos al médico?

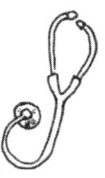

¿Por qué los llevamos al médico continuamente? Tal vez pensamos que, si obtenemos la combinación correcta de medicamentos, mejorarán. O queremos saber en qué etapa de la enfermedad se encuentran. O quizá deseamos saber qué esperar en el futuro. Todas estas cosas tan sólo fomentan una ilusión de control, cuando en realidad no lo hay. Actualmente no existe cura para la enfermedad de Alzheimer y los medicamentos que se prescriben tienen efectos secundarios que a menudo dificultan que el cuidador cuide a la persona. Y si a la persona se le recetan medicamentos psicotrópicos intensos, esencialmente perdemos a la persona, lo que hace imposible mantener una relación viable con ella.

¿Es realmente importante averiguar en qué etapa de la enfermedad se encuentran? Incluso si supieras en qué etapa se hallan, ¿qué diferencia habría? Las cosas cambian todos los días y las personas con demencia atraviesan está enfermedad de manera diferente. Lo único predecible es que es impredecible. Tratar de averiguar en qué estado de la enfermedad se encuentra la persona en cuestión y qué esperar a continuación es una locura. La única certeza es que la enfermedad progresará a peor.

Una mujer de ochenta y dos años proclama: «Mi médico dice que tengo alzhéimer. En mi vida he aprendido a luchar contra todo y vencerlo. No sé cómo luchar contra esto». Podías ver en ella el peso del diagnóstico. Si ella podía recordar que alguien le había dicho que tenía alzhéimer, yo cuestiono el diagnóstico y me pregunto, ¿es realmente necesario añadirle pesar a la edad de ochenta y dos años, cuando simplemente podría envejecer como lo hará?

A mi tía le diagnosticaron una rara enfermedad cerebral. A lo largo de muchos años ha ralentizado su comunicación y su funcionamiento cerebral paulatinamente. Ahora los médicos le han diagnosticado que está en la etapa siete de la enfermedad de Alzheimer. ¿Qué sentido tiene agregar otro diagnóstico incontrolable que lo único que hace es estresar aún más a mi tía?

Momentos desafiantes

Una pregunta mejor es ésta: ¿Qué sucede cuando llevas a la persona al médico para tratar de diagnosticarle la enfermedad? O, ¿qué pasa con el estado de ánimo de la persona cuando insistimos todos los días en que debe tomarse su medicación? El nivel de estrés aumenta, y cuando aumenta el nivel de estrés, ¿cómo afecta eso a la funcionalidad de la persona? Hace que disminuya.

¿Quién sufre las repercusiones? ¡Todos! ¿Ha cambiado algo? Sólo tu esperanza de que *y si...*, que es una esperanza legítima, pero ¿a qué precio?

¿Hay momentos en que la persona con demencia necesitará ir al médico? Por supuesto: si se hiere físicamente, si tiene dolor, si se vuelve agresiva, si padece ansiedad grave, obsesiones o depresión, o no duerme por las noches, lo que afecta directamente al cuidador.

Pero, a excepción de cuando sea absolutamente necesario, ahórrale estrés a la persona y evita la pérdida de tiempo y de dinero.

Piensa en lo que hacen las personas de su generación para sentirse mejor: un ponche caliente, un cigarrillo, una siesta, un viaje en coche, un paseo, un buen llanto, una bolsa de agua caliente, Vicks VapoRub. Los remedios son infinitos y los efectos no tienen precio.

Permaneció de pie en la tormenta y, cuando el viento no sopló en su dirección, ajustó las velas. —E. E. Cummings—

Remedio recién descubierto.

Medicación

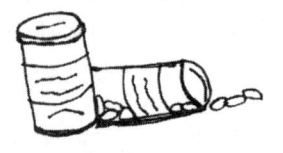

Escrito con profesionales del campo médico.

Todavía no existe una cura para la enfermedad de Alzheimer. Se recetan medicamentos para su tratamiento, pero según mi experiencia tras escuchar a cuidadores y familiares, lo único patente parece ser la incertidumbre sobre cómo funcionan, si es que funcionan, dichos medicamentos específicos para la enfermedad. Algunos cuidadores y familiares dicen que parecen notar una diferencia, mientras que otros sostienen que sólo notan los efectos secundarios desagradables. Cuando la persona experimenta ansiedad extrema en las primeras etapas, existen medicamentos no específicos para el alzhéimer (como antidepresivos, somníferos y analgésicos) que tienen efectos positivos.

El alzhéimer es muy impredecible, varía de un día a otro y de una persona a otra. Los medicamentos recetados específicamente ahora para la enfermedad de Alzheimer están diseñados para tratar los síntomas en las primeras etapas, pero no han demostrado ser efectivos en las etapas intermedias y tardías. Estos medicamentos no son una solución; en el mejor de los casos, retrasan lo inevitable. Es difícil determinar lo efectivos que son debido a la imprevisibilidad de la enfermedad.

La conclusión es la siguiente: cuantos menos medicamentos, mejor. Primero, descubre otras formas de ayudar a la persona con demencia a sobrellevar la situación. Tú, o alguna otra persona de confianza, debes informarte bien sobre cualquier medicamento recetado. Esto significa primero preguntarle a un médico al respecto (qué se supone que debe hacer, cuáles son los efectos secundarios, cuán efectivo es, etc.). Luego, pregúntale a un farmacéutico, ya que a menudo saben más sobre el medicamento específico que el médico que lo prescribe. Y, finalmente, investiga un poco sobre el medicamento. Estar del todo informado te permitirá tomar una decisión sensata sobre si se debe o no tomar ese medicamento específico, se le debe recetar uno diferente o si es mejor rechazar todos los medicamentos. No importa cuánta investigación hagas, la respuesta de la persona es la verdadera maestra.

Momentos desafiantes

Existe una línea que realmente sólo puede ser determinada por la persona enferma, y debe establecerse desde el principio mientras sus habilidades de razonamiento aún están en pleno funcionamiento. Es decir, si quieren o no ser medicados y, de ser así, si hay un punto en el que se deba suspender la medicación. Algunas personas pueden rechazar la medicación por completo, como hacen algunos pacientes con cáncer terminal, pero otras pueden querer ser medicadas hasta el final con la esperanza de que se produzca una cura milagrosa. En cualquier caso, es algo que debe discutirse y decidirse tan pronto como la persona tenga una idea de a qué se enfrenta. Ignorar el problema, dejando así que el cuidador y los miembros de la familia decidan más adelante, es buscar el conflicto. Los miembros de la familia rara vez están de acuerdo en algo.

Todo lo anterior depende de la acción: obtener un diagnóstico lo antes posible, estar completamente informado y tomar las decisiones difíciles por adelantado.

Al principio, nuestra familia creía firmemente que los medicamentos eran la única respuesta. Después de investigar sobre los antipsicóticos y otros medicamentos «habitualmente» recetados para controlar el comportamiento agitado, me preocupé por sus efectos secundarios potencialmente peligrosos y su propensión a sedar.

Mamá tenía reacciones intensas: lloraba, se agitaba, se enojaba, hacía preguntas sin parar, llamaba repetidamente a la gente para obtener respuestas, etc. Se levantaba de ocho a diez veces por la noche: caminaba por la casa, enfadada, maldiciendo, tirando cosas y queriendo irse a «su casa».

Cuando dejamos de pelear con ella, decidimos que era mejor mentirle y cambiamos la manera en que la tratábamos, vimos transformaciones. Las técnicas de este libro funcionan, y ver para creer: nuestra familia finalmente comenzó a creer en la idea de modificar nuestro comportamiento para mejorar el de ella.

Al modificar nuestros comportamientos, también consideramos la melatonina. Dado que es una hormona que produce nuestro cuerpo, parecía una opción segura para ella. Han pasado aproximadamente tres meses desde que tomó melatonina por primera vez y cuatro meses desde que modificamos nuestro comportamiento (¡ahora nos hemos convertido en unos mentirosos terapéuticos bastante buenos!). El cambio es poco menos que milagroso. Gracias. Ella es de nuevo «nuestra mamá». —Marge—

Crear momentos de alegría

Parecía que mis tías, que vivían en otro estado, se debían sentir mejor cuando la abuela comenzó a tomar medicamentos para el alzhéimer. Pero pude ver que aquella medicación no estaba haciendo que la abuela se sintiera mejor. —Una nieta que cuida de su abuela—

Hay muchos factores que deben tenerse en cuenta a la hora de dosificar y administrar medicamentos a pacientes de edad avanzada en general, especialmente a aquellos que sufren pérdida de memoria o algún tipo de demencia. A menudo, el personal médico de una residencia prescribirá un medicamento PRN[1] como el Ativan para abordar los comportamientos de un residente con demencia. Cuando el personal de la farmacia le pide que describa qué desencadenó el comportamiento, el personal médico a menudo no tiene esa información. Debido a las muchas demandas de sus habilidades y talentos, la escasez de personal y los muchos otros residentes a los que atender, el personal médico a menudo se ve tentado a poner un vendaje temporal para resolver el problema y tampoco sondea en profundidad lo que siente el residente: la causa fundamental de su dolor, ya sea emocional, física o ambas. Esta solución a corto plazo de los medicamentos PRN, aunque a veces es una solución temporal (pero no siempre), puede contribuir a causar un problema mucho mayor o a aumentar los comportamientos que son por igual estresantes para el residente, la familia y el personal.

Recibí una llamada de un señor que estaba cuidando a su esposa. Ella había sido maestra de escuela y adoraba a los niños pequeños: la hacían cobrar vida de una manera animada. Podía escuchar la desesperación en su voz mientras explicaba cómo su esposa había intentado dañar físicamente a su nieta de nueve años. Repasamos la larga lista de posibles desencadenantes, descartando cualquier fuente de dolor físico, como un dolor de muelas o una infección de oído. Luego se animó y dijo: «No le han cortado las uñas de los pies desde hace un par de años y están empezando a curvarse sobre los dedos de los pies. Quizá eso le esté causando algo de dolor». Le sugerí que hiciera que sus hijas llevaran a su madre al podólogo para que le hiciera una pedicura. Pasaron una semana o dos. Me informó que no habían tenido ningún problema desde entonces. —Mindy—

---

1. *Pro re nata*, en latín, «por la cosa nacida». Su acrónimo PRN se utiliza en medicina para indicar «a discreción, como se requiera o a demanda», es decir, la administración de medicación a criterio del cuidador o a solicitud del paciente, en vez de siguiendo un horario específico. *(N. del T.)*

Momentos desafiantes

Hay numerosos factores que deben considerarse antes de que la persona reciba una «píldora mágica». Además, ten en cuenta que cuando los medicamentos no se toman con regularidad, en realidad, pueden ser tóxicos.

> *Nos preocupaba mucho que nuestra amiga con alzhéimer, que vive sola, no se estuviera tomando sus medicamentos y renovando sus recetas. Una vez debía tomarse un antibiótico durante cinco días. Después de dos días se había acabado todas las pastillas. Hablé con el médico y llamamos a la farmacia. Ofrecen un programa gratuito en el que empaquetan los medicamentos en pequeños envoltorios para el desayuno, el almuerzo, la cena y la noche con la fecha impresa. Así puedes ver si están tomando el medicamento correcto y la dosis prescrita. También era fácil para ella leer la información que le recordaba lo que estaba tomando. Incluso se lo dieron gratis. Al principio se resistió porque quería continuar con su vieja rutina, pero era demasiado complicada para ella. Después de tres días de pelear conmigo por esa razón, finalmente se rindió. Como había sido enfermera, no quería darse por vencida y admitir que no podía entenderlo.* —Karen, una amiga—

> *He visto una y otra vez que las personas que vienen a la residencia, y a las que poco a poco les quitamos la medicación y les damos otras opciones, mejoran. Viven más tiempo con más lucidez.* —Una enfermera de residencia—

Ten en cuenta que no es nuestra función hacer que la persona esté sana. Es decir, no debemos medicar a la persona basándonos en nuestras esperanzas o hacer que se adhiera a las elecciones de estilo de vida que queremos nosotros. ¿Qué es lo que quiere ella? ¿Calidad de vida o cantidad de vida?

Van a decaer y desaparecer, es el orden natural de las cosas. Hasta que haya un medicamento definitivo que cure la enfermedad, considera dejar que ese proceso ocurra naturalmente. Su generación no fue una generación de «adictos a las pastillas». Sí, cuando nuestra generación llegue a su estado, querremos nuestro vodka y nuestra medicación. Pero éste es su viaje. ¿Qué quiere ella?

Y al final, no son los años de tu vida los que cuentan.
Es la vida en tus años. —Abraham Lincoln—

Calidad de vida recién descubierta.

Momentos de transición

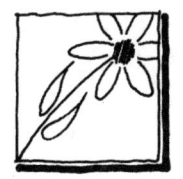

No esperes a las rosas.
Detente y huele las margaritas. —Jolene—

¿Cuándo es el momento de ingresar en una residencia?

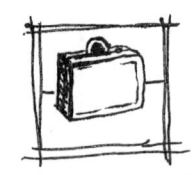

Ésta es una pregunta muy común y mi primera reacción ante ella es plantear: «¿Cómo se encuentra el cuidador de la persona que padece demencia?». La razón más común por la que las personas ingresan en una residencia es porque el cuidador/cónyuge termina en el hospital o muere, y entonces la familia tiene que tomar decisiones rápidamente sobre a dónde llevar a la persona demente. La familia no tenía idea de que la demencia era tan grave; dos personas pueden arreglárselas bastante bien. Así, la persona con alzhéimer es ingresada rápidamente y sin preparación alguna. Por favor, por favor, prepárala. Prepárala para el traslado porque nadie está listo ni dispuesto. Comprueba con regularidad cómo le está yendo al cuidador o a la cuidadora que la atiende. Considera primero su salud y bienestar porque serán él o ella quien estará sufriendo. Si le preguntas «¿Cómo estás?», te dirá: «Estoy bien». «Bien» no es una emoción. Si no quieres perder a dos personas a causa de esta enfermedad, en algún momento no habrá otra opción.

Y, sin embargo, separar a los miembros de una pareja les partirá el corazón a ambos porque esencialmente estarán perdidos el uno sin el otro. Si uno está unido al otro y determinó amar y cuidar a esa persona hasta que la muerte lleve a cabo su cometido, entonces puede ser una decisión honorable. Siempre y cuando nadie resulte herido. He escuchado historias horribles de abuso conyugal y he escuchado historias de amor desgarradoras.

Mujeres que cuidan a hombres: El hombre que se vuelve físicamente agresivo es una de las principales razones por las que las mujeres ceden a dejar de cuidarlo. Ya no tiene la capacidad de controlar sus emociones ni sus reacciones. Entonces, cuando se enfada o se siente frustrado, su forma de responder es golpeando o gritando.

Hombres que cuidan a mujeres: La incontinencia es la principal razón por la que los hombres llevan a sus esposas a la residencia. Normalmente, los hombres no son cuidadores. No están diseñados biológicamente para cuidar de los demás. En el papel de cuidadores, creen, como siempre han hecho, que pueden «arreglárselas». Insistiendo en que ella todavía puede preparar las comidas como siempre, mantener limpia la casa como siempre y servirle a él como siempre. Pero ella no puede.

El abuso es común debido a la fatiga y a la frustración extrema. Los hombres también tienden a mantenerse en estado en negación durante más tiempo, dejando a su esposa en casa mientras se van a trabajar. La esposa luego llama por teléfono cincuenta veces al día, lo que evidencia hasta qué punto tiene miedo de estar sola. Otra señal de que es hora de trasladarse a una residencia.

Hijas que cuidan a sus padres: A menudo las hijas piensan: «¿Cómo voy a sacarlos de su hogar? Soy la peor hija del mundo». Muchas se sienten culpables por tomar esa decisión. ¿Culpa? ¿Cómo ayuda eso? Tú, como hija, estás tomando la mejor decisión en ese momento. Renuncia a la culpa. Haz una pausa..., sé honesta con lo que crees que es una opción mejor. No existe la mejor opción, sólo una opción mejor. El proceso será duro y difícil. Trasladar a una persona a una residencia siempre resulta muy difícil. Pero considera el hecho de que tus padres puedan llegar a ser más amables con los cuidadores *chiflados* que contigo. A menudo los he visto funcionar mejor con completos desconocidos.

Los hijos tienden a esperar y esperar hasta que obtienen el permiso de sus padres. Nadie dirá: «Será mejor que me cuide otra persona. Estoy listo para trasladarme a una residencia». En algún momento, las familias deben tomar una decisión difícil y deben esperar que sea dura. Es posible que la persona con demencia sólo tarde días en adaptarse o meses. Suelen adaptarse. Esto también sucederá.

¿La persona funcionará mejor en una casa en la que ha vivido durante cuarenta años? Sí, esencialmente, si todavía sabe dónde está. Sin embargo, podría salir por la puerta de su casa y pensar que estaba de visita. Otros sugieren que es mejor que tenga tiempo para adaptarse a un nuevo hogar antes de que disminuya sus capacidades. Ambas opciones son válidas.

Si la persona vive sola y ha dejado la estufa encendida o se ha alejado de casa y se ha perdido, o si simplemente te llama cincuenta veces al día, es hora de que se traslade. Es mejor pensar en una razón para mudarse que entiendan y decirles que es algo temporal. Es menos amenazador cuando es temporal, aunque tú sepas que probablemente sea permanente. «Es sólo para el invierno». «El médico dice que durante un par de meses, hasta que todo vuelva a la normalidad».

Un hijo, literalmente, se subió al tejado de la casa de su madre y lo rompió para que ella pudiera ver claramente que tenía que trasladarse mientras los albañiles arreglaban el agujero. Otra familia le dijo a su madre: «Las tuberías están congeladas» y le cortaron el agua. Otro puso la excusa de una plaga de insectos. Es posible que esto no te parezca bien, pero la respuesta perfecta no existe si la persona insiste en no marcharse de casa. Éstas son razones que la persona entendería, por lo que facilitan el traslado.

> *Fue una bendición cuando mi madre se rompió el tobillo porque tuvo que trasladarse a una residencia. Ver su aparato ortopédico la ayudó a comprender que necesitaba cuidados. No le quitamos el aparato ortopédico hasta que se adaptó al nuevo lugar, a pesar de que su tobillo ya se había curado tiempo atrás.*

Para facilitar la transición tanto para la persona con alzhéimer como para su cónyuge, comienza con el cuidado de relevo con pequeños incrementos. De esta manera la persona se acostumbra a estar rodeada de otras personas y el cónyuge se acostumbra a cuidar de sí mismo. Para un cónyuge es extremadamente difícil pasar de ser cuidador 24 horas al día, 7 días a la semana, a nada. Asegúrate de preguntarle al cónyuge qué parte del cuidado le brinda alegría, como compartir las comidas o acostar a la persona, para que siga siendo parte del viaje si así lo desea.

He visto a muchos cónyuges trasladar a la persona que aman a una residencia porque en ese momento no pueden cuidarla. Cuando comienzan a sentirse mejor, insisten en llevársela de regreso a casa, sólo para descubrir que cuidarla está más allá de sus capacidades, de nuevo. Les resulta muy difícil aceptar que no pueden hacerlo.

> *El médico dijo: «Sé que no te gusta la idea de mudarte. Pero tu esposa y yo estamos preocupados por ti. No hacemos esto para castigarte. Lo que está sucediendo ahora mismo no es culpa tuya. Te queremos y estamos tratando de hacer lo mejor para ti». Ratifica sus sentimientos. Ratifica que no es culpa suya. Ratifica tu amor.*

¿Cuándo es el momento de trasladarse? Sinceramente, no lo sé. En un mundo perfecto, vivirías con la persona con demencia durante un mes, y lo que vieras te daría la respuesta, pero primero tendría que dejarte entrar.

Momentos de transición

No traslades a la persona una y otra vez. Dos meses contigo, dos meses con tu hermano... Tu intención es honorable, pero el cambio constante no beneficia a la persona con demencia. Trasladarla de una residencia a otra porque no estás contento por una razón u otra tampoco es la respuesta.

> *Cada vez que un nuevo residente se traslada a nuestra residencia, no es el residente el que necesita que lo tranquilicen, sino que es el miembro de la familia que tiene que marcharse quien necesita algo de amor. Yo soy quien se queda atrás para consolarlo cuando se va.*
>
> *Incluso los hombres grandes, fuertes y estables se detienen para recibir un abrazo largo y darles ánimo y decirles que su ser querido estará seguro y cuidado. Son frágiles. Renunciar al cuidado de su ser querido no es renunciar a él.*
> —René Draiggers, enfermera—

En algún momento debes tomar una decisión. No se puede predecir el resultado. Simplemente sabes que lo que está sucediendo en ese momento no está funcionando. Luego avanzas paso a paso. Y sí, querrán irse a casa. Pero incluso, si los llevas a casa, todavía querrán irse a casa. El hogar es un sentimiento, y con alzhéimer el hogar es otro lugar y otro momento. Dales una razón para trasladarse que entiendan. Luego, dales una razón para quedarse donde sea que se queden, sólo un poco más.

> *Emma se mudó a nuestra residencia desde la costa este. No tenía hijos y fue su sobrino, que tenía los poderes notariales, quien la hizo mudarse a la costa oeste. Claramente no tenía alzhéimer. ¡Un día caminó diez manzanas conmigo porque quería marcharse! Estaba enfadada porque había pensado que sólo estaba de visita en casa de su sobrino, pero él la dejó aquí. Nunca conocí a su sobrino. Él no la visitó nunca. Todavía pienso en Emma hoy. Puede que fuera mayor, pero aquello no estuvo nada bien.*

El hecho de que te encuentres en una situación estresante no significa que debas estresarte. Puedes estar en medio de la tormenta. La clave es: no dejes que la tormenta entre en ti. —Joel Olsteen—

Hogar recién descubierto.

Elegir una residencia

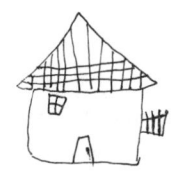

La residencia debe ser específica para el cuidado de pacientes con demencia. Las familias trasladarán a una persona con demencia a una vivienda asistida porque parece «normal» y nadie tiene que admitir que padece alzhéimer. Pero allí tienen cincuenta personas que les hacen sentir que algo anda mal. La persona en cuestión será condenada al ostracismo, se sentirá intimidada y se aislará en su habitación porque no puede manejar la situación. Entonces, tendrá que ser trasladada nuevamente al cabo de seis meses porque la manera en que se está comportando «no es la apropiada».

A menudo me preguntan: «¿Cómo podemos ayudar a nuestros residentes independientes a comprender a las personas con alzhéimer?». Se puede hacer, pero es casi imposible lograr que una persona mayor cambie la manera en que reacciona cuando alguien entra y sale de su habitación. Una posibilidad es darle a la persona cuyo estado cognitivo es bueno algo para darle a la persona con demencia, que deambula de un lado a otro o quiere comprar cosas continuamente. Un simple paquete de pañuelos de papel, un periódico, una bufanda o una galleta pueden servir. Pero es más importante elegir una residencia que sea específica para el cuidado de personas con alzhéimer porque estas personas se desempeñan mejor cuando están con otras personas con demencia. La persona piensa: «Yo lo estoy haciendo bastante bien. Esta gente está loca».

Con demasiada frecuencia, las familias «colocan» a sus seres queridos en un edificio hermoso y costoso porque «tiene buen aspecto» y eso los hace «sentirse mejor». Pero para la persona con demencia es difícil relajarse porque todo parece grandioso, como si se tratara de un hotel. Busca una residencia para personas con demencia que ofrezca un ambiente que se parezca a una «vida en casa» y que apoye a la persona, no a tu ego.

Momentos de transición

Una residencia para personas con demencia es un mundo diferente, un entorno diferente y una forma diferente de estar con las personas. No se trata del edificio, sino de las personas que trabajan dentro del edificio. ¿Son amables? ¿Están atentas? ¿Sonríen? ¿Entienden el alzhéimer? ¿Conocen la historia de cada persona a la que están cuidando?

> *Cuando comencé a trabajar como asistente geriátrica hace veintinueve años, no tenía ni idea de lo que me esperaba. Pero pronto me transformé en una persona que cuida a personas con todo tipo de personalidades. Nunca cambiaría mi trabajo por otro. Por aquella época mis hijos me decían muchas veces: «Mamá, ¿por qué no buscas un trabajo de verdad?». Y yo les respondía: «Ya tengo uno». Me lo decían porque me levantaba todos los días entre las 3 y las 4 de la madrugada y trabajaba además dos fines de semana al mes y muchos días festivos. Veían lo cansada que estaba. Entonces, ¿por qué amaba tanto mi trabajo? Porque recibía mucho amor, un amor que vive en mi corazón hasta el día de hoy. Aquéllos eran verdaderamente «seres queridos»: padres, abuelos, personas con las que deberíamos ser amables y a las que se debe tratar con respeto.*
>
> *Ésta es una de mis muchas historias. Un día a las 5 de la mañana llegó el momento de levantar a Anna. La ayudé con sus cuidados matutinos: con su higiene personal, a vestirse y a hacer la cama. Ella estaba sentada en el borde del colchón y yo estaba inclinada, tratando de ponerle los zapatos. De repente, Anna se inclinó, me pasó ambos brazos por los hombros y me dio un gran abrazo. «Eres la mejor familia que he tenido», me dijo. Las lágrimas brotaron de mis ojos. Me levanté, la abracé y con una sonrisa le dije que la amaba. ¡Sí! Mi querida familia, tengo el trabajo adecuado.*
>
> —Extracto de *The loving heart of Rosemary Brackey*—

He visto residencias en zonas rurales que se preocupan mucho porque forman una comunidad dentro de una comunidad. El cuidador conoce a esa persona porque era su vecino, su camarera o su estudiante. No hay mayor regalo que ser conocido.

La residencia ideal para el cuidado de personas con demencia suele tener de ocho a quince residentes, con dos cuidadores y un director de actividades a tiempo completo, en un entorno hogareño: cocina residencial, sala de estar y comedor pequeños. He visto casas en áreas residenciales que han sido remodeladas específicamente para el cuidado de personas con demencia. ¡Qué gran idea!

Crear momentos de alegría

También son muy beneficiosas las residencias emplazadas en un campus de viviendas independientes, especialmente para las parejas. Eso les permite permanecer juntos porque el cónyuge mantiene su bienestar en una vida independiente, mientras que la persona con alzhéimer participa en la vida de la residencia y recibe cuidados.

Asimismo, es ideal cuando las residencias para personas con demencia pueden aportar diferentes niveles de cuidado: una zona para la etapa inicial con personas que caminan, caminan y caminan (deambulan), y otra para las etapas intermedia y tardía. La pregunta que debe hacerse es: «A medida que la enfermedad avance, ¿podrán quedarse aquí?». Nada puede reemplazar a los cuidadores que conocen a esa persona como nadie.

En general, es una cuestión complicada y no hay una única respuesta. Sabes perfectamente que antes sólo había tres sabores de helado: chocolate, vainilla y fresa. Ahora tenemos miles de sabores. Lo mismo ocurre con la atención médica. Solíamos tener tres sabores: jubilación, vida asistida y hogar de ancianos. Ahora estamos creando más y más sabores porque sabemos que la generación de los *baby boomers* no aceptará sólo tres sabores. Mi consejo es: presta atención a cómo te sientes cuando visitas diferentes residencias. Pregúntate: ¿Es ésta una comunidad que cuida a sus empleados? Si cuida a sus empleados, también cuidará a la persona.

Cosas a buscar en una residencia para personas con demencia

* Director de actividades a tiempo completo para no más de veinte personas. Ésta es la persona «divertida», la que crea ligereza, tontería y dulzura. Contrata la personalidad, no el título.

Mary, nuestra directora de actividades fabulosas, lleva a los residentes en carritos de golf, hace volar cometas, los lleva a pescar y organiza carreras de caballos con julepes de menta.

* La televisión no es el punto focal. Cuando veas gente sentada alrededor de un televisor de cincuenta y seis pulgadas en medio de una sala de actividades…, ¡luz roja! Cuando la televisión es la niñera, eso insinúa que la residencia no tiene nada que aportar, ningún valor o propósito, lo cual está lejos de la verdad.
* Los cuidadores usan ropa normal de colores brillantes. En el cuidado de personas con demencia, éstas no saben que tienen una enfermedad. No saben por qué están allí; por lo tanto, se sienten más cómodos con los amigos que con las personas que «tratan de cuidarlos».

Momentos de transición

Normalmente no usaba colores brillantes porque soy un poco gordito. Pero al poco tiempo me fijé en que sus ojos se iluminaban cuando me ponía bufandas y accesorios brillantes. Ahora me pongo algo colorido todos los días porque son esas pequeñas cosas las que más les importan. Pequeñas cosas que importan: rascarles la espalda, sonreírles y recordar no preguntarles: «¿Cómo estás?».
—René Draiggers, enfermero—

* Es un lugar donde pueden relajarse, moverse libremente y mostrarse exactamente como son. El cuidado de las personas con demencia es un modelo social de cuidados, no un modelo médico. La persona con demencia reacciona ante las personas y lo que ve en el ambiente.
* El suelo tiene pocos desniveles y no está estampado.
* Tiene mecedoras. Mecerse relaja tanto la mente como el cuerpo.
* La gente está sentada en sillones que trajeron de sus casas. Donde sea que esta persona gravite –el espacio tranquilo, el espacio ocupado o su habitación– es donde debería estar su sillón (su lugar de comodidad). Si su sillón es visible para ellos, es más probable que encuentren consuelo allí.
* La decoración oscila entre los años cuarenta a setenta. No se trata de que las cosas sean «bonitas» según los estándares actuales, sino de generar recuerdos. Busca paredes llenas de fotos de bodas e imágenes de iglesias locales, recuerdos de guerra, estrellas de cine de su generación, animales de granja, peces pescados en la zona y fotos de los residentes en la escuela primaria (todos somos encantadores cuando somos pequeños).
* Hay espacios donde pueden ir de compras, mecer a un bebé, trastear en un banco de trabajo o crear arte.
* Afuera hay pajareras, un cobertizo, una caseta para perros (no es necesario que haya un perro), un porche con mosquitera, un camino con bancos a los lados que se inclinan ligeramente hacia delante para que sean fáciles de utilizar, un tendedero con sábanas al viento, conejos, gallinas (o al menos estatuas de animales que parecen reales), la bandera del país, un molino de viento o cualquier cosa que pueda haber en tu propio jardín.
* Cortinas que se cierran en lugar de persianas porque las personas con demencia no saben ocuparse de las persianas y éstas les causan agitación.

Éstos son unos cuantos buenos consejos para comenzar a elegir una residencia. Nada es perfecto. Así que deja de buscar si tu objetivo es conseguir algo perfecto. Sin embargo, gracias a Dios, en la actualidad hay muchas, muchas residencias que brindan atención de calidad en un entorno diseñado específicamente para ayudar a quienes padecen la enfermedad de Alzheimer.

Repito, busca una residencia diseñada específicamente para el cuidado de personas con demencia, no una residencia que simplemente tenga buena pinta o, al contrario, una que tenga un aspecto institucional. El día que veamos un bar con *happy hour*, máquinas tragamonedas y contratemos a personas para fumar con los residentes, habremos llegado al entendimiento de que apoyar a una persona es más importante que apoyar a un sistema. Prepárate..., la marihuana está a la vuelta de la esquina.

> El hogar es el lugar que más amamos y del que más nos quejamos. —Billy Sunday—

Residencia recién descubierta.

Qué esperar

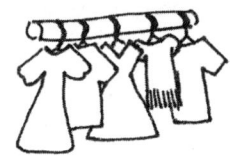

Espera que otras personas usen la ropa de tu madre. Los suéteres que llevaste ayer crearon un momento de alegría para todos.

Espera que todo se pierda. Todo lo que lleves es una donación. No esperes que los cuidadores localicen el único artículo que llevaste. Espera que se pierdan los audífonos, las gafas, las dentaduras postizas y los anillos de diamantes. Reemplazar una y otra vez estos costosos artículos es una batalla perdida.

Espera «compras». La gente hurgará en los cajones y en los armarios de los demás. ¡Deja que pase! Mejor aún, dales una bolsa de la compra y déjalos comprar.

Espera que haya otras personas en la habitación de tu padre. Veinte residentes tienen veinte habitaciones porque no saben cuál es la suya. Permite que todos tengan la libertad de vagar y explorar su hogar.

Espera que la gente duerma siestas en todas partes. Todo ese espacio es su hogar y necesitan sus siestas.

Espera que alguien salga de una habitación completamente desnudo. Aquí se vive, lo que en mi opinión es mucho mejor que el aburrimiento medicado.

Espera que la gente diga exactamente lo que está pensando. Te dirán que tienes el culo gordo, pero también te felicitarán por tu vestimenta.

Espera chismes, discusiones, palabrotas, un poco de caos y frases ingeniosas cuando menos te lo esperes.

Espera sonrisas y abrazos de personas que no conoces.

Espera ver a las personas bailar, cantar y que todo el mundo (incluidos los cuidadores) estén un poco «fuera de lugar».

Espera que dos personas tengan una conversación encantadora que nadie entienda. Es una tontería. ☺

Espera que la residencia sea un desastre. Ahí vive gente.

Espera no ver un calendario de actividades diarias. Las actividades sucederán momento a momento.

Espera que los cuidadores usen ropa de diario, colorida y regular, no uniformes médicos.

Espera cuando le preguntes a tu familiar: «¿Qué has hecho esta mañana?» que te responda: «Nada». Por eso tomamos fotografías. Para mostrar los momentos alegres…, ellos olvidan que los han tenido.

Y, sobre todo, **espera** ver a personas consternadas, cariñosas, asustadas, haciendo el tonto, confundidas, sonriendo, tristes y amadas. Ese lugar y sus habitantes se convertirán en una familia. La mayoría de los cuidadores aman lo que hacen y en particular aman a las personas con demencia. Si en ese lugar realmente se comprende el alzhéimer, espera que permita que todos sean como son.

Entonces…, **espera** lo inesperado. El sufrimiento ocurre cuando esperas algo diferente de lo que es.

Aprecia cada momento como un milagro irrepetible…, impredecible. —Hermana Mary Rita—

Nuevas expectativas recién encontradas.

Crear un refugio seguro

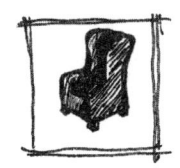

Si alguien te quitara tus tesoros, ¿aún le encontrarías placer a estar en tu casa? Estar rodeado de lo que amas es lo que lo convierte en tu hogar.

Antes de trasladar a la persona a un nuevo hogar, primero toma una fotografía del lugar de la casa donde está más cómoda, de su *grandeza*,[1] y de dónde duerme. Pon esas fotos lo más cerca posible de ella en el lugar al que se traslade. Crees que recordarás dónde estaba todo, pero en el último minuto moverás las cosas para que «la foto salga más bonita». Mover sus cosas de un lado a otro sólo aumentará su confusión.

Trasladarse es duro, tengas o no demencia. Para facilitar la adaptación, recomiendo encarecidamente trasladarlo todo antes de su llegada. Haz que el nieto favorito lleve a la persona a almorzar, a un parque o a un paseo por el campo. No involucres a la persona en la toma de decisiones. El objetivo es reducir el estrés que genera la mudanza.

¿Qué puedes poner en su habitación para que todos sepan quiénes son (su grandeza): un cuadro que pintaron, un retrato de su familia cuando los niños eran pequeños, un recuerdo de un lugar que visitaban con frecuencia, ¿tal vez una colección de objetos? El truco consiste en colocar sus tesoros en un lugar similar para que la nueva habitación parezca su hogar.

> *Un señor que era médico tiene copias de sus diplomas colgadas en la pared y todavía se le conoce como Doc.*

Un lugar cómodo
¿Cuál es su lugar más cómodo, es un sofá en el garaje, la mesa de la cocina, su escritorio de costura, un sillón reclinable en la sala de estar? Si

---
1. Aquello que se le da bien, lo que más le gusta, lo que la hace como es, etc. *(N. del T.)*

el lugar más cómodo para la persona es su sillón reclinable, ¿a qué lado está la mesa auxiliar? ¿En el lado derecho? Entonces la mesa auxiliar debe permanecer en el lado derecho. No compres un sillón nuevo.

Si no está su sillón, no encontrarán comodidad en su nuevo hogar.

Una señora quería traer la mecedora giratoria favorita de su mamá, pero la residencia no se lo permitió debido al riesgo de caída. Haz todo lo posible para llevar con ella su lugar más cómodo, aunque gire.

Una señora trajo su otomana favorita. Entró una enfermera y tropezó con el mueble. Se consideró un peligro de caída y se eliminó. Te pregunto, ¿quién es más probable que se tropiece con la otomana? ¿La enfermera o la persona que la tiene desde hace treinta años?

Una residente explicaba que todavía no se había trasladado. La habían llevado allí sin su sillón favorito.

Su grandeza

¿Cuál es su grandeza y dónde la buscarían? Si les gusta leer, ¿dónde buscan sus libros? ¿Debajo de la almohada? Pues ponle sus libros debajo de la almohada y no en una estantería. Si pones sus cosas de costura en un recipiente de plástico y lo guardas en el armario, ¿sabrá dónde encontrarlo? No. La cesta de costura debe estar en el lado izquierdo del sillón, donde siempre ha estado.

¿Dónde duermen?

¿Qué tipo de almohadas le gustan, cuántas y dónde están ubicadas? ¿Cuántas mantas tiene? ¿Cuál es su favorita? ¿Qué ha tenido siempre en la mesilla de noche?

¿Dónde está la lámpara? ¿Por qué lado de la cama se levanta? ¿Duerme boca arriba, de costado o boca abajo? ¿Duerme con los calcetines puestos? ¿Están metidas las sábanas? Si cambias algo, como comprarle un edredón nuevo, dice que ésa ya no es «su cama».

Mi mamá decía que aquélla no era su cama. Esto era así porque le había comprado un nuevo edredón morado para reemplazar el viejo. Ella no empezó a creer que dormía en su cama hasta que le puse su vieja manta naranja y verde a los pies, donde siempre había estado.

Una señora remodeló su garaje para tres coches para que se pareciera exactamente al primer piso donde había vivido su padre. La pintura de la pared era la misma. El abrigo todavía colgaba detrás de la puerta. El baño estaba en el

Momentos de transición

mismo lugar. El viejo sillón reclinable junto a la mesa auxiliar en el lado derecho. «Trasladamos a mi padre a otro estado y ni siquiera sabía que se había mudado». ¿Cómo queda su nivel de independencia? Igual.

Si deseas que vivan contigo, te recomiendo encarecidamente que guardes tus cosas en un lugar de almacenamiento y hagas que tu casa sea como la de ellos.

Nota al margen: Todos sabemos que trasladarse a un espacio más pequeño presenta desafíos. ¿Qué conservas y qué le das a la familia? En lugar de vender las pertenencias de la persona en un mercadillo, dónalas a una residencia. Apuesto a que las pertenencias que ha adquirido la persona a lo largo de los años proporcionarán alegría a muchos. O también puedes venderlas para recaudar dinero y comprar un piano o un secador de pelo antiguo de peluquería, de modo que el mundo actual pueda desaparecer para las muchas mujeres que viven allí.

No podemos devolverles su memoria, pero sí proporcionarles una experiencia que los active. —Moyra Jones—

Refugio recién descubierto.

«¿Dónde está mi habitación?»

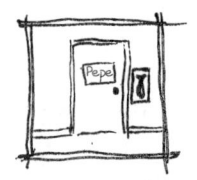

A las personas con demencia les resulta muy difícil encontrar su habitación, y con razón, porque todas las puertas se parecen. ¿Alguna vez te has fijado que en las residencias de jubilados las personas tienen decoraciones distintas pegadas en la parte exterior de las puertas? La mayoría de nosotros somos capaces de encontrar maneras de distinguir nuestras puertas. Sin embargo, las personas con demencia no suelen tener esta capacidad.

Entonces, es aún más relevante que creemos tantas pistas como sea posible:

* Cuelga al lado de su puerta algo que amen y que sea exclusivamente suyo: un reloj de cuco, una pintura, su foto de graduación, etc.
* Si hace volar aviones en miniatura, cuelga una foto de su avión preferido.
* Pon la firma de la persona a un tamaño grande a la altura de sus ojos. (Algunas personas todavía reconocen su firma en una etapa muy avanzada de la enfermedad).
* ¿Dónde cree la persona que está? ¿En un apartamento? ¿Qué número? Escribe ese número en su puerta.
* Coloca su puerta vieja de la persona en cuestión, con su aldaba o timbre, en el nuevo lugar.
* ¿De qué color era su puerta? Píntala de ese color.
* Cuelga un cartel con el nombre de la calle en la que vivía.
* ¿Tenía una mascota querida? Pon una foto de esa mascota al lado de su puerta. (Asegúrate de preguntarle qué ven en una imagen antes de colgarla, porque es posible que vean algo completamente diferente a lo que ves tú).

Una señora a la que estaba visitando adoraba las rosas, y afuera de su habitación había una foto de una hermosa rosa roja. La felicité por la foto y ella dijo: «No me gusta. Es el trasero de una mula apuntándome».

◪ Momentos de transición

A continuación, se muestra un ejemplo de la decoración de una puerta de alguien que disfruta de la pesca.

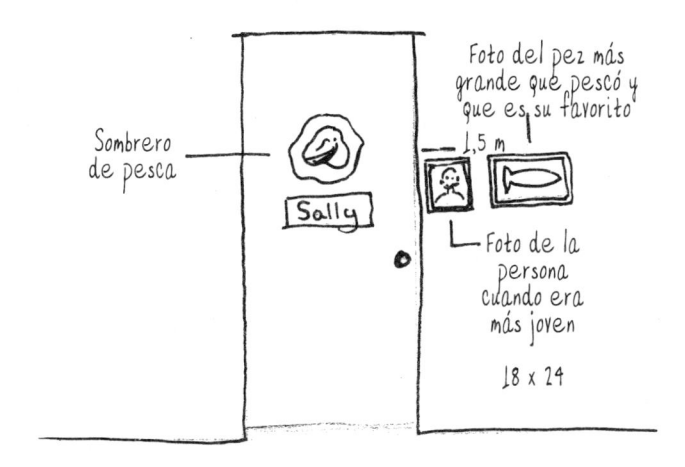

Sombrero de pesca

Sally

Foto del pez más grande que pescó y que es su favorito

1,5 m

Foto de la persona cuando era más joven

18 x 24

A Pat le encantaba pescar en su juventud, y eso era algo de lo que estaba orgullosa en su época. Tenía una foto suya en la que sostenía un salmón de catorce kilos en un muelle. Esa foto estaba colgada justo afuera de su habitación. Cuando alguien entraba a la residencia, ella les mostraba la foto y les hablaba del tamaño del pez. Cuando Pat ya no podía comunicarse bien, señalaba la imagen y asentía con la cabeza; sus ojos te mostraban lo orgullosa que estaba de aquel día.

Si la persona no tiene familia, pídeles a los cuidadores que decoren el exterior de su puerta. Queremos que todo el que pase vea a una persona, no la enfermedad.

✿ Con demasiada frecuencia amamos las cosas y usamos a las personas, cuando deberíamos usar las cosas y amar a las personas. —Autor desconocido—

Puerta recién descubierta.

Reproducir sus favoritos

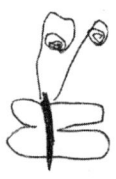

¿Cuáles son sus cosas favoritas? ¿Su bebida favorita? ¿Su merienda favorita? ¿Su helado favorito? ¿Su suéter favorito? ¿Su lugar favorito para sentarse? ¿Su persona favorita? ¿Su broma favorita? ¿Su manta favorita? ¿Su lugar favorito para visitar? ¿Su tema favorito para hablar? ¿Su música favorita?

Cuando encuentres algo que cause una reacción positiva, ¡escríbelo y compártelo con todos! Evita escribir afirmaciones generales como, «A mi mamá le encanta hablar de su hermano». Escribe afirmaciones como, «Bob, su hermano, es un gran pescador».

Cosas favoritas de Emily

* Palomitas de maíz con mantequilla y mucha sal.
* Llámala «Em».
* Chocolate con leche.
* Háblale del cuadro *La noche estrellada* de Van Gogh, que tiene colgado en su pared.
* Em es poeta. Léele en voz alta uno de sus poemas.
* Alimentar juntos a los pájaros, o enciende el monitor para bebés para que pueda oírlos.
* Contemplar la foto de su hermano pequeño, Gill, y su hermano mayor, Bob, en la mesa auxiliar.
* Dile: «Em, tienes unos ojos azules preciosos».
* Dile: «¡Oye, gruñona!» (le provoca una sonrisa).
* Cantar *Una miradita nada más* o *Dos gardenias para ti*.
* Leer historias cortas divertidas del *Reader's Digest*. Sus favoritas están marcadas.
* Le gusta dormir en una habitación fresca tapada con muchas mantas.
* Helado suave (de cualquier sabor, pero no sorbete).
* Deja que lleve puesto su camisón azul favorito todo el día.
* Prefiere caminar descalza.

Momentos de transición

¡Comparte esta lista con todos! Escribe su rutina nocturna y cuélgala de la pared junto a su cama. Escribe su rutina matutina y cuélgala del espejo del baño. Así, cuando te vayas de vacaciones, muy merecidas, la rutina aún puede seguirse porque la anotaste.

El mejor regalo que puedes hacerle es escribir quién es esa persona para que otros puedan brindarle el cuidado que necesita y tú tengas espacio para cuidarte a ti mismo.

Lo que más me gusta es cuando la gente recuerda las pequeñas cosas que les dije. En plan..., ¿en serio? ¿De verdad me escuchaste? Gracias. —Autor desconocido—

Favoritos recién descubiertos.

Recordar su grandeza

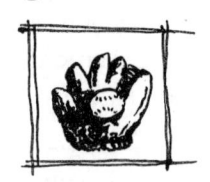

¿Qué sombrero le ha dado a esa persona una gran alegría durante toda la vida? El softbol es uno de mis grandes placeres. También tengo cuatro hermanos, así que cualquier hombre que pensara que una niña no podía jugar…, ¡yo competía contra él y lo vencía!

Para crear un momento de alegría para mí cuando tenga demencia, simplemente di: «¡Eres una jugadora de softbol increíble!». Sonreiré. Luego, señala a cualquier hombre y di: «Te apuesto lo que quieras a que podrías patearle el trasero», porque en mi familia hablamos así: «Te voy a patear el trasero, mamá». «Voy a derribarte, chico». Los guantes de piel que quiero y que necesito son los que apestan mi coche y probablemente apestarán mi habitación. Querrás tirar mis guantes a la basura o rociarlos con perfume, y yo espero poder decirte: «No se trata de lo que tú quieras. Mi habitación…, ¡mis guantes!».

Mis guantes están igual que su sillón. Después de sentarse en el mismo sillón durante treinta años, ¿en qué estado se hallará? No muy bueno. ¿A qué empieza a oler? Realmente a algo no muy bueno. Pero no se trata de ti, sino de lo que le brinda consuelo a esa persona. Límpialo y acepta que nunca «tendrá buen aspecto». Pero, amén, trae consuelo.

Mis guantes están igual que su vestido. Tiene algunos agujeros y puede oler, pero a ella le gusta, así que deja que se lo ponga.

También me encanta jugar a las cartas. Podría jugar a las cartas 24/7 si alguien me lo permitiera. Me encanta el juego 500. Cuando tenga demencia, es posible que no pueda jugar una partida perfecta. Pero si corriges mi juego, ¿me creará un momento de alegría? ¡No! Si me ganas, ¿eso creará un momento de alegría para mí? ¡No! Si mi hombre me gana dos veces, se acabó el juego, ¡y por la noche duerme en el sofá!

Deja de lado tus expectativas sobre cómo debería jugar la persona con alzhéimer y déjala sentir que gana cada vez!

Momentos de transición

Un señor señaló que a su esposa le encantaba jugar a las cartas. Sin embargo, si yo simplemente le preguntaba: «¿Te gustaría jugar a las cartas?», ella no respondía.

Pero si sacaba las cartas y se las ponía delante, ella las cogía, las barajaba y las repartía. «La dejabas ganar, ¿no?», le pregunté. «No hace falta, ella juega muy bien, como siempre lo ha hecho, y me gana cada vez», respondió.

A mi abuelo y a mí nos encantaban los juegos de mesa. Ahora tengo que poner en práctica grandes dosis de paciencia, ya que tira los dados, le sale un trío y cree que tiene una escalera. Es muy gracioso cuando nos reímos y creamos nuevos momentos para ser apreciados. —Taylor Lavendar—

A menudo, en las primeras etapas, abandonan su *grandeza*, dejan de hacer aquello en lo que antes eran tan buenos porque les genera frustración; no pueden hacerlo como siempre lo han hecho y lo saben. En las etapas intermedias, son menos conscientes de sus pérdidas, así que hay que ver las cosas buenas, tal como hizo esta nieta:

Cuando mi abuelo comenzaba a mostrar signos moderados de demencia, algunos de los miembros de nuestra familia lamentaron la pérdida de nuestra capacidad para participar con él en las experiencias compartidas más significativas: jugar al gin rummy, pescar, jugar al golf y acompañarlo a los servicios religiosos. Lo que descubrimos fue que el éxito y la alegría aún eran posibles cuando pasábamos directamente a lo bueno de esas experiencias. Para hacer eso, redujimos cada actividad a las partes que eran más agradables para el abuelo y luego las recreábamos.

En lugar de estar sujetos a las reglas y al mantenimiento de la puntuación, nos centramos en lo que todavía podía hacer y en lo que aún quería hacer. Lo bueno para él cuando jugaba a las cartas era sostenerlas en la mano, moverlas por la mesa, a veces clasificarlas y tener siempre palitos de zanahoria, apio, patatas fritas y su salsa de gorgonzola favorita a mano. Nos sentábamos alrededor de la mesa y nos reíamos y comíamos, y no importaba si nuestra idea de jugar a las cartas cumplía con las expectativas de los demás, ¡porque nos funcionaba! Cuando se trataba de pescar, llevábamos al abuelo a dar un paseo cerca del agua para oler el aire salado, practicábamos lances en el patio trasero, clasificábamos cebos y señuelos sin anzuelo en su caja de aparejos, mirábamos fotos antiguas de sus capturas más grandes y luego comíamos pescado para el almuerzo. No teníamos que limpiar la barca o detenernos en el puerto deportivo para repostar, y no más destripar y limpiar pescado. ¡Era algo precioso! Pasar directamente a lo bueno definitivamente tiene sus recompensas.

Utilizamos este mismo método para brindarle el sentido de hermandad que se daba en la iglesia a través de nuestros abrazos, y le levantábamos el ánimo al ponerle sus himnos favoritos y leer sus pasajes bíblicos preferidos. El golf se convirtió en paseos en medio del olor a césped recién cortado, la práctica con pelotas de golf de colores brillantes y un paseo en el carrito de golf con la brisa en sus mejillas. Antes de irse a casa, pedía el mismo almuerzo en el restaurante del campo de golf: un sándwich club y un plato de sopa.

Una vez que nos dimos permiso para hacer las cosas buenas, el tiempo que pasábamos con él se volvió mucho más significativo y menos estresante. Ya no sentía la presión de realizar tareas o dar pasos de una manera específica, y podíamos deleitarnos con la alegría de hacerlo sin preocuparnos por completar lo que estuviéramos haciendo juntos.

PD: Esta lección de «llegar a lo bueno» también se trasladó a nuestras propias vidas. De vez en cuando, empezamos a preparar la mezcla para hacer un pastel, pero ya no lo horneamos, enfriamos, glaseamos, cortamos y servimos porque decidimos simplemente chupar la cuchara, que es lo que más nos gustaba del proceso, y terminar ahí. Así que adelante…, ves directamente a las cosas buenas de la vida. ¡Está bien!

—Mara Botonis, nieta de Bill, autora de When Caring Takes Courage—

Simplifica, simplifica, simplifica para que la persona aún pueda hacer aquello en lo que es realmente buena.

No puede hacer un vestido, pero puede coser un dobladillo.
No puede arreglar un coche, pero puede limpiar
una pieza del motor.
No puede preparar un estofado, pero puede abrir una lata de judías.
No puede hacer la cama, pero puede ponerle la funda a la almohada.
No puede ir a pescar solo, pero yo puedo acompañarle.
No recuerda los cumpleaños, pero puede firmar
tarjetas de felicitación.
No puede asar la manzana hasta que esté crujiente,
pero puede pelarlas.
No puede conducir, pero yo puedo llevarle.
No puede salir a comer a un restaurante, pero puede
comer en casa de un amigo.
Concéntrate en lo que puede hacer.

Cada lanzamiento es un partido nuevo. —Para Taylor, con amor—

Grandeza recién descubierta.

Hábitos de toda la vida

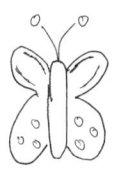

Uno de mis hábitos de toda la vida es dormir con mi almohada de plumas. Mi sobrina Stacie tiene que lavarse los dientes antes de acostarse y dejar un vaso de agua en la mesita de noche.

Cuando alguien tiene alzhéimer, es muy difícil que nos diga cuáles son los hábitos de su vida, así que mientras la persona todavía esté en casa, y mientras pueda comunicarse, obsérvala. ¿Qué le irrita y qué le calma? ¡Escríbelo!

Había un hombre beligerante que estaba en una residencia asistida, todavía con buenas capacidades cognitivas pero muy poco cooperativo. Un día, llamé a su puerta y entré en su habitación alrededor de las 9 de la noche. La habitación estaba muy caliente, él estaba descansando sobre sus mantas con su ropa de día puesta, y había fotos de caballos por todas partes. Le expliqué que sólo estaba de visita y le pregunté sobre las fotografías. Me dijo que era un Texas Ranger y que viajaba por todo Estados Unidos para competir en rodeos. Tuvimos una conversación encantadora sobre el tiempo en que él dormía bajo las estrellas y se mantenía soltero toda su vida mientras deambulaba por el campo. Cuando salí de la habitación, pensé: «Duerme sobre las mantas con la ropa puesta porque está acostumbrado a dormir bajo las estrellas, y su habitación es muy cálida porque está acostumbrado al calor que hace en Texas». Si no estuviera rodeado de imágenes de caballos, perdería su sentido de la identidad. Ahora entendía aspectos de él y por qué no había cooperado. Nunca se había casado, pero ahora tenía a treinta mujeres diciéndole lo que debía hacer. Ésa fue una oportunidad para escribir los hábitos de su vida. Teniendo demencia, imagínate lo agresivo que se ponía mientras tratábamos de ponerle el pijama y meterlo en la cama.

Puede que sea católica, pero el valor real es que lleva un rosario en su bolso. Era granjera, pero lo importante es que se levantaba al amanecer y se acostaba al atardecer. Es una ávida lectora y lee todas las noches a las 19:00 h en la cama con una almohada debajo de las rodillas, dos almohadas a la espalda y una copa de vino. ¡Los detalles marcan la diferencia!

Éstos son algunos de los «hábitos de su vida» que la gente ha compartido conmigo:

- Tres nueces antes de acostarse. En Navidad me abastezco.
- Tres almohadas firmes: una entre las piernas, una entre los brazos y otra bajo la cabeza (colocada a la derecha). Duerme del lado derecho.
- Un par de calcetines específico en los pies para irse a dormir. Ella y su esposo se fueron de camping y se olvidó de sus calcetines. Su esposo condujo cuarenta y cinco minutos para comprarle una marca en especial. (¿Dónde encontró a ese hombre?)
- Una pastilla de jabón a sus pies entre el colchón y la sábana para conciliar el sueño. Sí, es una historia real. Pensé que podría estar loca hasta que compartí su historia con otros y descubrí que más de una persona afirma que alivia los calambres en las piernas.
- Una cucharada de mantequilla de cacahuete todas las noches antes de acostarse.
- Otra señora tenía que abrir la ventana, incluso en invierno, para poder dormir. La persona de la habitación de al lado revisaba sus ventanas antes de irse a la cama para asegurarse de que estuvieran bien cerradas.
- Una hija se iluminó: «¡Ahora sé por qué mi mamá no desayuna aquí! Es porque siempre ha desayunado un sándwich de queso con agua caliente».

Todos somos maravillosamente diferentes, ¡no hay dos personas iguales! ¿Y a quién se le va a ocurrir servir un bocadillo de queso con agua caliente en el desayuno? A mí no. Todos estamos a la vuelta de la esquina, o tal vez a unas cuantas esquinas de distancia, de necesitar a alguien que nos cuide. Si escribes los hábitos de tu vida, es más probable que obtengas el tipo de atención que deseas y necesitas.

Cuanto menos interfiramos en el estilo de vida de una persona, más fácil le resultará adaptarse a un nuevo entorno.
—Chaplain R. A. Wilcox—

Hábitos recién descubiertos.

Cuestionario personal

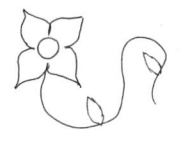

1. *Nombre:* Emma Smith.
   Apellido de soltera: Bradley.
   Prefiere que le llamen: Em.
2. *Nombre de la persona que completa el formulario:* Julie.
   Relación: Hija.
3. *¿Pregunta por su cónyuge, pero no lo reconoce?:* Pregunta por Bill, su marido, pero ya no vive.
4. *¿Busca a sus hijos, pero no los reconoce?:* Me reconoce, pero a veces no reconoce a mis hermanos cuando la visitan.
5. *¿Busca a su mamá?:* No.
6. *¿Se percibe a sí misma como más joven?:* Sí.
   En caso afirmativo, descríbalo: Al parecer, cree que tiene unos treinta años porque busca a Bill y no siempre nos reconoce como sus hijos.
7. *Describa el «hogar» que está buscando (por ejemplo, rancho, pueblo pequeño, granja, ciudad):* Cuando tenía treinta años vivía en Warrensburg, Missouri. Así que habladle de la humedad, de la vida en un pueblo pequeño, de la gran casa azul con un gran porche y un columpio, de los bailes en el granero de Stevensville.
8. *Describa la personalidad de su familiar ,antes de la aparición de la enfermedad (extrovertida, introvertida, etc.):* Muy sociable y educada en público, pero en nuestra casa siempre estaba ocupada y era la jefa… todo lo quería hacer a su manera. Era muy mandona con mi padre. Si ella le pide que haga algo, dígale: «De acuerdo, yo me ocupo de eso», pero simplemente salga de la habitación para que ella «piense» que usted se está ocupando de eso.
9. *Describa los cambios que ha visto con la demencia:* Suele decir palabrotas, lo que rara vez hacía antes. Ya no puede manejar las relaciones sociales. Se pone ansiosa cuando no está haciendo algo, así que es mejor mantenerla ocupada o realizando una rutina.
10. *¿Qué hace que la persona se sienta valorada? (por ejemplo, talentos, ocupación, logros, familia, pasatiempos):* Está muy orgullosa de sus dotes

Crear momentos de alegría

pasteleras. Hace las mejores tartas. Siempre se asegura de que todos hayan comido lo suficiente. Hace las tareas del hogar como lavar la ropa y fregar los platos, pero no le gusta en absoluto.

11. *¿Qué objetos (familiares) le son importantes? (por ejemplo, sillón favorito, caja de costura, joyas, muebles, herramientas, bolso, billetera, llaves, sombrero, fotografías familiares, reliquias...), ¿y cuál es la historia que hay detrás de cada objeto?:* No va a ninguna parte sin su bolso de mano, pero con frecuencia lo extravía, así que pasamos horas buscándolo. Le traeré diez bolsos. Tiene un libro de recetas favorito, no usa joyas, le gustan las lociones y su cómodo sillón naranja favorito.

12. *¿Cuál es su rutina matutina exacta?:* Por lo general, se levanta alrededor de las 5:30, pero está en pijama hasta las 8:00. Dele café y tareas de cocina cuando se despierte. Bebe cinco o seis tazas de café con nata, pero sin azúcar. Le gusta tomarse un tazón grande de Honey Nut Cheerios y lavarse el cuerpo con un paño húmedo caliente. Le gusta remolonear un poco antes de levantarse. Siempre lleva un café en la mano.

13. *¿Cuál es su rutina nocturna exacta? (hora de acostarse, refrigerios, ropa de noche específica, arreglo personal, cómo se relaja):* Se acuesta alrededor de las 21:00, se toma un martini (les proporcionaremos los vasos y el vodka), no duerme con los calcetines puestos y las sábanas no están metidas (habitación desordenada). Almohada de plumas, vaso de agua (sin hielo) y libros de Danielle Steele debajo de su cama. Duerme desnuda y en invierno con muchas mantas.

14. *Preferencia de ropa (por ejemplo, vestidos, zapatos, color de las prendas, sombreros):* Vestidos coloridos y holgados, prefiere estar descalza a menos que «salga», no lleva sostén.

15. *Bebida preferida:* Martini, o agua en vaso (nunca de plástico, ni con hielo); café con nata y sin azúcar.

16. *Aperitivos favoritos:* Cualquier cosa dulce o salada, helado, galletas, palomitas de maíz con mucha sal y mantequilla, cacahuetes con cáscara.

17. *Comida favorita:* Puré de patatas, salsas, maíz, pollo frito.

18. *¿Qué hace que se «porte bien»? (por ejemplo, ir la iglesia, salir de excursión, amigos que vengan de visita...):* Salir con amigos o con un hombre guapo.

19. *¿Cómo se lavaba, o, cuando era pequeña, cómo la bañaban? (mañana o noche, marca de jabón, toallita, esponja de baño, bañera o ducha, privaci-*

🖋 Momentos de transición

dad): Baño de esponja, pastilla de jabón de lava, paño húmedo caliente, ocho toallas para que esté constantemente cubierta, valora mucho la privacidad. No le gusta que la apresuren. Necesita tener sensación de control.

20. *¿Cuáles son sus «hábitos de vida»? (actividades diarias, quehaceres domésticos con los que disfruta, la hora de la siesta, los horarios habituales para comer, fumar, beber, caminar, trabajar, etc.):* Café por la mañana. Se echa una siesta de diez minutos después del almuerzo y camina todos los días (contrataremos a alguien para que camine con ella). Tiene que estar ocupada, así que pídale que le ayude a barrer, limpiar las mesas, preparar verduras o frutas (traeremos verduras del jardín) y arreglar las flores.

21. *Enumere los intereses importantes a lo largo de su vida (pasatiempos, recreativos, intelectuales, relacionados con el trabajo, como coser, cocinar, rastrillar, pescar, jardinería):*

    De los 8 a los 20 años: Era la hija mayor, así que ayudaba a su madre a cuidar a sus hermanos, asegurándose de que estuvieran siempre bien, cocinaba y limpiaba.

    De los 20 a los 40 años: Ama de casa con cuatro hijos, cocinaba, salía a caminar, adoraba su jardín de flores (las rosas rosas y las lilas eran sus favoritas). Involucrada en las 4-H.[1] Llevaba sus propias flores a la feria. Funciones sociales organizadas.

22. *Trasfondo religioso (afiliación religiosa, tiempo de oración, símbolos espirituales importantes, tradiciones, versículos favoritos, asistencia a la iglesia):* Asistió a la iglesia luterana, conoce todos los himnos antiguos. *Sus ojos están en el gorrión* es uno de los favoritos.

23. *Antecedentes culturales:* Férrea educación alemana.

24. *Música favorita:* Frank Sinatra, Doris Day, Perry Como. Copiaré sus CD favoritos y traeré su estéreo.

25. *Programas de televisión favoritos:* Documentales de la PBS, Lawrence Welk.

26. *Películas/musicales favoritos: Cantando bajo la lluvia, Ana de las tejas verdes.*

---

1. La 4-H es una organización juvenil estadounidense, gestionada por el Departamento Estadounidense de Agricultura. Las cuatro H se refieren a *Head, Heart, Hands* and *Health* («cabeza», «corazón», «manos» y «salud»). Su objetivo es promover un aprendizaje eminentemente práctico, que surge del deseo de conectar la enseñanza pública con la vida rural. *(N. del T.)*

27. *¿Puede notar la diferencia entre alguien que aparece en la televisión y una persona real?:* A veces grita: «¡Saquen a estas personas de mi casa!». Y no hay nadie, pero la televisión está encendida.
28. *Talentos:* Canto, baile y jardinería. Siempre tararea o canta al hacer las tareas del hogar. Bailará con cualquier hombre que se lo pida ya que mi papá no bailaba. No ha hecho trabajos de jardinería durante años, pero riega mis plantas artificiales.
29. *Escriba su estado civil y si se casó más de una vez:* Se casó una vez, pero mencionará a su primer novio, «Whip».
30. *Nombre del cónyuge:* William. Lo llamaba Bill, a menos que estuviera enfadada con él.
31. *Describa las características distintivas de su cónyuge (por ejemplo, divertido, trabajador, guapo, inteligente):* A mi padre le gustaba jugar a las cartas. Era inteligente, pero prefería jugar a trabajar. A menudo se peleaban cuando jugaba al póquer y bebía.
32. *¿Dónde estaba el cónyuge cuando no estaba en casa? (por ejemplo, trabajando en el campo, asistiendo a la iglesia, trabajando en la cocina, yendo a la zona residencial):* Trabajaba hasta tarde en la ferretería o pasaba el rato jugando a las cartas.
33. *Número de hijos, nombres y tipo de relación:* Cuatro.
    Terry: hijo mayor; lo escucha.
    Lisa: hija mayor; con más probabilidades de pelearse.
    Julie: Siempre está de acuerdo con mamá. Nunca le llevará la contraria ni buscará conflicto.
    Greg: hijo pequeño; su favorito, creo que porque le recuerda a su hermano pequeño, Gill.
34. *¿Por quién podría estar preocupada o preguntar?:* Por Greg, que a veces piensa que es Gill.
35. *¿Qué estaría haciendo la persona durante el día? (por ejemplo, hornear, trabajar [¿qué tipo de trabajo?], hacer recados, trabajo voluntario, cuidar niños, visitar familiares/amigos [enumerar nombres], trabajo agrícola):* Greg estaría en las 4-H, en la escuela o en casa de Robert. Gill estaría pescando con su hermano mayor Bob, o ayudando con las tareas del hogar. Terry estaría trabajando, y yo, Julie, cuando era más joven, estaría en el ensayo del coro o en casa de mi amiga Tina.
36. *¿Cuáles son los traumas de su vida que la persona recuerda y con los que todavía lucha? (por ejemplo, la muerte de un hijo o de un hermano, el Holocausto, abusos…):* Su hermano, Terrance, se ahogó en un río. A

🌿 Momentos de transición

mi madre no le gusta el agua o la idea de que vayamos a nadar en ríos o lagos.

37. *¿Qué le causa estrés? (por ejemplo, ruido, personas, cierto tema, vestirse):* Cuando tres o más personas están hablando. Sospecha mucho de que la gente hable de ella a sus espaldas. No le gusta el ruido. Quiere que los niños jueguen afuera.

38. *¿Qué le calma? (por ejemplo, poesía, canción favorita, masaje, actividad familiar, abrazo, versículo bíblico):* Escuchar el gorjeo de los pájaros, el sonido de la lluvia, hacer crucigramas. Siéntese junto a ella y dígale: «Tu hermano pequeño, Gill, era tu mejor amigo». Mirar revistas de jardinería, arreglarse el pelo, cantar.

39. *¿Alguna cosa más que pudiera proporcionar alegría a esta persona?:* Mascar chicles Bazooka y Tootsie Pops (me aseguraré de que tenga su propio alijo para compartir con todos). Recibir flores. Le encanta cuando alguien comparte su talento. Disfruta de un buen masaje con loción en los pies y en las manos. Dígale que es «muy trabajadora» o «Cuidaste muy bien de Gill». Guíñele un ojo. Chismorree con ella.

40. *Cuando tú tenías un mal día, ¿cómo te cuidaba ella?:* Me escuchaba, me daba una lata de refresco o me hacía galletas con pepitas de chocolate, me animaba a echarme una siesta o a salir a pasear, me aseguraba que mañana sería diferente. Si mamá estaba teniendo un mal día, tan sólo se decía a sí misma: «¡Supéralo!».

41. *¿Cómo os acostaba?:* Nos daba un tazón de cereales o de helado. Nos cantaba *Duerme hijo mío y la paz te atienda,* o simplemente decía: «¡A la cama!».

42. *¿Qué pondrías en una caja para que todos sepan quién es esta persona?:* Loción, fotos de papá cuando era joven, su foto de graduación, fotos de nosotros, sus hijos, cuando éramos pequeños, sus CD favoritos, unos guantes de jardinería, rosas o margaritas artificiales, taza de café, foto de ella y Gill cuando eran pequeños.

43. *¿Cómo te demostraba que te quería?:* Me escuchaba, me preparaba algo de comer, me cogía de la mano.

44. *¿Qué la hace sentirse amada?:* Las atenciones, ser escuchada, regalarle dulces, darle abrazos intensos y sonreírle.

🌼 El sol saldrá y se pondrá independientemente de lo que ocurra. Lo que elijamos hacer con la luz mientras está aquí depende de nosotros. Viaja sabiamente. —Alexandra Elle—

Persona recién descubierta.

¿Cómo te amaron?

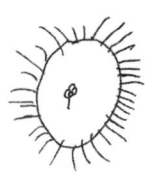

Como profesionales, tendemos a decirle a las familias: «Anoche tu mamá estuvo agitada. ¿Qué debemos hacer?». Los hijos no pueden responder esa pregunta porque nos estamos enfocando en la enfermedad de Alzheimer, y es casi imposible imaginarse esta enfermedad. En lugar de eso, pregunta a los hijos: «¿Cómo te cuidó? ¿Cómo te amó cuando no te sentías bien, cuando tuviste un mal día o cuando te hicieron daño?». Los hijos pueden responder a esas preguntas. Considera que la manera en que cuidó a sus hijos es cómo podemos cuidar de ella. Incluso si no puede comunicarse, si así es como cuidó a sus hijos, le resulta familiar.

Cuando tenías un mal día, ella...
* Te abrazaba (¿abrazo de oso o abrazo de lado?).
* Te preparaba algo de comer (en concreto, ¿qué comida?).
* Citaba un versículo de la Biblia (¿cuál exactamente?).
* Iba a por helado (¿cuál es su sabor favorito?).
* Te escuchaba (no se necesitan palabras para hacer que alguien se sienta mejor).
* Horneaba galletas (¿de qué tipo?).
* Te cantaba una canción tonta (enséñales a todos la canción).

En mi familia, nos damos un golpecito en el hombro y decimos: «Aguanta y lidia con eso. ¡Deja de ser un bebé!». En otras palabras, no todo tiene por qué ser mariposas y madalenas. Sólo tiene que ser familiar.

> Una joven me dijo que, cuando visitaba a su abuela, corría por dentro de la casa y su abuela se agachaba y le tocaba la mejilla, diciendo cariñosamente: «Oh, mi dulce niña». Ahora que su abuela es mayor, esta joven se acerca a la mejilla de su abuela y le dice: «Oh, mi dulce niña». La abuela no ha olvidado ese gesto de amor.

Momentos de transición

Cuando te acostabas, ella...
* Te arropaba (¿con cuántas mantas?, ¿hasta la barbilla?).
* Rezaba contigo (¿una oración en concreto?).
* Simplemente decía: «¡A LA CAMA!».

Cuando te daba un baño, ella...
* Te enjabonaba (¿con qué marca de jabón?).
* Te secaba con una toalla tibia (¡calienta la suya!).
* Te hacía baños de burbujas.
* Te lavaba el pelo en la bañera (¿o en el lavabo?).

Mi padre siempre estaba trabajando cuando yo era pequeña y, cuando bebía, nos maltrataba. Ahora no me reconoce, pero los cuidadores me dicen que con frecuencia pregunta por mí, y cuando está disgustado, grita mi nombre. Una tarde lo encontré mirando por la ventana con una mirada muy triste en el rostro. «Hola, papá. ¿Qué pasa?», le pregunté. Me habló de su pequeña, de su hija, y de lo mucho que la extrañaba. «No creo que ella me quiera», dijo. Le pedí a mi padre que me hablara de ella. Lo que escuché fue un cuento sobre un padre que amaba a su hija, pero que no sabía cómo demostrárselo. Dijo: «Ojalá pudiera decirle cuánto la quiero». Con lágrimas en los ojos, le dije: «Ella lo sabe, papá, lo sabe».

Mi mamá abusaba de nosotros verbal y físicamente. Ahora tiene alzhéimer y la veo abrazar a sus cuidadores y bromear con ellos. No entiendo nada.

Si abusó de ti cuando eras niño, ese hecho en sí ya te da permiso para no cuidar a tu padre o a tu madre. Es posible que no puedas ver más allá del dolor de tu relación para brindarle la atención que necesita.

Algunos padres han tenido dificultades para demostrar su amor a sus propios hijos. Este momento puede muy bien ser el que cure a dos personas. Ábrete a las bendiciones de la enfermedad de Alzheimer.

Mi mamá sabe qué botones debe presionar porque los cosió ella.
—Una hija—

Perdón recién descubierto.

La caja de los recuerdos

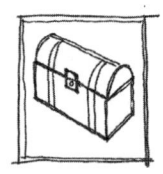

¿Qué pondrías en una caja para que todos sepan quién es tu mamá o tu esposa? ¿Perfume, su bufanda favorita, joyas, una foto de su hermana, cartas de amor, loción, tarjetas de recetas, un estetoscopio porque era enfermera?

¿Qué pondrías en una caja para que todos sepan quién es tu papá o tu esposo? ¿Una herramienta específica que utilizaba, su gorra, reloj, colonia, corbata, un periódico? No olvides uno de los momentos más importantes en la vida de un hombre. No, no el día de su boda; sí, la compra de su primer vehículo. Recupera una foto de él con su primer coche. Incluso enfermo, recordará la marca, el modelo, el año, el color y exactamente cuánto pagó por él. Pero si le preguntas: «¿Cuándo es el cumpleaños de tu esposa?». Hum... Cuando se delega el cuidado de un familiar en otra persona, es imperativo que se incluya esta casilla. Luego, los nuevos cuidadores y visitantes pueden recoger la caja y decir: «Gary, ¿ésta es tu caja? Tiene tu nombre escrito». Entonces pueden revisar la caja juntos. O el cuidador puede volver a su trabajo, ya que Gary está ocupado rebuscando entre sus cosas. Por favor, no coloques ningún artículo de valor en esa caja porque mañana no estará. Sustituye los objetos por otros que se parezcan.

Una familia llenó un bolso con recuerdos, para que, de vez en cuando, su mamá pudiera meter la mano y sacar un recuerdo. Cosas para poner en el bolso: fotos de una mascota querida; alpiste o un libro de pájaros; jerga familiar escrita en trozos de papel («nuestro guisantito»); dibujos de niños; una historia divertida; golosinas; una foto de la casa en la que vivía a la edad que cree que tiene ahora; partituras; letras de canciones.

También puedes traer un joyero e ir sacando las joyas y poniéndoselas, y le coges las manos, le besas la mejilla y le haces una reverencia a la «Reina»

O considera la posibilidad de traer: una caja de música, una caja de sombreros, una caja de herramientas, una caja de jardinería, una caja de aparejos, una caja misteriosa, una caja con recuerdos de la boda o una caja vacía.

> *Mi madre es una acaparadora y guarda cada caja vacía en el sótano. Dice: «Nunca se sabe cuándo podría necesitar una caja para un regalo de cumpleaños, un regalo de Navidad», etc. Conseguí una de aquellas cajas y le pregunté: «¿Qué metemos en esta caja?».* —Joel Ketcher—

El recipiente en el que coloques sus cosas no siempre será una caja. Las joyas van en un joyero, las herramientas en una vieja caja de madera para herramientas, los utensilios de cocina en un cajón de la cocina, los botones en una lata. No utilices un recipiente de plástico opaco porque, cuando le pones la tapa, la persona no tiene ni idea de lo que contiene y el plástico no es un elemento familiar para ella.

> *Sacamos una caja muy especial. Una de las señoras puso en la mesa un mantel de encaje. Otra puso la mesa, otra sirvió los bollos y otra sirvió el té. Sentadas muy erguidas, con los dedos meñiques elevados, balbuceaban y se reían de nada y de todo.*

> *Le hice a mamá una caja de recuerdos y las luces se encendieron por breves instantes. ¡Identificó a un amigo de la infancia y a sí misma en una foto de grupo! Sonrió y se quedó con algunas de las fotos. También las pasé a mi ordenador para poder ampliarlas lo suficiente para que ella las vea bien, y puedo imprimirle tantas copias como quiera.* —Charles—

Si alguien no tiene familia, obtén una caja vacía y pide a todos que contribuyan con algo. Durante las vacaciones, busca en tiendas de segunda mano, mercadillos y ventas de garaje o a tu propio armario para encontrar cosas con las que llenar la caja, luego envuélvela y dásela como regalo. Cuando falten cosas de la caja, habrás creado alegría para los demás.

Sonrisa: curva que puede enderezar muchas cosas.
—Autor desconocido—

Cajas recién descubiertas.

Reflexiones sobre la vida

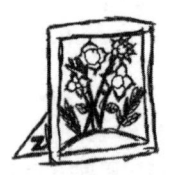

Mira las paredes de tu casa. ¿Ves fotografías para recordarte momentos especiales? Si alguien que no te conociera mirara esas fotos, sólo vería gente. Tú miras esas fotos y ves una historia maravillosa detrás de cada una.

Cada persona debe tener imágenes a su alrededor que reflejen sus aventuras en la vida. Para la persona con alzhéimer, evita utilizar fotografías de su pasado reciente. En su lugar, extrae imágenes de la edad en la que vive en su mente. Una excepción a esa regla son las fotografías de los nietos. A todo el mundo le encantan las fotos de bebés y niños. Pero el objetivo es encontrar fotografías antiguas de la persona, incluida una fotografía de ella alrededor de los dieciocho años, y fotografías de un abuelo querido, una mascota de la infancia, sus hijos (cuando eran pequeños) y el día de su boda.

La abuela arrancaba de la pared la foto del cincuentenario de boda porque el abuelo en esa época mantenía una aventura con otra mujer. Ella no reconocía a su yo mayor.

Te sugiero que te quedes con las fotografías originales y hagas copias para colocarlas en bonitos marcos. De esa manera, sus preciosas fotos no se perderán ni se extraviarán.

Después de hacer copias de sus fotos más preciadas, escribe la historia de cada una en el reverso (identificando a las personas de la foto). Ahora cualquiera que entre en su habitación podrá devolverle la memoria y conocer a esa persona más allá de la enfermedad.

Evita poner todas las imágenes en un álbum de fotos porque es posible que no sepa dónde encontrarlo si está guardado. ¡Reparte fotografías por todas partes para que todos puedan verlas!

Momentos de transición

Peinaba a Dorothy por la mañana y ella se pasaba los dedos continuamente por el cabello durante unas pocas horas hasta que se deshacía el peinado. No hace falta decir que estaba un poco frustrada porque su cabello siempre se veía desordenado. Un día, su familia le trajo una foto de ella cuando era más joven. ¿Adivina cuál era su peinado? Estirado hacia atrás en un moño apretado. Entonces comprendí que se estaba peinando en lugar de despeinarse.

Las imágenes son como la «calderilla de los viejos tiempos». Generan recuerdos de dónde ha estado la persona y pueden proporcionar puntos de entrada a su pasado.

Nos invitan a recordar; es decir, a desmontar la vida, mirarla de nuevo y recomponerla con alegría, perdón, dolor y gratitud. Realmente, nos permiten cerrar capítulos de la vida con paz o abrirlos un poco sólo para reír o llorar. —Hermana Teresa—

Fotografía recién descubierta.

La música hace maravillas

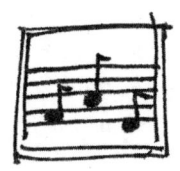

Recupera discos antiguos y resucita un tocadiscos. El simple hecho de ver un disco, con la aguja perfectamente colocada, establecerá el tono para la relajación y la satisfacción. También puedes utilizar un dispositivo moderno (un iPod o un teléfono inteligente), ponerlo detrás de la vieja radio o del tocadiscos y fingir que conectas este último mientras dejas que tu iPod reproduzca las canciones. Ponle música de Big Bands, Louis Armstrong, Glenn Miller, Guy Lombardo, Ella Fitzgerald, Bing Crosby, Frank Sinatra o los cantantes de su época. La lista es hermosa y larga.

Con sólo ver una radio de estilo antiguo, se animarán a escuchar. Muchas familias se sentaban alrededor de la radio todas las noches para escuchar programas populares como *The Lone Ranger*, Roy Rogers, *Gene Autry, Sky King, Tom Mix* y *The Green Lantern*. ¡Qué placer les dará a todos los que están escuchando! Para mejorar la experiencia, revisa viejas portadas de discos o fotos de personajes de programas de radio, como Lone Ranger y Elvis Presley. Cuando la persona con alzhéimer vea su rostro o lea el título, lo más probable es que resurja un momento en el tiempo. Lo mejor es encontrar un género de su juventud, como la música que bailaban los viernes por la noche o su canción de amor favorita. La clave es tener el tocadiscos, la radio o el piano como pieza central en la sala principal. Si está en otra habitación al final del pasillo, la persona con demencia no lo ve y, por lo tanto, no existe. Sea lo que sea lo que esté sonando, lo más importante es la calidad del sonido, así que no escatimes en el precio. Incluso, sí, puedes traerle uno de esos costosos auriculares que cancelan todo el ruido de fondo.

Sin embargo, evita reproducir música de fondo mientras hace otras cosas. Por ejemplo, no pongas música mientras trata de mantener una conversación, jugar una partida de cartas o cenar. Sólo puede enfocarse en una cosa a la vez, y la música de fondo se convierte en un ruido molesto.

Momentos de transición

Mi iglesia era conocida por tener la mejor música religiosa moderna. Disfrutaba muchísimo de aquella música, pero ahora, de repente, me distraigo. Escuchar unos minutos el ritmo de la batería es suficiente para que me provoque malestar, incluso dolor de cabeza.

Cierta música puede causar incomodidad o distracción. La persona con demencia es tu maestra, así que encuentra qué música la calma y la relaja.

Dios no me dejó sin consuelo en mi necesidad de que la música llenara mi alma. Un día estaba revisando mi colección de discos, y en ese proceso de descarte que siempre llega al final de una carrera o al final de la vida, encontré un viejo disco de George Beverly Shea. Fue uno de los primeros discos denominados Long Play *(a 33 rpm). Por curiosidad, lo puse en mi fonógrafo. De ese viejo disco rayado llegó la profunda voz de Bev cantando sencillos himnos antiguos. Me senté a escuchar, luego me di cuenta de que realmente lo estaba disfrutando. Aquella música me habló. Puse con entusiasmo más discos antiguos de himnos y de góspel. Una sensación de paz y placer me invadió mientras escuchaba aquellas canciones que había considerado meras curiosidades históricas y que había guardado hace años. Y ahora vuelvo a tener música para bendecir mi alma.*

—Extracto de *Mi viaje a la enfermedad de Alzheimer*, Robert Davis—

Al visitar una residencia de personas con demencia, un joven estaba cantando himnos antiguos con su guitarra en las manos. Cuando cantó «Onward Christian Soldier», la gente marchaba por la sala. Cuando cantó «I'll Fly Away», un señor agitaba su sombrero en el aire con total entusiasmo, otra persona cantaba a todo pulmón mientras aplaudía, y otra había cerrado los ojos con satisfacción. Aunque las cuerdas vocales envejecidas y la demencia obstaculizaban el canto para algunos, muchos pies felices seguían el ritmo. Su «Jesus Loves Me» fue cantado y sentido por todos. Aquel joven, con su voz suave y profunda, cantó durante una hora y al final los residentes querían más canciones.

Aunque no pueda comunicarse, cántale su canción favorita. Bastará con que pueda tararear, cantar algunas palabras y no perder el ritmo. Si tienes una voz de soprano alta, baja el rango de tu voz. Por favor, no cantes «Amazing Grace» en los tonos altos del himnario, ya que las investigaciones demuestran que es irritante. En cambio, cántala en un tono más bajo y no te sorprendas cuando alguien te pregunte: «¿Quién se ha muerto?». Es posible que se olvide de personas y de eventos, pero ciertas canciones provocan una gran variedad de sentimientos.

> *La señora que suele ir y venir de un lado a otro porque «mamá me espera en casa» se quedó hoy en nuestro círculo. Cuando comenzamos a cantar «Ángeles que hemos escuchado en lo alto», todo su rostro se iluminó con una hermosa sonrisa. Cuando llegamos al estribillo «Glo-ooo-ria», mantuvo la sonrisa, cerró los ojos y se balanceó suavemente. De eso se trata: música del corazón y del alma.*
> —Hermana Gloria—

Siempre que surja un momento estresante, como un cambio de turno, o cuando regresa de una reunión familiar, o en situaciones de fatiga, simplemente canta en tonos bajos una canción con un ritmo constante. Si no puedes cantar, comienza con las primeras tres palabras y actúa como si no pudieras recordar el resto: «¿Cómo es esa canción? ¿«Estoy mirando un trébol de cuatro hojas»…? La música familiar reduce su presión arterial, ralentiza su frecuencia cardíaca y cambia su estado de ánimo en un momento. Una batería con un ritmo constante, rimas infantiles con un ritmo constante o, simplemente, tu voz tranquila con un ritmo constante: su frecuencia cardíaca resonará con el ritmo.

> *Un día en una residencia para personas con demencia, con el entusiasmo que me caracteriza, grité: «Rockin' Robin». La gente se quedó conmocionada. Supongo que todavía no estamos preparados para el rock, pero lo intentaré de nuevo porque ya van llegado los baby boomers.*
> —Jolene—

Puede que todavía no sea el momento para el rock, pero incluye la batería porque el ritmo constante es innato en todos nosotros. El primer sonido que sentimos y escuchamos fue el latido del corazón de nuestra madre: un sonido reconfortante y de conexión: el ritmo de la vida. Investigaciones científicas ha demostrado que tocar instrumentos de percusión en grupo puede reducir el estrés e inspirar creatividad y el establecimiento de vínculos, y requiere el uso de ambos hemisferios del cerebro. La percusión crea una experiencia alegre y significativa sin palabras: donde la memoria calla, habla la música.

> *Estábamos sentados en nuestro círculo de tambores. Sentarse en círculo crea un sentido de comunidad e inclusión, y se anima a todos a compartir sus propios ritmos. Levanté la mirada y vi a un señor que contemplaba los tambores. Luego comenzó a sonreír y a marcar un ritmo con los pies. Le pregunté si solía tocar la batería. No hubo respuesta, pero continuó sonriendo y siguiendo el*

Momentos de transición

ritmo. Comenzó la música y también el baile de algunos residentes: una conexión alegre. En ese momento nos conectamos de nuevo con nuestro propio ritmo interior único.

—Cyndi Boot, Rhythmic Memory: Enriching Lives through Drumming—

Cuando suena Laurence Welk, digo: «¡Bailemos!». Él dice: «No soy un buen bailarín», pero nos movemos juntos. Le gusta el contacto físico y hacerme muecas. Por supuesto que le devuelvo una cara divertida.

—Una esposa que ama a su marido—

San Agustín dijo: «Los que cantan rezan dos veces». Así que canta. Llena el espacio de música.

Respira hondo y disfruta del ritmo de tu día. —Cyndi Boot—

Canción antigua recién descubierta.

Un anuncio de televisión

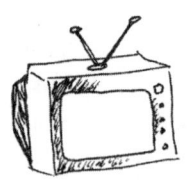

Lo que está sucediendo en la televisión es real para ellos. Si alguien recibe un disparo en una serie, entonces alguien recibe un disparo delante de ellos. Si emiten noticias de un huracán o de una guerra, piensan que está sucediendo ahora mismo, aunque haya ocurrido hace un mes. Cuando experimentan alucinaciones o confusión, culpamos a la enfermedad de Alzheimer, cuando en realidad a menudo reaccionan a lo que vieron en la televisión.

> *La demencia de mi padre aumentaba a un nivel completamente nuevo cuando estaba pegado a la televisión y preocupado por el huracán que se avecinaba.*

> *Cuando Donald Trump está en la televisión, golpea el televisor y dice: «Ese hijo de puta. ¡Ojalá se fuera de aquí!».*

Por otro lado, si ver viejos *westerns* es un hábito de toda la vida, entonces será relajante. Recuéstate con la persona en el sofá y ved viejos musicales como *Oklahoma* o *The Sound of Music*. Elige un contenido optimista como las películas de Shirley Temple, Lawrence Welk, programas con música de polka, películas en las que salgan cachorros de animales o bebés, deportes o programas de concursos como *The Price is Right*. Incluso *I Love Lucy* tiene una historia demasiado detallada para seguir y es probable que pierda el interés, pero el humor puede hacer sonreír a la persona con demencia.

Si le gustan ciertos programas de televisión, graba en vídeo los programas sin los anuncios para que puedan verlos una y otra vez.

> *Mi madre me llamó y me dijo que no sabía cómo iba a alimentar a todas esas personas que estaban en su casa. Fui a su casa y no había nadie, pero la televisión estaba encendida y ella no sabía cómo apagarla.*

🖊️ Momentos de transición

Estábamos viendo la televisión con mi mamá y, de repente, me dijo: «Niña, junta las rodillas, pueden verte las bragas».

Me fijé en una señora que iba en silla de ruedas con expresión de dolor en el rostro. Me arrodillé frente a ella y comencé a cantar «By the Light of the Silvery Moon». No vi un brillo en sus ojos. Entonces escuché el rugido de un televisor en la habitación contigua. Las palabras eran muy duras y parecían causarle dolor. Lentamente la llevé al comedor, donde le dije: «Sentémonos frente a la ventana. Hace un día tan hermoso...». Le hablé de una niña que estaba al otro lado de la calle y ella respondió, por primera vez de manera clara y coherente: «¿Dónde está su madre?». Le aseguré que la mamá de la niña la estaba mirando desde la ventana. La expresión de dolor desapareció de su rostro.

Las familias tienden a poner televisores en la habitación de la persona porque nuestra generación no puede vivir sin ellos. Pero su generación se sentó alrededor de una radio. Reemplaza el televisor por un reproductor de CD con radio para que puedan (con ayuda) disfrutar de *The Lone Ranger, Amos 'n' Andy* o de un partido de béisbol. ¿Tendría un hombre comportamientos conflictivos si le dieras su gorra de béisbol favorita, pusieras el partido y te bebieras una cerveza fría con él? ¡Absolutamente no!

La televisión no le reconfortará a menos que el programa que se emita le resulte familiar. De lo contrario, es simplemente ruido para la persona con demencia, lo que aumenta su confusión. El sonido de buena calidad es útil. Intenta darle auriculares que eliminen el ruido de fondo. O apaga el televisor y disfrutad de la paz y de la tranquilidad.

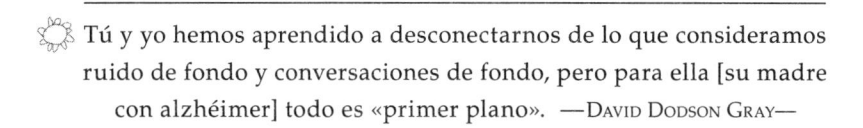

☼ Tú y yo hemos aprendido a desconectarnos de lo que consideramos ruido de fondo y conversaciones de fondo, pero para ella [su madre con alzhéimer] todo es «primer plano». —David Dodson Gray—

Entretenimiento recién descubierto.

Ring, ring, ring

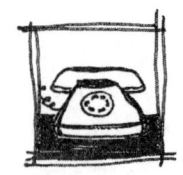

Los teléfonos son positivos y negativos. Cuando una persona con demencia ve un teléfono, se activa para llamarte, sin recordar que te ha llamado hace cinco minutos, hace diez, hace quince... ¿Quién sufre entonces? Pero si la persona está dando vueltas (*véase* el capítulo «El bucle»), a veces la única manera de sacarla de ahí es que alguien la llame.

> *Cuando mi madre se enfadaba y se ponía ansiosa, yo llamaba a una de sus amigas y le pedía que la telefoneara. Charlarían como solían hacerlo. Eso cambiaba instantáneamente el estado de ánimo de mi mamá.*

> *Mi madre vive al lado. Cuando la visito, charla conmigo un rato y luego me saca por la puerta. Pero, cuando la llamo por teléfono, tenemos largas conversaciones como siempre.*

Si deseas continuar charlando con esa persona, no le des un smartphone porque para ella será casi imposible que comprenda algo nuevo.

> *Ahora mi madre me llama y me pregunta: «Querida, esta mañana voy a hacer una tarta de manzana. ¿Cuántas manzanas debo pelar?». Mamá siempre ha sido una pastelera experta. «Bueno, mamá, creo que seis serán suficientes», le digo. Unos minutos después vuelve a sonar el teléfono: «Soy tu madre. Estoy horneando una tarta de manzana y me pregunto cuánto tiempo debería estar en el horno». Le digo el tiempo aproximado de horneado. Cuarenta y cinco minutos después: «Querida, soy mamá. ¿Crees que es hora de que saque la tarta de manzana del horno?». «Mamá, huele deliciosa». «Bueno, de eso se trata. Voy a cortarnos un trozo a cada una, querida. Yo vivo en Los Ángeles y mi mamá vive en Indiana. Todavía tenemos momentos madre e hija.*
> —Gwendolyn de Geest—

Créeme, echarás de menos las llamadas de tu madre.

> *Mi madre me llama cincuenta veces en medio de la noche preocupada porque la caldera deje de funcionar y se congelen las tuberías. Al principio, mi esposo*

Momentos de transición

se acercaba y la tranquilizaba revisando la caldera. Pero ahora sólo tenemos un contestador automático que le dice a mi mamá que lo revisará por la mañana.

Cuando está en casa, no puedes evitar que la persona con demencia te llame cincuenta veces. Considera ponerte en su piel: está sola, asustada o triste. Esto puede ser un indicador de que es hora de que alguien de su confianza vaya a vivir con ella o de trasladarla a una residencia, donde siempre hay alguien las 24 horas del día, los 7 días de la semana.

Es posible que, personalmente, desees contratar otra línea telefónica, pero conserva el número anterior para que pueda llamarte y escuchar tu voz a través de un contestador automático. Cuando el teléfono se convierta en un problema (cosa que suele suceder), pídele a un joven de uniforme que le diga: «Su teléfono no funciona, señora. Déjeme que se lo arregle». El teléfono nunca se repara, simplemente se desconecta para que no funcione.

El papel del cuidador es intervenir cuando alguien quiere llamar a la familia continuamente; ten un número al que llamar que siempre dé señal de ocupado o un número que simplemente suene y suene para que piense que no hay nadie en casa, y asegúrale que lo volverás a intentar más tarde.

Una señora quería llamar a su marido, pero éste ya no vivía. La cuidadora llamaba a su propio esposo. Mientras esta señora escuchara la voz de un hombre, se calmaba.

Una señora buscaba a su padre, especialmente por la noche. Los cuidadores se dieron cuenta de que su padre era quien la arropaba cuando era una niña. Convirtieron en parte de su rutina llamar a un enfermero que trabajaba en otra área y pedirle que la llamara y le dijera: «Hola, cariño. Trabajo hasta tarde esta noche. Prometo arroparte cuando llegue a casa».

Dos señoras estaban de visita y se sentaron en el patio trasero de la residencia, donde había una pala clavada en el suelo no muy lejos. Una de ellas suspiró y dijo: «Eso es todo lo que consiguió hacer en el jardín…, los gusanos eran tan gordos que se fue a pescar».

Ring recién descubierto.

¡Ésta no es tu habitación!

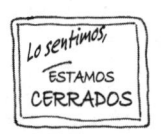

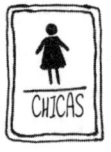

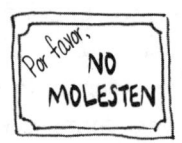

Un problema constante con las personas con alzhéimer es que entran y salen de las habitaciones de otros residentes. Te voy a dar algunas soluciones.

> Había un par de señores tratando de salir por una puerta cerrada. Un cuidador pasó y sin perder el ritmo dijo: «Señores, ése es el baño de mujeres». Los hombres se alejaron de la puerta.

Encuentra un artista que pinte las puertas de los pasillos sin salida, o conéctate *on-line* para pedir papel tapiz con estanterías y escenografía para poner en las puertas. Si no quieres que esa persona utilice la puerta, entonces no puede parecer una puerta. Ésa es la única solución. La respuesta fácil es pintar las puertas de salida del mismo color que la pared. El pomo de la puerta también debe pintarse. En residencias con ascensores, haz lo mismo y cubre los botones para que coincidan con la pared.

Pinta ventanas en las puertas al final de los pasillos. Pinta paisajes en las habitaciones. Honestamente, pinta una hermosa vista en cualquier lugar. Luego pon cortinas simples a los lados para crear la ilusión.

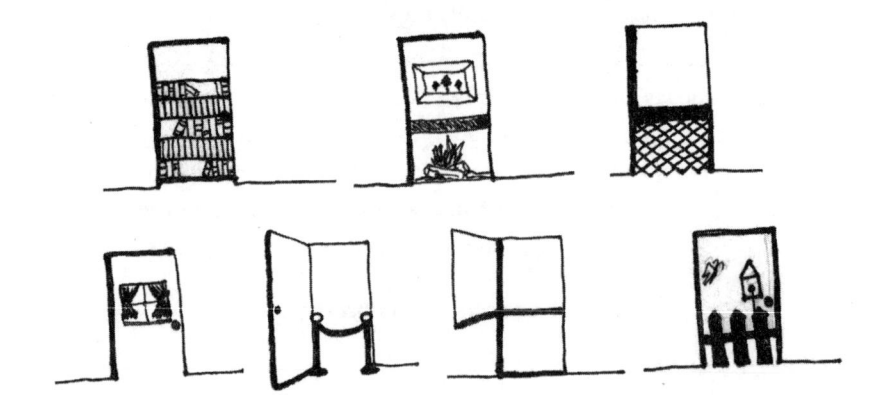

Momentos de transición

Mi cuñada es artista y le pedí que pintara algo hermoso en una residencia para personas con demencia que estaba ayudando a remodelar. Su primera capa de pintura fue de cielos azules y nubes suaves. Un residente llegaba a la vuelta de la esquina y decía: «Esto es el cielo, ¿no?». Luego, cinco minutos más tarde, doblaba la esquina y decía de nuevo: «Esto es el cielo, ¿no?». Después agregó gatitos, mariposas, una cerca blanca, pájaros y todo tipo de flores. Directamente frente a esa pared, creé un patio interior con mecedoras y un buzón. Cuando alguien venía de visita a la residencia se preguntaba si las personas que vivían allí tenían alzhéimer. Me hacía sonreír porque sabía que era un éxito. Funcionaban mejor porque el entorno apoyaba la enfermedad y a la persona.
— JOLENE —

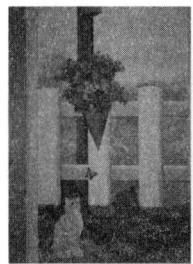

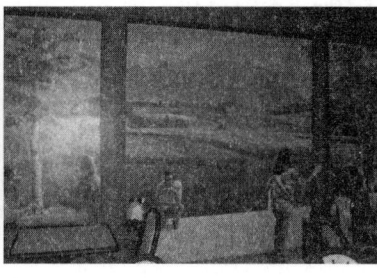

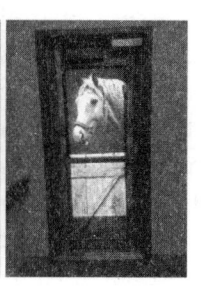

Si todavía cuidas a la persona en casa y no quieres que utilice una puerta, simplemente coloca un candado en la parte superior de la puerta. La persona no levantará la vista ni descubrirá un nuevo candado. Las cerraduras también pueden colocarse en el exterior de las puertas para que la persona esté segura dentro de la casa. Otro truco consiste en colocar una alfombra o un tapete negro frente a la puerta. Para ellos es un agujero negro por encima del que no pasarán.

La persona sólo sabe lo que ve en este momento, y si lo que ve no le parece familiar (que no lo es), entonces querrá buscar la puerta más cercana para encontrar un lugar que sí lo sea. La única solución es camuflar u ocultar la puerta de salida. Los pasillos sin salida son literalmente problemas sin salida.

Cierra algunas puertas hoy, no por orgullo, incapacidad o arrogancia, sino porque no te llevan a ninguna parte. —AUTOR DESCONOCIDO—

Puerta oculta recién descubierta.

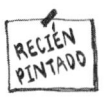

RECIÉN PINTADO

¡Es sábado por la noche!

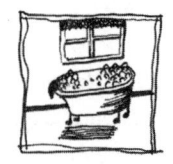

Cuando era pequeña se bañaba, no se duchaba. Elimina la palabra «ducha» de tu vocabulario. ¿Cómo lo llamaba? ¿Baño con paño, baño de esponja, baño de espuma o de burbujas? Cualquiera que sea su manera de llamar al baño, ¡utilízala!

A medida que envejecemos, perdemos el sentido del olfato, así que no, no pueden decir que necesitan lavarse. Si te acercas a ella diciendo: «Es hora de tu baño», simplemente responderá: «Ya me he bañado esta mañana», pero en realidad ha pasado una semana o tal vez un mes. En cambio, ¿qué haría que esta persona se levantara de su sillón?: ¿cenar, recibir el periódico, el Juramento a la Bandera? Sea lo que sea, una vez que esté levantada, caminad hacia el baño y, cuando os acerquéis a la puerta, di: «Vamos a lavarnos para [insertar el motivo]». Ahora bien, ¿por qué se lavaría esta persona? «Es sábado por la noche», «Mañana hay que ir a misa», «Te vas a bañar en un jacuzzi por primera vez», «Hoy tienes una reunión de negocios, vamos a darnos un baño», «Hoy vienen invitados, vamos a refrescarnos», «Viene Harold, prometo dejarte bien hermosa».

Un cuidador chiflado inteligente se pondría un poco de pasta de dientes o de jarabe en la mano, se acercaría a la persona, le daría una palmadita en la rodilla y le diría: «¡Hola, cielo! (Pausa) ¿Qué es eso de tu rodilla?». Entonces la persona se tocaría la rodilla, sintiendo la pegajosidad. (Por qué la rodilla: porque pueden verla y sentirla allí). Luego le susurraría: «Tengo otros pantalones para ti. Vamos a cambiarte».

Razones por las que el baño causa miedo

Los ruidos por sí solos pueden causar miedo (ventilador, agua corriendo, gente hablando). Tienen mucho frío: toallas calientes, bata abrigada, 38 grados en la habitación…, y están helados. Se desencadenan miedos pasados: ahogamiento, abusos. No importa la razón de su miedo, el punto es dejar de culpar a la enfermedad por su reacción. Cuando le echamos la culpa al alzhéimer, nos olvidamos de una pregunta valiosa: ¿Por qué? ¿Por qué está reaccionando así?

Momentos de transición

Hábitos de toda la vida

¿Cómo se lavaba a la edad en la que vive en su mente? ¿Normalmente se lavaba por la mañana o por la noche? ¿Cuánta agua utilizaba? Probablemente muy poca: tal vez un baño con un paño húmedo caliente en un pequeño lavabo con una toallita y una pastilla de jabón. ¿Se lavaba el pelo en el fregadero? Si es así, lavarse el cabello con champú en la ducha con agua cayéndole sobre los ojos no le resulta familiar. ¿Era una persona extremadamente reservada que podría haberse vestido en el armario? Respeta su privacidad: vuelve la cabeza y dale la toalla. Tranquilízala: «No miraré».

Si eres su hijo, ¿cómo te bañaba? Así es como también puedes bañarla.

Entorno

Entras al baño. ¿Que ves? ¿Qué sientes?

* Frío: un buen radiador de baño para que el ambiente esté bien caliente.
* Baldosas blancas, suelos blancos: parece institucional y frío. Los tonos rojos nos hacen sentir en un ambiente más cálido.
* Demasiado grande, sin privacidad: instala bonitas cortinas para crear espacios más pequeños.
* Hay más gente, o se ha convertido en un lugar de almacenamiento: el desorden crea confusión. Se preguntarán: «¿Qué me van a hacer aquí?».
* Iluminación: aumenta el nivel de luz para que no se sientan como en una habitación oscura y pon un interruptor de atenuación para adaptarse a diferentes gustos.
* Toallas de colores de gama media: ponlas en el asiento de la ducha para que pueda notar dónde está sentada y que ya no está frío.
* Espejos: quita o cubre los espejos con una persiana, o pega toallitas de papel mojadas en el espejo para romper el reflejo. Una persona con demencia percibe el espejo como una ventana y pensará que alguien la está mirando.
* Imágenes de baño: coloca los artículos de baño directamente en su línea de visión (y también fotos de niños en la bañera, un patito de goma, una toalla bonita) para que vean que ahí es donde se lava.
* Cinturones, barras de apoyo, etc., cualquier cosa de aspecto clínico: guardar en un armario si no es estrictamente necesario, o cubrir con una bata o una toalla o una tela.
* Bidé: ¡Sí, por favor! Instala un bidé para que se limpie las áreas íntimas. Es mucho menos intrusivo que usar la mano.

* Sillón de peluquero o de salón: ¡Sí, por favor! Y con lavabo incorporado para que tenga una experiencia familiar.

Preservar la modestia

Al desvestirla, finge: «Sólo voy a lavarte los pies». Luego quítale las piezas de ropa de una en una.

* Coser dos toallas por las esquinas superiores para crear un poncho para poner sobre la persona, o cubrir su regazo con una toalla. Cuando las toallas estén mojadas, utilízalas para lavar a la persona. Ten un poncho seco listo para ponérselo después de la ducha/baño para secarla.
* Corta un agujero en el medio de una sábana vieja y úsala para cubrir a la persona por completo mientras se baña. Lava un área cada vez y luego cúbrela.
* No la observes insistentemente. Haz otra cosa: limpia, lee un libro o finge que estás buscando algo (en silencio).
* Tres albornoces: uno para comenzar, otro para lavarse y otro tibio para tener listo cuando terminen de lavarse.

Durante el baño

* Inicia el proceso de baño lavando las zonas más seguras y menos intimidantes (pies, brazos).
* Evita usar la alcachofa de la ducha. Tiene la piel muy sensible y el chorro de la ducha puede causarle dolor o miedo. Si debes usar una alcachofa de ducha, al menos cúbrela con un paño.
* Si la persona todavía tiene movilidad, utiliza un asiento de ducha en la bañera porque le resultará más familiar.
* Para reducir el ruido, llena la bañera hasta un tercio antes de que la persona esté en la habitación.
* Pon una radio de estilo antiguo con música relajante.
* Para darle a la persona la ilusión de control, entrégale «sus propias cosas»: paño, jabón, cazo (no el cabezal de la ducha).
* Baño de esponja o baño de paño: llena el fregadero con agua y dale a la persona un paño y una pastilla de jabón (el jabón líquido no le resulta familiar).
* Una tarea cada vez. ¡No te apresures!
* Cuando le laves el cabello, ponle una toallita sobre la frente para que no le entre agua en los ojos. (Mejor aún, pídele a la persona que sostenga la toallita).

Momentos de transición

- Si es un hombre, cúbrele la cara con una toallita tibia y haz que se recueste. Ésa es una posición familiar, ya que de jóvenes solían afeitarse así en el barbero. También es menos amenazador porque no puede ver lo que estás haciendo.
- Centra toda tu atención en esa persona.
- Sé suave y sécala con palmaditas en lugar de frotar. Su piel es fina como el papel y muy sensible.
- Utiliza toallas suaves. ¿Cuántas? Depende de la persona. Una señora piensa que tiene que lavar la ropa, así que una toalla pequeña. A otra persona le preocupa la privacidad, así que doce toallas.
- Palabras mágicas: «Estoy aquí si me necesitas», «Tranquila, nos lo tomaremos con calma», «Tendré mucho cuidado, no te preocupes», «¿Puedo ayudarte a…?».
- Sobórnala: «Después de esto, te traeré un gran tazón de helado». Dale whisky (zumo de manzana caliente) antes, durante y después del baño.
- Con los empresarios, establece una cita y pídeles que firmen en un papel.
- Verifica la temperatura del agua en tu muñeca. Recuerda que lo que es caliente para ti puede serlo mucho más para ella.
- Sigue una rutina.
- Inicio rápido: comienza por poner tu mano sobre su mano y empieza a lavarle la cara, luego suéltala.
- Di «Por favor…», «¿Puedo…?», y «Gracias».
- Si se siente cómoda bañándose, es más probable que se sienta cómoda contigo.
- Di: «Lo siento. No he querido hacerte daño». «Lo siento, ha sido culpa mía».
- Incluye a la persona: «Yo te lavo este brazo, tú te lavas el otro brazo».
- Actúa de manera ingenua: «No sé bañarme. ¿Me enseñarías?», (proporciona la ilusión de control).
- Distráela hablándole de su tema favorito (por ejemplo, pesca, cocina).
- Dile: «¡Vas a ser reina por un día!».
- Canta con ella. Canta para ella.
- Haz preguntas de sí/no: «¿Te gustaría…?
- Haz cupones de spa que digan: «Éste es un regalo especial de tus hijos».
- Haz que bañe a una muñeca mientras la bañas a ella.
- Juega a la chica buena/chica mala: la chica mala comienza el baño, y cuando la persona se enoja, la chica buena entra y dice: «¡Fuera de

aquí! ¡Eso no está bien! Lo siento, June. Ella no debería haber hecho eso. ¿Puedo ayudarte a lavarte?». Es más probable que coopere con la chica buena que le ha salvado el día.

George no quería darse una ducha y habían pasado dos semanas desde la última. Una cuidadora llamó a George por teléfono y fingió ser su esposa. Ella le dijo que iban a visitarle unos amigos esa noche y que sería mejor que se duchara. ¡Funcionó! Alguien me preguntó cuál es mi magia con la señora que da problemas a la hora de lavarse. Mi respuesta: «Le demuestro amabilidad todos los días. Ella confía en mí». —Jerry Ritari—

Una señora se resistía a bañarse y la cuidadora se puso un delantal. «Apuesto a que su mamá usaba un delantal. Las mujeres con delantal son mamás y abuelas cálidas y amorosas».

Nuestra casa tiene una báscula en la bañera y le decimos que el médico necesita saber su peso. También conseguimos que nuestros cuidadores masculinos se pongan una chaqueta blanca, convirtiéndose en el médico que le recomienda un baño caliente para la terapia. —Un experto en baños—

Evita el uso de bañeras de hidromasaje con burbujas porque las burbujas le parecerán agua hirviendo. La mejor bañera sobre la que he investigado y que a los cuidadores les gusta mucho es la Parker Bath de ArjoHuntleigh, Inc. Parece una bañera, tiene muy pocos cromados, se llena con anticipación para que no haya que esperar y se inclina lentamente hacia atrás para que el agua salga por debajo de la persona.

Mientras metían a Therstin en la bañera, éste gritó: «¡No soy un cerdo! ¡No soy un cerdo!». Era granjero y pensó que lo estaban metiendo en agua hirviendo. Así es como los granjeros les quitan la piel a los cerdos.

Una señora decía con mucha resistencia: «¡No quiero sopa! ¡No quiero sopa!». Para ella, el jacuzzi era una olla de sopa hirviendo.

Considera que se limpie parcialmente durante la semana: se lava el cabello en el salón de belleza y le lavamos sus zonas íntimas si tienen incontinencia. Lo único que nos queda son las piernas, el torso y los brazos, que se pueden lavar fácilmente con un baño de esponja tradicional.

La mejor solución cuando una persona con demencia se muestra muy beligerante es volver a los «baños de cama»: está segura en su habitación, en su cama, cubierta con una manta pesada. Comienza por las áreas menos intimidantes y ves bajando. Vuelve a la persona de lado para que se ponga de espaldas y termina con la loción (que habrás calentado al baño maría). Entrégale una toallita húmeda caliente para que se lave su propia zona íntima, si es posible. Utiliza jabón sin enjuague y champú seco.

Te garantizo que si vuelves a los baños de cama no verás en ella todos los comportamientos (mejor llamados *reacciones*) que tiene con las duchas. Esta persona no puede evitar el miedo que siente. Nosotros los cuidadores somos los únicos que podemos cambiar la manera en que lavamos a las personas con demencia. No tienes que sumergir a alguien para lavarlo. Respeta el derecho de la persona a decir que no. ¡Nadie ha muerto nunca por no bañarse! Si se resiste, vete y vuelve a intentarlo más tarde.

> *Una cuidadora chiflada de unos setenta años, que durante toda su vida ha prestado servicios en residencias, comparte su sabiduría: «Les prometo masajes en la espalda, cantar, tratar de mantener el calor, y les aseguro que acabaremos enseguida. O les digo: "Estás siendo muy valiente porque esto es difícil". Si gritan, déjalos y transmíteles seguridad: "Sé que esto es difícil. Ya casi hemos terminado. ¡Estás siendo tan valiente!". Soy una abuela de 159 años. Puedo mimarlos, besarlos en la mejilla y hacer que se comporten bien».*

Hay cuidadores que simplemente tienen un don. Las residencias inteligentes reconocerán este regalo, le otorgarán el título de *Experto en baños* o de *Susurrador de baños* y le pagarán más por su experiencia. Si un cuidador baña a la persona el miércoles, y luego otro cuidador la baña el viernes, ¿cómo se siente la persona? Vulnerable y confundida, y se pregunta: «¿Qué está haciendo esta persona?». Pero, cuando es la misma cara y la misma rutina, se adapta. Si conoces a un *Susurrador de baños*, pídele que te cuente sus trucos.

> *Una amiga mía era la única capaz de lavar a aquella señora. Decía: «Me gusta mucho esta señora, y otras no porque pueden ser muy difíciles. Pero yo le digo: "June, si me dejas ayudarte, te prometo dejarte bien guapa". Y la dejo guapa peinándola y poniéndole su vestido favorito. Es bastante simple».*

Para terminar: dale un masaje en la espalda, péinala suavemente, aplícale lápiz labial, o si es un hombre ponle su colonia para «sorprender a las mujeres». Y, por supuesto, dile lo guapo o lo guapa que está.

Le pregunté: «Hermana Charles, ¿cómo es que tiene una piel tan hermosa?». Ella sonrió y se tocó la mejilla. «De vez en cuando nos la frotan con amor a todos».

—Con amor para las adorables Hermanas de la Providencia—

Baño recién descubierto.

¿Dónde está el baño?

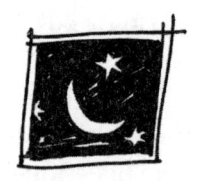

Una de las principales razones por las que las personas con demencia padecen incontinencia es porque no pueden encontrar el baño. Cuando la persona se despierta en medio de la noche ve dos puertas: una con una luz debajo y otra que está oscura. Elige la que tiene la luz, camina hacia el pasillo donde hay muchas puertas. ¿Dónde está el baño? Revisa cada puerta hasta que no puede aguantarse más.

O la persona sale por la puerta, gira a la derecha y hace pipí. Está orinando en el patio trasero como siempre. Su cuerpo recordará el movimiento que ha estado haciendo durante toda su vida.

¿De qué color es el inodoro? Blanco. ¿De qué color son las paredes del baño? Blancas. ¿De qué color es el suelo? Blanco hueso. No puede ver blanco sobre blanco. Si no puede verlo, no puede usarlo. ¿Sabes lo que aprendí mientras obtenía mi título de diseño de interiores? La pintura de color no cuesta más que la pintura blanca. Pinta la pared que hay detrás del inodoro de un color intermedio para que la persona con demencia vea el inodoro.

¿De qué color es el asiento de la ducha? Blanco. ¿De qué color es la ducha? Blanca. Colocar una toalla de color intermedio en el asiento de la ducha le ayudaría a verlo. ¿Pero de qué color son las toallas? Blancas. Hum..., ¿ves un patrón aquí?

Cambios sugeridos
* Deja la puerta del baño abierta con la luz encendida después de que se duerma. Si ve el inodoro, es más probable que lo utilice.
* Reemplaza la puerta del baño por una cortina de ducha.
* ¡NADA DE PUERTAS CORREDERAS!
* Reemplaza el asiento del inodoro por uno de un color diferente.
* Pinta la pared que hay detrás del inodoro de un color intermedio.
* Pinta un váter en la puerta.
* Pinta la puerta del baño de un color diferente al de las otras puertas: «Es la puerta azul de allí». La persona con demencia mantiene la ca-

Momentos de transición

pacidad de distinguir los colores en una etapa muy avanzada de la enfermedad.
* Retira el espejo si no reconoce su reflejo: no va al baño porque «ya hay alguien allí».
* Pon a la vista el papel higiénico.
* Ten armarios en el baño para que todo lo que se necesita para limpiar sea accesible.

¿Cuáles son las señales no verbales de alguien que tiene que orinar? Inclinarse hacia un lado, caminar de un lado a otro, inquietud, retorcerse, sujetarse las partes íntimas, juguetear con los pantalones, levantarse para irse... Toma nota de esas señales.

No preguntes: «¿Necesitas ir al baño?». La respuesta será «no». En su lugar, haz una afirmación: «Es hora de lavarse para la cena». Luego, cuando estés en el baño, simplemente di: «Mejor utiliza el baño antes de irnos». ¿Cómo llamaban al baño en su juventud? ¿Váter, retrete, inodoro, excusado, letrina, lavabo, tocador? Llámalo igual y pon un letrero grande en la puerta como pista para encontrar el camino. Una imagen de un inodoro en la puerta no basta para encontrarlo.

¿Cómo decía que tenía que ir al baño?

«Tengo que hacer pipí».
«Tengo que hacer popó».
«Tengo que hacer un pis».
«Tengo que hacer de vientre».
«Tengo que ir a ver al Sr. Roca».
«Tengo que orinar».
«¡Tengo que cagar!».

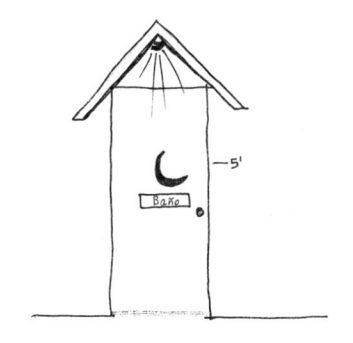

¡Oh, él no debería hablar así! Pero ¿quieres a ese chico continente o incontinente? Entonces, será mejor que aprendas a decir: «Tom, ¿es hora de cagar?».

Podría ser una expresión tan discreta como «Necesito dar un paseo». O tal vez sólo recuerde cómo se dice *baño* en su idioma nativo.

Una señora trataba de abrir la puerta de la calle: «¡Déjame salir! ¡Déjame salir!». Fue etiquetada como un «riesgo de fuga». Sin embargo, alguien eventualmente se dio cuenta de que, cuando hacía eso, en realidad necesitaba usar el retrete.

Reparación de fugas

Me han preguntado cómo disuadir a los hombres de orinar en las papeleras, los radiadores de pared, los armarios, los árboles artificiales y otras áreas. Creo que es gracioso que pensemos que vamos a conseguir que los hombres utilicen el baño. ¿A qué edad aprendieron que pueden orinar donde quieran? A los tres años. ¿Crees que los vas a cambiar?

La papelera parece un agujero y el radiador de pared un urinario. El árbol artificial, por supuesto, es real. Por eso digo, ¡más árboles! ¡Al menos acertarán en algo! Ese árbol es más barato de reemplazar que la alfombra. Las residencias para personas con demencia con un diseño inteligente tienen «plantas para orinar». Llenan macetas grandes con arena para gatos, agregan una planta falsa y las colocan al final de los pasillos. Funciona. Cambia de manera de pensar y empieza a colocar papeleras por todas partes. Instala calentadores de pared en lo alto o coloca cubiertas de plástico sobre ellos.

Carteles de chicas, carteles de chicas, carteles de chicas. Si quieres que los hombres utilicen el baño, debes darles una razón para que vayan allí. No los carteles de chicas de hoy en día, sino los de su generación.

> *Una señora que se había cansado de limpiar «accidentes» sabía que a un hombre le agradaba Marilyn Monroe. Entonces, colocó fotos de Marilyn Monroe en los lugares donde no quería que él orinara. Ella dijo que funcionó..., pero olvidé preguntarle dónde orina ahora. (¿Acaso no es divertido?).*

También puedes colgar tres fotografías frente al baño, una debajo de la otra: una fotografía de su motocicleta, una de su granja y otra de su estrella de cine favorita. Él va al baño y mira la imagen superior, colocada a la altura de los ojos, luego le señalas la imagen de debajo y luego la siguiente. Ahora está casi en posición de cuclillas y tú lo sientas. Luego, entrégale el *Hustler* o el *Reader's Digest*. No olvides abrir el grifo del agua. O simplemente llévalo afuera a orinar. La pregunta que hay que responder es: ¿Dónde orinaba a la edad a la que vive en su mente? (¿En el maizal?). A medida que avanza la enfermedad, algunas mujeres volverán a ponerse en cuclillas.

> *Mi esposo siempre ha orinado en nuestra cerca trasera, así que tomé parte de la cerca trasera, la llevé a la residencia y la puse en su ducha con un poco de césped verde artificial en el suelo. Todavía orina en la valla trasera.*

¿De qué color es el inodoro? ¿De qué color es el agua? Ese hombre no puede ver a dónde apuntar. Haz que el agua del inodoro sea azul, o aplica esmalte de uñas rojo y pinta una diana en el fondo del inodoro, o arroja algunos cereales de colores, tipo Fruit Loops. ¿Quién sabe qué funcionará?

Para desabrocharle los pantalones, pídele a la persona que coloque sus manos sobre tus hombros y pregúntale si te ayudaría a sostenerte: «Gracias por sostenerme. Eres muy fuerte». O puede ser menos intrusivo si te quedas detrás de ellos cuando les desabrochas los pantalones. Depende de la persona.

Practica ser silencioso e invisible colocándote al lado o detrás de la persona. Poner tu mano ligeramente sobre su hombro puede evitar que suba y baje. Otra persona puede sentirse más cómoda si la coges de la mano, le dices muchas tonterías y te ríes con ella.

> *Algunos días, cuando ocurren «accidentes», tengo que lavarla, por supuesto. Y puedo decir que no está en absoluto feliz con el mundo cuando me pregunta: «¿Qué diablos estás haciendo?». Yo le respondo: «Vestirte, cariño». Cuando termino, digo: «Ya está, todo listo y estás cómoda y calentita». Sé que cuando termine de lavarla y ella se sienta limpia (y esté encantadora de nuevo) se habrá olvidado de las cosas malas y me abrazará y me dirá: «Te quiero, cariño». Nos sentimos muy unidas y nos quedamos juntas por unos momentos, tranquilas y felices. Por supuesto, la falta de memoria derivada del alzhéimer es, a menudo, una bendición. La mayoría de las veces, las evacuaciones intestinales acaban en el baño, y ese es un momento de alegría para mí. Mi esposa ni siquiera se da cuenta de que ha hecho una deposición. Pero hago una gran celebración y doy unos pasos de baile frente a ella. Así que nos reímos, ¡a pesar de que probablemente ella piense que estoy loco! ¡Ése es el tipo de momento que se convierte en un destello de alegría mutua!*
> —ALAN ROSS, MARIDO Y CUIDADOR—

La incontinencia es la razón número uno por la que los maridos trasladan a sus esposas a una residencia. Los hombres no han sido entrenados para limpiar el desorden, pero también parece haber mucha vergüenza a su alrededor. Las familias se avergüenzan cuando descubren que la persona está escondiendo la ropa interior sucia en la parte posterior de los cajones y en otros lugares ocurrentes para ocultar su «accidente». La persona en cuestión tira la ropa interior y la familia no puede entender por qué faltan los paños de cocina y las toallitas. El enfermo está tratando de solucionar el problema sin que nadie lo sepa. Con razón, porque durante su niñez, cuando mojaban los pantalones o la cama, se metían en líos. No le des importancia: «La ropa interior es barata. Compraré más».

Una hija me llevó al baño de su madre donde había al menos veinte cajas de toallas sanitarias Kotex.

Bueno, su madre tenía un poco de incontinencia y no quería que nadie lo supiera, y estaba paranoica porque no quería utilizar «compresas». A veces incluso se confundía y compraba tampones.

Si la persona tiene incontinencia durante el día, susúrrale: «Debes haberte sentado en un poco de agua. Vamos a cambiarte para que te sientas mejor». Si no le das importancia, se convierte en algo no importante.

Una señora pellizcaba a las cuidadoras mientras la lavaban, pero si entraba un cuidador, era dulce como un pastel. Cogí un rotulador negro, me fabriqué un bigote con papel y me lo pegué debajo de la nariz. Nunca más volvió a pellizcarme. —Wenda K. Godfrey—

Mejorar la calidad del día, ésa es la más alta de las artes.
—Henry David Thoreau—

Inodoro recién descubierto.

¡Hora de cenar!

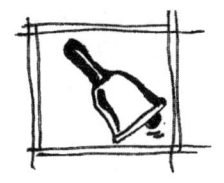

Cuando yo era niña y la comida estaba lista, me gustaba gritar: «¡Hora de cenar!». Mi trabajo consistía en poner la mesa con mi hermano pequeño. ¿Cuáles son vuestras costumbres? ¿Bendecir la mesa? ¿Papá sentado a la cabecera de la mesa? ¿Mamá lleva delantal? Ahora incorpora todo eso a las comidas: «¿Me ayudarías a poner la mesa?». De uno en uno, entrégale manteles individuales, luego vasos y después servilletas. Y si te ayuda, di, por ejemplo, «Gracias por toda tu ayuda. Ve a relajarte. La cena estará lista en diez minutos».

¿Cómo era su comedor? ¿Un buffet lleno de porcelana? ¿Cuadros de bodegones? ¿Una vitrina con una colección de cucharillas? ¿Papel pintado en la pared? Si tiene una habitación grande, divídela en espacios más pequeños. La luz blanca es la mejor para el ojo envejecido; sin embargo, asegúrate de que su intensidad se pueda ajustar utilizando un regulador. Reducir las distracciones visuales y el ruido tal vez sea uno de los cambios más eficaces que puedes realizar.

Al poner la mesa, diferencia las capas: mantel individual de color sólido, plato de diferente color y servilleta de diferente color. Invita a la persona a la comida y háblale sobre la comida por el camino: «Ven con nosotros a cenar. De primer plato hay...». Ser invitado a comer es importante, y también lo es planificar dónde se sentará: «Joe, ¿te gustaría sentarte con Fred?», «Sara, ¿te gustaría sentarte junto a la ventana?». Dale a la persona un paño húmedo y caliente para que se «lave» las manos.

Había una señora que no quería comer en el comedor. Descubrimos que era la esposa de un granjero, y su tradición era alimentar a los hombres y luego comer en la cocina.

Antes de las comidas, pídele que te ayude a prepararlas cortando lechuga, partiendo judías, untando con mantequilla el pan, pelando maíz, pelando patatas o sirviendo las bebidas. Es útil para ellos picar alimentos dulces o salados para aumentar la salivación antes de que la comida esté servida.

Cuando mi hija cumplió dos años, ya no necesitaba la taza con tapa y pajita para sorber. ¿Qué hizo cuando le di un vaso de leche? Lo vertió sobre su comida. Pensé en Thirsten: en cada comida vertía la leche sobre la comida. Lo corregía todos los días, pero ¿cambió? No. Ojalá le hubiera dado una taza con tapa y pajita para sorber. Algunos se preguntarán si eso es apropiado para su edad, pero la mejor pregunta es, ¿funciona? O mejor aún, ¿le hace algún daño verter leche en la comida? No. Entonces, deja que lo haga.

A medida que avanza la enfermedad, su nivel de desarrollo retrocede. ¿Cuál es el nivel de desarrollo de esa persona?

¿Qué pasaría si le dieras a un niño de un año un plato de comida, el salero y el pimentero, dos vasos y tres cubiertos? Jugaría con ellos. Si la persona se pone a jugar con los objetos que hay en la mesa, ofrécele uno cada vez.

¿Vienen los niños a la mesa, se sientan y no se levantan durante toda la comida? No. Permite que las personas con demencia piquen «sobre la marcha».

¿Los niños comen cuando no tienen hambre? No. La pérdida de apetito (y de sed) es una característica normal del envejecimiento. No significa que algo vaya mal.

¿Los niños comen alimentos que no les gustan? No. Sírvele los que le gustan y haz que todos los demás alimentos se le parezcan. Todo parece un pastel…, ¡o una quiche!

Un caballero sufrió un derrame cerebral y había dejado de comer. ¡Su esposa le trajo dos trozos de pollo frito y se los comió! ¡Al día siguiente le trajo cuatro piezas y se las comió todas!

A una señora le encantaban los cucuruchos de helado, por lo que le triturábamos la comida y la poníamos en un cucurucho. Las patatas eran helado de vainilla y las zanahorias sorbete, y ella comía sobre la marcha.

Ron dirá: «¿Me gusta esto? Sólo me gustan las cosas viejas. No me gustan las cosas nuevas». Sólo comerá alimentos familiares. —Una esposa—

¿Cómo se sentirían tus hijos si no tuvieran nada para picar? HURAÑOS. Cuando picamos algo, nos relajamos. Ten golosinas disponibles día y noche. Ten una olla de sopa en la encimera, bolsitas de patatas fritas y botes de galletitas saladas las 24 horas del día, los 7 días de la semana para los cuidadores, las familias y las personas que se despiertan en medio de la noche.

Momentos de transición

¿Qué aperitivos les gustan a los niños? Antes de servir, córtalo todo como si fueran canapés. Rebanadas de queso, sándwiches (cortados en cuatro, sin la corteza), galletas saladas, galletas Graham, batidos, yogur, Jell-O Jigglers, cereales secos, pasas, perritos calientes (en rebanadas), madalenas pequeñas (las grandes son difíciles de comer), tostadas con mantequilla de cacahuete y mermelada, o de canela y azúcar, panqueques (enrollados con azúcar), uvas, palitos de zanahoria/brócoli/coliflor (hay que hervirlos para ablandarlos), judías verdes frías de lata (sí, mis hijos y yo las adoramos), tomates cherry, fresas, galletas, helados..., y la lista sigue y sigue. Cualquier cosa puede convertirse en un aperitivo. Olvídate de los cubiertos y envuelve la comida en tortillas o en hojas de lechuga.

La familia estaba muy molesta porque mamá se comía la ensalada con los dedos. ¡Pero se estaba comiendo su propia ensalada! ¡Cuando tratábamos de ayudarla no comía porque quería ser independiente! —Natalie—

Las personas mayores se sienten abrumadas cuando ven grandes porciones de comida porque se les ha enseñado a acabársela toda, a dejar los platos limpios. Utiliza platos de postre con porciones del tamaño de una cucharada. Si la comida ya ha sido servida, separa en el plato una cuarta parte del contenido y cubre el resto con una servilleta. Si no lo ven, no existe. Aumenta la cantidad de nutrientes, no el tamaño de las porciones, y coloca los alimentos en moldes para madalenas y congélalos.

Alice, una señora menuda, golpeaba la mesa con su andador y se alejaba. No podía comer tanta comida. Cuando empezamos a servirle la comida en un plato más pequeño, con porciones del tamaño de una cucharada, se comía todo.

Si una persona tiene hábitos alimentarios perturbadores o desagradables, haz que se siente en un lugar visualmente alejado del resto de las personas.

Me pidieron sugerencias sobre cómo evitar que una señora gritara, que un señor «se sentara, se levantara, se sentara, se levantara» y otro se quitase la dentadura postiza durante las comidas. Había aproximadamente veinticinco personas comiendo al mismo tiempo en un gran espacio. Las bandejas sonaban ruidosamente, había música de fondo y el personal iba de un lado a otro. Supe de inmediato que era el entorno el que desencadenaba aquellos comportamientos. Les pedí que me mostraran otros lugares disponibles para cenar. Encontramos una pequeña habitación maravillosa que tenía una cocina pe-

Crear momentos de alegría

queña y una mesa sencilla. Me dijeron que aquello estaba reservado para que comieran las familias que venían de visita. Mi pregunta fue: «¿Viven aquí las familias?». La primera prioridad debe ser siempre la gente que vive aquí. Las personas que tenían dificultades durante las comidas ahora comen mejor aquí.

Crea un ambiente social comiendo con ellos. Apaga la televisión, ponte un delantal y entabla una conversación. Eso no incluye hablar con tu compañero de trabajo sobre lo que sucedió durante el fin de semana.

Lleva a la persona a la mesa sólo cuando la comida esté lista y dale tiempo suficiente para comer. ¡Sin prisas! Si la persona va en silla de ruedas, asegúrate de que esté a la altura adecuada para la mesa. Ayúdala a «sentarse derecha» (con los codos sobre la mesa) y pídele permiso antes de empujarla hacia dentro.

Hay muchas razones por las que es posible que no esté comiendo: aún no se ha sentado; ¡demasiado ruido! (¡la razón número uno!); la persona no puede iniciar el movimiento (pon tu mano sobre su mano y ayúdale); su dentadura postiza puede resultarle incómoda o la comida está demasiado dura; puede sentir dolores; o quizá no le guste el sabor metálico de la comida (un efecto secundario de la medicación; dispensar la medicación antes o después de las comidas, ¡NO DURANTE!).

Si la persona no puede ver directamente frente a ella, averigua dónde puede ver colocando su comida favorita en un recipiente de color. La mayoría de los platos son blancos y, por lo tanto, los alimentos blancos (patatas, huevos, fideos) no se ven. Intenta poner salsa o sirope encima de todo y sirve los huevos con la yema hacia arriba. O sírvelos en un plato de diferente color. Evita que tenga demasiadas opciones. Ofrece una cosa cada vez, en tazones separados, y espera hasta que haya terminado antes de darle el siguiente alimento.

Mi pequeño y yo estábamos visitando una residencia para personas con demencia. El personal vio aquello como una oportunidad para invitar a una señora que no quería salir de su habitación a comer con nosotros. Estaba comiendo su plato de ensalada, y se encontraba a gusto, cuando un miembro del personal se acercó y movió su plato de ensalada sin terminar a un lado y dejó allí otro plato de comida. Lo siguiente que supe es que la señora dejó el tenedor en el plato de ensalada sin terminar, se levantó de la mesa y se marchó. ¡Déjalos terminar!

Cuando le servimos zumo, gelatina y mantequilla en un recipiente sellado, pierde su independencia porque tiene que pedirle a alguien que lo abra. Es mejor poner mantequilla en un plato de mantequilla, gelatina en un frasco de gelatina... Cuando ponemos cereales en un recipiente de plástico opaco, no sabe lo que hay allí dentro, por lo que no lo utilizará de manera independiente.

A una señora se la conocía como la «comedero», porque cuando se dejaban una caja de cereales de maíz sobre la mesa, siempre se acercaba y se servía un cuenco. Ver la caja la activaba.

* Utiliza tazones de sopa de borde ancho o tazones de cereales con lados rectos para facilitar la extracción. Sirve la sopa en un tazón de café con leche: beber es más fácil que usar una cuchara.
* ¿Qué comía y cómo comía? ¿En una fiambrera verde? ¿En una bolsa de papel marrón? ¿Sola o con otras personas? ¿En cierto restaurante? (Mete las comidas en una bolsa de ese restaurante).
* ¿Prefería los picnics? Sirve la comida sobre un mantel a cuadros rojo y blanco.
* Dale naranjas y plátanos porque son un placer para esa generación y pelarlos es un buen ejercicio.
* Las palomitas de maíz y las máquinas para hacer pan son increíbles para regalarles «aromas».

Cena asistida
* Es importante no ayudar demasiado.
* Siéntate frente a ella, no a un lado, porque es muy probable que no tenga una buena visión periférica.
* Dile a la persona lo que le estás dando.
* ¡RALENTIZA EL TIEMPO!
* Habla con voz suave y no hables con otros por encima de la persona.
* Para provocar la deglución, comienza con helado o frótale suavemente la garganta.
* Déjala tragar completamente antes de darle otro bocado.
* Ponle la cuchara en el labio inferior y déjala ahí hasta que la acepte.
* Las ciruelas pasas saben mejor calientes.

Antes y después de las comidas, dale una toallita o un paño tibio para «lavarse». Después de las comidas, pídele que te ayude a colocar la silla, a recoger los platos o a limpiar la mesa. Las personas que no tienen movilidad pueden limpiar los manteles individuales. Cuando quiera pagar la comida y no tenga dinero, aquí hay dos posibles respuestas: «Has trabajado mucho toda tu vida. Ésta es la manera en que el Estado te lo devuelve». O bien, «Hoy invito yo. Tú invitas la próxima vez». O déjala firmar un cheque falso.

En las primeras etapas, comerá más de lo habitual porque olvida que acaba de comer. Sírvele alimentos más pequeños con más frecuencia. Para alargar la hora de la comida, involucra a la persona en la preparación: que tueste el pan, unte la mayonesa, corte los tomates, lave la lechuga (una y otra vez), corte la carne, y luego hazle saber que la comida «todavía está en el horno».

Reduce su consumo de carbohidratos proporcionándole alimentos saludables. Esconde los dulces en el armario detrás de otros artículos. Cuando abra la puerta, no verá los dulces, pero tú sabrás dónde están. Abastécete de golosinas duraderas como palomitas de maíz, chicles y piruletas.

Las familias que están preocupadas por el aumento de peso deben pensar en la posibilidad de dejar a la persona con demencia que coma lo que quiera. Sería inaudito que una persona con alzhéimer falleciera debido al sobrepeso. Déjala comer mientras coma.

Mientras tengas comida en la boca, habrás resuelto todos los problemas por el momento. —Franz Kafka—

Trato recién descubierto.

¡Siesta!

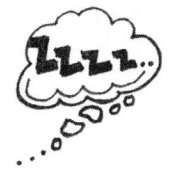

La fatiga es una causa importante de comportamientos alterados en todas las personas, punto, tengan o no demencia. ¡Siestas, siestas, siestas!

Un señor que no podía dormir se mostraba incoherente, letárgico y desorientado. Los cuidadores calentaron una toalla y unos calcetines lleno de arroz en el microondas, luego le pusieron la toalla sobre la cabeza, los calcetines sobre los hombros y se sentaron con él a hacerle compañía. Finalmente se durmió. Al día siguiente era un hombre diferente. Se unía las conversaciones, se reía y bromeaba. Cuando consiguió el descanso que tanto necesitaba fue como la noche y el día.

Un señor se acostaba, sólo para levantarse enseguida y ponerse a deambular de un lado a otro. El personal le preguntó a su esposa cuáles eran sus «hábitos» cuando dormía. Ella dijo que él nunca usaba pijama: dormía desnudo. El personal le había estado poniendo pijama, lo que para él significaba que era hora de levantarse y comenzar el día.

Se debe permitir que cualquier persona mayor, tenga o no demencia, se despierte a su ritmo. ¿Qué pasa si despiertas a un niño por la mañana antes de la hora? ¿O si tu hijo no ha dormido hoy la siesta? ¡No están en sus mejores condiciones ni de lejos! A las personas con demencia les pasa lo mismo.

Todos tenemos diferentes necesidades. Algunos de nosotros somos noctámbulos y otros, madrugadores. Cualquiera que sea el caso, estás librando una batalla perdida si tratas de cambiar el horario de alguien.

Cuando llegue allí, estaré despierto toda la noche y la gente estará encima de mí tratando de llevarme a la cama. Me encontrarás durmiendo en un sofá o incluso en una silla. No asumas que dormiré en una cama y no me acuestes temprano porque será más fácil para ti. —L<small>INDA</small>—

Crear momentos de alegría

La persona también tiene derecho a quedarse despierta hasta tan tarde como quiera. Muchas veces discutimos con ella para que se vaya a la cama. Me pregunto, ¿a quién estamos tratando de servir realmente? ¿A la persona o a nosotros mismos? Nos resulta mucho más fácil cuando está en la cama y duerme toda la noche. Si la despiertas cada dos horas para ver cómo está, ¡deja de hacerlo!, ¡eso es una locura!

El problema de estar de pie todo el día, caminando de un extremo al otro del edificio, es que sus piernas se cansan, al igual que el resto de su cuerpo. Los cuidadores lo saben. Añade a eso el hecho de que tiene noventa años y que realmente se cansa.

Llegaba el momento de la siesta de Sara. Los ayudantes nos turnábamos para llevarla a su habitación, la ayudábamos a meterse en la cama, la tapábamos y salíamos de la habitación. Recorridos unos metros de pasillo, oíamos el ruido de sus pasos cortos y entrecortados. Mirábamos hacia atrás y allí estaba Sara, acercándose a nosotros. El tiempo que pasábamos tratando de que se acostara era una pérdida.

«Necesitas echarte una siesta. ¿No estás cansada, Sara?». «Sí», admitía. «Bueno, ¿por qué no te quedas en la cama y duermes un rato?». «Porque quiero que te quedes aquí conmigo». La voz quejumbrosa de Sara contenía una súplica tácita.

Ahí lo teníamos. Se sentía sola y tenía miedo a quedarse en aquella habitación vacía. Estaba en un lugar grande donde se oía el sonido de las puertas cerrándose y una gran variedad de voces y ruidos intensos que parecían interminables. En su confusión, le tenía miedo a todo lo que la rodeaba y a todo lo que escuchaba. Entonces, entendí por qué nos seguía fuera de la habitación.

Acerqué una silla, me senté junto a su cama, le cogí la mano y le prometí que me quedaría con ella. Luchando contra el sueño durante unos minutos, Sara me miraba tratando de mantener los párpados muy abiertos para asegurarse de que todavía estaba allí. Por fin, su mano quedó flácida en la mía, y respiró tranquilamente en un sueño profundo. Entonces salí de la habitación. Sentarse junto a su cama para darle tranquilidad nos ocupaba mucho menos tiempo que acompañarla repetidamente de regreso a su habitación. —Fay Risner—

La clave es dejar a alguien con una sensación de paz antes de que se quede dormido. Acostarse con alguien que permanece presente durante unos minutos sea tal vez todo lo que necesita. (Cuidado: tú también puedes caer en los brazos de Morfeo).

Momentos de transición

Una enfermera maravillosa compartió esta historia. «Cuando acostaba a una señora, le aseguraba: "Las gallinas ya han comido, los niños están en la cama y ya he avivado el fuego. Tú descansa". Cuando le decía aquello, dormía toda la noche. Pero cuando no la tranquilizaba, sufría de incontinencia cada dos horas. Nuestro objetivo es hacer sentir a la persona con demencia que todo está bien antes de que se quede dormida».

Sugerencias para ayudarles a echarse una siesta

* Exponerla a la luz solar. Hay «cajas de luz» que imitan la luz exterior para proporcionar más vitamina D. Eso le ayudará a mejorar su estado de ánimo y a dormir mejor.
* Mantener a la persona físicamente activa durante el día. (*Véase* el capítulo «Caminar, caminar, caminar»).
* Establecer una rutina nocturna relajante.
* Seleccionar alimentos para cenar que promuevan un mejor sueño.
* Eliminar actividades estimulantes después de las 19:00 h.
* Ponerle una manta adicional una hora después de que la persona se haya quedado dormida para mantenerla abrigada.
* Si la persona está acostumbrada a dormir con alguien más, consigue una almohada grande y rocíala con la colonia o el perfume de la otra persona.
* Leer poesía o rimas, o cantar canciones tranquilas; un ritmo constante es como una canción de cuna.
* Utilizar ruido blanco. Es una pequeña máquina que hace un ruido sutil con el que conciliar el sueño. (¿Cuál fue el ruido nocturno de su infancia?).
* Cumplir con los hábitos de su vida: dormir con una almohada de plumas, dormir con el ventilador encendido, dormir con la luz de noche, asegurarse de que la habitación esté completamente oscura, etc.
* Permitir que la persona duerma en su propia cama, que se habrá llevado a la residencia.
* Preguntar si tiene que ir al baño antes de acostarse.

Una señora no se calmaba. Se puso a caminar de un extremo al otro del pasillo. La peluquera pasó por casualidad y no entendió lo que le pasaba. Esa misma señora siempre estaba relajada cuando le arreglaba el cabello. Así que acompañó a la dama al salón de belleza y la puso debajo del secador de pelo. El único comentario que le hizo fue: «Y el mundo se va». Luego asin-

Crear momentos de alegría

tió con la cabeza. ¿Qué hay en su habitación hoy? Un secador de pelo de estilo antiguo.

Mi abuela se negaba a desvestirse para irse a la cama por la noche porque estaba convencida de que alguien le iba a robar el zapato izquierdo. (Todavía no hemos descubierto por qué era sólo su zapato izquierdo). Mi mamá intervino y pidió que la dejaran llevar los zapatos puestos hasta que se durmiera. La batalla estaba resuelta. Elige sabiamente tus batallas. —Renae Smothers—

¿Cómo te acostaban tus padres? Porque muy posiblemente la manera en que te acostaban es cómo puedes acostarlos a ellos.

Mi hija me contó que, cuando su pequeño era un bebé, tenía ataques de llanto que parecían no obedecer a una causa discernible. Para calmarlo, lo envolvía en una manta y luego colocaba sus brazos a su alrededor, sosteniéndolo suavemente a lo largo de sus costados.

Decidí probar eso mismo con una residente en el trabajo que con frecuencia se pone ansiosa y llorosa y se queja de dolores. La hice cruzar los brazos sobre el pecho, abrazándose a sí misma, y luego la envolví en una manta suave. A continuación, me senté en un taburete frente a ella, colocando mis brazos a los lados de sus muslos. No hablamos; simplemente nos sentamos en silencio. Comenzó a relajarse y luego pudo quedarse dormida. —Gretchen Mellberg—

Conocí a una cuidadora que trabajaba en turnos de noche desde que tenía diecisiete años y ahora tenía setenta y siete. Pensé que sería bueno preguntarle: «¿Qué haces cuando los residentes se despiertan en medio de la noche?». Ella me respondió: «Primero, les pregunto si tienen que usar el baño. Luego les cojo de la mano y les digo: «Descansa, querida. Te prometo que estarás mejor por la mañana». No son tanto las palabras sino el tono de voz y el tacto lo que proporciona una sensación de seguridad.

También, las personas con demencia sólo saben lo que ven en ese preciso momento. Cuando se despiertan en medio de la noche y ven a esa señora de cabello gris y delantal, ¿a quién ven? A su abuela. ¿Con quién se sienten seguras? Con su abuela.

Ahora me gustaría que imaginaras a un hombre trabajando en el turno de noche. Es un buen chico, pero cuando entra en la habitación, ¿qué piensa la persona con demencia? ¡Es un intruso! Si un hombre quiere trabajar en el turno de noche, debe usar una peluca gris con un delantal o ser lo suficientemente guapo como para invitarlo a la cama. ☺

Momentos de transición

Mientras todavía está en casa y tú no puedes dormir porque la persona va «arriba y abajo, arriba y abajo», la medicación es una opción. Pero una copa de vino o un trago de whisky pueden ser el mejor medicamento. ¡El sueño es vital para los dos!

Las personas que pueden dormirse rápidamente me asustan, quiero decir, ¿acaso no tienen pensamientos? —Los Minions—

Siesta recién descubierta.

Momentos destacados

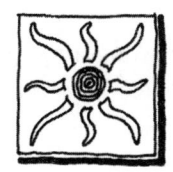

Toca a muchos..., irradia tu calidez. —Jolene—

¿Así que quieres visitas?

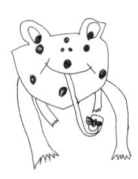

Entiende que la persona con enfermedad de Alzheimer no puede reconocerte. No hay necesidad de ponerla a prueba diciendo esta frase tan común: «Mi nombre es Helen. ¿Me recuerdas?». Si te parece que se pregunta quién eres tú, preséntate por tu nombre de pila y finge ser un amigo o un extraño.

«Hola. ¡Qué día tan largo! ¿Te importa si me siento?».
«Estás muy cómodo ahí. ¿Puedo unirme a ti?».
«Hola. He traído helado. ¿Te lo comerías conmigo?».
«¿Te gusta el chocolate?» (Por supuesto, debes traer un poco de chocolate).
«Hola, Judy. Te he traído algo especial».

Lo que activa su memoria no es lo que decimos, sino lo que ponemos en sus manos. Lo que tocan, ven, huelen y oyen les ayuda a conectarse con sus recuerdos. Cada vez que visites a la persona con demencia ponle «algo» en las manos:

* Algo para compartir: flores, semillas de jardín variadas, un regalo, postales, fotos…
* Algo para sonreír: una carta de amor, un álbum de chistes gráficos, un elemento misterioso sencillo, una imagen divertida…
* Algo para picar: fruta, palomitas, Cheetos, pan y mermelada…
* Algo para jugar: una pelota suave que rebota, un globo para batear, un dominó, un parchís, dos pistolas de agua, un frasco de burbujas de jabón…
* Algo para escuchar (llevar auriculares): pájaros cantando, canciones familiares, la voz de su persona favorita o de un niño, un programa de Broadway o de radio…
* Algo para oler: lilas, tocino, canela, loción…

Momentos destacados

Llevarle un pequeño regalo a mi mamá nos hace amigas al instante, pero es un poco caro. Así que cojo algo de la habitación de mi madre, me lo llevo a casa, lo envuelvo y se lo regalo de nuevo.

El Día de la Madre, le llevé a la mía algo especial de su pasado, el bolso de su propia madre. Era un pequeño bolso de mano de tela con cuentas, lleno de recuerdos que pertenecían a mi abuela (que murió a una edad temprana, pero los recuerdos aún perduraban a pesar de su alzhéimer). Cuando abrió el broche del bolso, encontró varias cosas dentro que podía sacar y sostener en sus manos: unos guantes diminutos, unas bonitas horquillas que su madre usaba para recogerse el pelo, una caja de anillos con uno de ópalo, un sobre pequeño y una nota dentro con la letra de su madre y un pequeño retrato de mis abuelos.

Con mucho cuidado, lo sacó todo; con mucho cuidado volvió a guardarlo todo. Sonrió mientras lo hacía. Disfrutaba oliendo y tocándolo todo. Durante mucho tiempo, mamá estuvo sentada a la mesa y disfrutó del contenido del bolso. Dejó cada cosa sobre la mesa mientras hablábamos de su madre. Su recuerdo favorito era verla cepillarse su larga melena castaña mientras estaba de pie en su habitación frente al espejo. Se lo cepillaba y luego se hacía un moño con las horquillas. —Exctracto de Butterscotch Sundaes: My Mom's Story of Alzheimer's, de Virginia McCone—

Las reliquias familiares y los recuerdos son insustituibles. Si los dejas en una residencia para personas con demencia, se extraviarán o desaparecerán. Crea un momento de alegría llevándolos a la visita y luego llévatelos a casa nuevamente. Las cosas no son valiosas hasta que hacen sonreír a alguien.

Si no le has llevado «algo» y te das cuenta de está muy inquieta, alivia la presión hablando de manera que lo que digas no requiera una respuesta.

«Este fin de semana he ido a...».
«Hoy el tiempo está...».
«Hablé con tu hermana y ella...».
«En la iglesia, el pastor habló sobre...».
«Tengo un perro que es...».
«Mi hija es...».
«Eres una madre muy buena porque...».
«Cuando era niña solíamos...».

Crear momentos de alegría

No sientas que tienes que quedarte durante un largo período de tiempo. El tiempo es irrelevante, es la calidad de ese tiempo lo que cuenta. (¿Dónde has escuchado eso?).

Una «buena visita» puede ser una palabra dicha completamente mal, haciendo que las dos estallemos en una risa incontrolable. —SHARON SNIR, SÍDNEY, AUSTRALIA—

No creas que tienes que «hablar» para crear un momento. Si la persona ya no tiene palabras, visítala sin palabras.

* Un cuenco de fresas.
* Una fotografía de un tren y un silbato de tren en el teléfono móvil.
* Un iPad con un vídeo de su mascota.
* Artículos de maquillaje para embellecerla.
* Postales antiguas para recordar.
* Un vídeo de un partido de béisbol infantil (trae al niño también).
* Sombreros viejos; una pajarita extravagante.
* Un «tesoro» del desván.
* Un «regalo» de tu bolsillo.

Mientras estés de visita, reconoce a las otras personas que viven allí como si fueran tus amigos (que eventualmente lo serán). Sé inclusivo: lleva chocolate para todos; organiza una merienda para todos. Crea camaradería. Mejor aún, tómate unos minutos y comparte con todos los buenos recuerdos y las historias divertidas que conoces de esa persona.

Sentirán tu presencia más que tus palabras. El solo hecho de que estés allí les proporcionará alegría. Y practica, practica, practica. Mejorarás tus visitas cada vez que vayas.

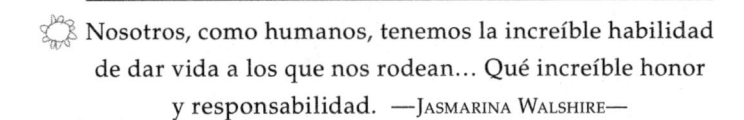

Nosotros, como humanos, tenemos la increíble habilidad de dar vida a los que nos rodean... Qué increíble honor y responsabilidad. —JASMARINA WALSHIRE—

«Algo» recién descubierto.

Hablemos de comunicación

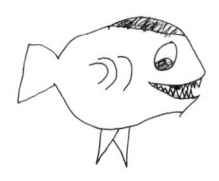

A lo largo de este libro, hago que parezca que las personas con alzhéimer hablan, pero en mi trabajo la mayor parte del tiempo simplemente interpreto lo que alguien dice escuchando con todos mis sentidos. Escucha más allá de las palabras, que es esencialmente lo que hace también la persona con demencia. El 90 % de lo que entiende no son las palabras que salen de tu boca, es tu lenguaje corporal y tu tono de voz. Puedes decir mucho sin pronunciar una sola palabra.

Consejos para mejorar la comunicación
- Intenta comportarte de manera tranquila y práctica.
- Visita en un espacio tranquilo alejado del ruido.
- Ten una conversación cara a cara, tres personas hablando es demasiado difícil de seguir.
- Utiliza el lenguaje corporal y las expresiones faciales positivas.
- Colócate directamente frente a la persona, a la altura de los ojos y llama su atención antes de hablar.
- Toca a la persona en el hombro, en la rodilla o en la mano para dar a conocer tu presencia.
- Di su nombre.
- Demuestra con acciones y palabras.
- Habla despacio y en voz baja.
- Utiliza palabras sencillas conocidas en oraciones cortas.
- Habla de una manera agradable.
- Evita los pronombres: «Él fue…», «Ella dijo…». Di en cambio: «Tom fue…», «Judy dijo…».
- Haz preguntas de sí/no: «¿Te gustaría tomarte un té?» (Mientras sostienes una taza de té frente a ella).
- Escucha su tono de voz y su lenguaje corporal.
- Elimina de tu conversación las palabras «no» y «recuerdas».
- Evita preguntas que requieran el uso de la memoria a corto plazo: «¿Hoy ha venido a verte tu hijo?».

- Accede a la memoria a largo plazo de la persona: «John es un hijo maravilloso».
- No hables de ellos como si no estuvieran allí. ¡Pueden escucharte, pensar y sentir emociones!
- Da instrucciones sencillas y paso a paso. (La tarea de cepillarse los dientes, por ejemplo, consta de once pasos).
- Elógiala con un abrazo, una sonrisa o una palmadita en la espalda.
- Si no logras comunicarte con ella, aléjate y vuelve a intentarlo más tarde.

Cuando pasamos por la residencia, mi pequeño, Keegan, dice: «Vamos a ver a la gente». Cuando los niños vayan de visita, asegúrate de darles algo para compartir. En esta visita, mi pequeño tenía unas botas de vaquero nuevas. Sabía que crearía un buen momento.

Cuando entramos, un señor nuevo le indicó a mi pequeño que se acercara a él. Keegan le mostró sus botas. El señor le dijo: «¡Vaya! ¡Uau!». Entonces Keegan se puso muy erguido. El señor le dijo: «¡Vaya! ¡Uau!». Después Keegan giró en un círculo. El caballero dijo: «¡Vaya! ¡Uau!». Yo le susurré al oído a mi hijo: «Pregúntale cómo se llama». Keegan se lo preguntó. El caballero no pudo decirnos su nombre, pero hizo que mi pequeño se sintiera especial en cuestión de un momento. ¿A quién quiere visitar mi pequeño? Al señor que sólo dice «¡Vaya! ¡Uau!».

Dos señores me enseñaron más sobre comunicación en un momento de lo que yo había aprendido en toda mi vida. Podría hablar y hablar durante doce horas si me lo permitieran. Pero cuando hablamos y hablamos, todo lo que escuchan es «Bla, bla, bla». Es posible que sólo se necesiten unas pocas palabras para que alguien se sienta escuchado, como «Vaya» y «Uau».

Cuando hablo con mi padre, aunque no lo entienda, es más probable que entremos en una conversación mucho más significativa que si lo entiendo. —El consejo de un hijo—

«¡Vaya!» y «¡Uau!» recién descubiertos.

Conexiones de calidad

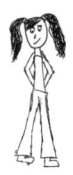

Cuando caminas por el pasillo le dices «¡Hola!» a la primera persona, «¿Cómo estás?» a la segunda, y «Cómo me alegro de verte!» (con una palmadita en el hombro) a la tercera. A pesar de tus buenas intenciones, en realidad, estás causando confusión. La primera persona todavía está medio dormida. La segunda es muy amable y responde: «¿Alguien me necesita? ¿Quién era ése?». La tercera piensa: «¿Quién acaba de golpearme?». Si no puedes establecer una conexión de calidad, cuando vayas a una residencia estate tan callado como un ratón de iglesia.

Una conexión de calidad significa detenerse, ponerse a la altura de sus ojos, tocarle la rodilla, establecer contacto visual y felicitar, felicitar, felicitar. «Joe, me encanta ese sombrero», «Alice, me gustaría que me enseñaras a coser» (mientras colocas en su regazo algo que ha cosido), «Margaret, ¿te acabas de peinar?». El cabello de Margaret puede estar desordenado, pero no tiene un espejo donde reconocerse. Felicita a la persona por un atributo de sí misma que le guste.

«John, puedes arreglar cualquier cosa».
«¿Cómo está mi pescador hoy?».
«He plantado rosas amarillas, como las que tanto te gustan».
«Me han dicho que eres una estupenda bailarina» (luego gira haciendo revolotear tu vestido).
«Le cuento a la gente maravillas de tu pastel de ruibarbo».
«Jim, eres encantador».
«Sally, siempre me haces sonreír».

Las afirmaciones directas dejan la puerta abierta de par en par para alargar la conversación sin poner a la persona en un aprieto. Pueden devolverte la sonrisa porque has hecho un comentario, no una pregunta.

Crear momentos de alegría

Elogiando a una señora, le dije: «Tienes las mejillas tan sonrosadas». Sin perder un latido ella respondió en un susurro, «Maquillaje, querida». Por supuesto, provocó dos grandes sonrisas.

Me acerqué a una señora a la que no conocía, le cogí la mano y le dije: «Vaya, tienes unas manos realmente grandes para ser una dama». Ella sonrió y respondió: «Porque hice el trabajo de un hombre».

Reemplaza «Tú eras...» por «Tú eres...». Aunque ya no cosa, sigue siendo una costurera consumada. Aunque ya no navegue por el océano, siguen siendo el Capitán. Recuérdale quién es y devuélvele sus recuerdos. Tardarás treinta segundos.

Cierra los ojos y vuelve atrás, muy atrás: estoy hablando de jugar al escondite y al pilla pilla.

* Pan y mantequilla caliente.
* Caramelos en una bolsa de papel.
* Rayuela, la gallinita ciega y la comba.
* Cuando la vuelta de la esquina parecía lejana.
* E ir al centro parecía ir a alguna parte.
* Trepar a los árboles.
* Construir cabañas.
* Lamer la batidora cuando tu mamá hacía un pastel.

¿No te sentirías bien volviendo atrás y diciendo: «¡Sí, lo recuerdo!»? Ésa es una conexión de calidad.

Una vela no pierde nada al encender otra vela. —James Keller—

Conexión recién descubierta.

Preguntas de «sí» y «no»

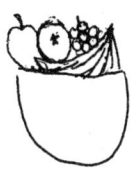

Tendemos a hacer preguntas abiertas como: «¿Qué has hecho hoy?». Eso requiere que recuerde y hable construyendo una oración completa. Ambas cosas le resultan difíciles. Es nuestra responsabilidad dar la vuelta a nuestras preguntas para que todo lo que tenga que decir sea «sí» o «no». «¿Eres granjero?», «¿Eres un hombre de negocios?». Por la luz de su mirada sabes si has conectado con ella o no. Si hay muy poca respuesta, prueba con una afirmación general como «Seguro que eres muy trabajador».

> *Richard caminaba por los pasillos repitiendo: «Tengo hambre, tengo hambre, tengo hambre». Le pregunté: «¿Qué te gusta comer?». Seguía repitiendo: «Tengo hambre, tengo hambre». Al recordar un truco, le dije: «¿Te gustan las galletas calientes con pepitas de chocolate?». Se detuvo, «Sí». «¿Te gusta el pollo?» Él dijo «no». «¿Te gusta el asado con patatas?» Él dijo: «Sí». «¿Te gusta la pasta?» Él dijo: «Podría vivir sin ella». «¿Te gustan las zanahorias?» «Sí». La lista siguió y siguió y, al final, supe exactamente lo que le gustaba y lo que no. Esa noche, durante la cena, no se sentó a comer. Adivina qué había de cenar: pollo y pasta.*

Qué NO debes decir: «¿Qué has hecho esta mañana?», «¿Que has comido para almorzar?», «¿Recuerdas el paseo que dimos ayer?», «¿Como están tus hijos?», «¿Has tenido un buen fin de semana?», «Te acuerdas de…?».

Qué SÍ debes decir: «¿Te has arreglado el cabello?», «¿Tienes hambre?», «¿Te gustaría ir a dar una vuelta por el bosque?», «Sally, la menor, es tan inteligente como tú», «He tenido un fin de semana tan bueno…, tú también?», «Recuerdo cuando…».

El corazón sirve para tomar decisiones en la vida; la mente sirve para decidir si elegir una cuchara o un tenedor. —Michael Billington—

Pregunta recién descubierta.

«¿Cómo estás?»

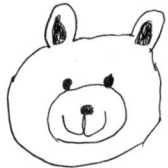

Cuando le preguntas: «¿Cómo estás?», le estás pidiendo a la persona que responda con palabras, lo cual le puede resultar difícil. O repasa cómo se siente realmente: «Me duele el estómago. No me encuentro muy bien. ¿Llamarás a mi hija?», lo que te lleva quince minutos resolver. En lugar de eso:

* Felicítala: «Me encanta cómo llevas hoy el cabello».
* Di: «¡Buenos días, cariño!».
* Coge sus manos y dile: «¡Cómo me alegro de verte!».
* Sácale la lengua y bromea con ella: «¡Oye, descarada!».
* Abrázala suavemente: «¿Puedo darte un beso en la mejilla?».
* Guíñale el ojo: «¡Hola, querida!».
* Pon los ojos en blanco y haz una mueca graciosa.
* Frótale/ráscale la espalda.
* Inclínate y sonríele.
* Sácate «algo» del bolsillo.
* Juega a taparte la cara con las manos.
* Susúrrale un secreto.

¿Cómo puedes hacer que alguien se sienta mejor en cuestión de un momento?

> *Cuando éramos pequeños y visitábamos a mi abuelo, le decíamos, «¿Cómo te sientes, abuelo?». Y él respondía con una sonrisa: «Con los dedos». A medida que envejecía, perdió la capacidad de responder verbalmente. Pero un día le dije: «¿Cómo te sientes, abuelo?». Y, para mi asombro, respondió de nuevo: «Con los dedos».* —Un nieto—

Sin embargo, hay quienes poseen una gran alegría que se derrama por los rincones de sus almas. —Teresa Costello, enfermera—

Alegría recién descubierta.

Ante la duda, ríete

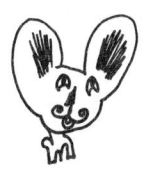

Si tienes un mal día –tal vez te has enfadado con tu compañera de trabajo o con un miembro de la familia–, todavía puedes hacer esto: ve a la habitación de la persona y dile con una sonrisa: «Mi compañera de trabajo me está volviendo loca. Espero que se vaya mañana». Ríete a carcajadas. «Tu hijo, el que vive en Alabama, se cree que es muy inteligente». Ríete a carcajadas. «Mi marido es un idiota. Será mejor que no vuelva a casa esta noche». Ríete a carcajadas. Siempre que te rías y tengas una sonrisa en tu rostro, puedes decir cualquier cosa que se te pase por la cabeza. Recuerda, el 90% de lo que entienden no son tus palabras. Lo que entienden es tu lenguaje corporal, las expresiones faciales y el tono de voz. Así que, ríete y deshazte de tus frustraciones, pero planta una sonrisa en su rostro.

Reír aumenta nuestra sensación de bienestar, reduce el estrés y mejora nuestra capacidad para sobrevivir a una crisis. Físicamente, aumenta la circulación, reduce la presión arterial, promueve el funcionamiento del cerebro, relaja los músculos, reduce el dolor al aumentar las endorfinas en el torrente sanguíneo y estimula el timo, lo que mejora el sistema inmunológico. Sé que la información no es divertida, pero espero que te ayude a comprender el poder de la risa. Si te ríes mucho, cuando seas mayor, todas tus arrugas estarán en los lugares correctos.

> *El alzhéimer le ha robado a mamá sus recuerdos, pero no su corazón. Su sentido del humor está vivito y coleando. Aunque algo de su brillo se está desvaneciendo, creamos nuevos recuerdos todos los días y todavía nos reímos mucho.*

Por si no lo has notado, las personas con demencia pueden hacer comentarios increíblemente ingeniosos y divertidos. Solía llevar siempre conmigo un librito en el que anotaba las cosas divertidas que hacían y decían. Luego lo leíamos todos y, sí, provocaban risas.

Rodéate de cosas que te hagan reír: bromas, tarjetas divertidas, tiras cómicas, «cosas» divertidas. Ve a la cama de alguien con una broma en lugar de con quejas de lo mal que te ha ido el día.

Una cuidadora a la que le gustaba contar chistes me dijo que, cuando se los contaba a las personas con demencia, se reían a carcajadas, aunque no la entendieran. Lo conseguía gracias a la inflexión en su voz y de comenzar la broma con una frase familiar, como «¿Sabes aquel que...?».

¡Lo que sea necesario para reír, hazlo! Contribuirás a mejorar tu salud y la de las personas que te rodean. Me encanta cuando la risa de alguien es más divertida que la propia broma.

Luey: Sam, ¿sabes lo peor de envejecer?
Sam: No, ¿qué es?
Luey: ¿Qué es qué?

Chiste recién descubierto.

Comparte tu vida

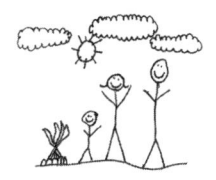

Cuando tengas unos minutos, comparte tu vida: tu boda, tu bebé recién nacido, o una aventura de fin de semana. Lleva fotos y vídeos y comparte tu historia.

> *Fui al océano la semana pasada. Estuvimos en un embarcadero precioso. El viento soplaba con tanta fuerza que las olas chocaban contra las rocas. El agua azul y helada estaba tan salobre que era como comer sal directamente del salero. Podía ver los barcos de pesca aparecer y desaparecer entre las enormes olas. Me quité los zapatos y caminé por la playa, recogiendo conchas. El agua estaba tan fría que me adormeció los pies. Había una estrella de mar de color rojo oscuro en una de las rocas más grandes. Fue absolutamente increíble.* —Jolene—

Evita hablar de tensiones financieras, de que alguien está enfermo o de alguien que se está muriendo, porque el sentimiento que crees perdurará después de que te vayas. Pero comparte absolutamente cualquier cosa y todo lo que te proporcione alegría.

> *Una semana después de tener a mi primera hija, la traje y dejé que los residentes la cogieran en brazos. Un miembro del personal preguntó: «¿No tienes miedo de que se les caiga?». Dije en un tono tranquilizador: «No pasa nada, estará bien». Ángela, en la última etapa de la enfermedad de Alzheimer, la cogió en brazos, se animó y luego dijo claramente: «Qué hermoso bebé». Les encantaba tocar sus deditos. A medida que crecía, la colocaba en medio de la sala y la dejaba jugar allí para que todos la vieran. Sus caras sonrientes eran verdaderos regalos. Todavía hoy mi hija se siente muy cómoda con las personas mayores. El regalo va en ambos sentidos.*

Crear momentos de alegría

> Una buena historia, como un gran vals, nos saca de nuestra inmediatez y nos da la oportunidad de reagruparnos, reformarnos y volver a entrar en la danza de la vida. Una buena historia niega la derrota universal y, por lo tanto, nos da un atisbo de la alegría suprema. —HERMANA TERESA—

Historia recién descubierta.

Palabras mágicas

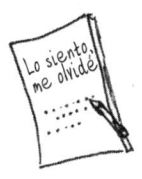

Cuando estás realmente molesto, ¿no es maravilloso tener un amigo al que llamar que sabe qué decirte o que puede hacerte reír? Cuando una persona con demencia tiene problemas, aquí hay algunas palabras mágicas:

«Estaré aquí todo el día».
«No te preocupes. Me ocuparé de ello».
«Si necesitas algo, dímelo».
«Yo también hago cosas tontas como ésa».
«Entre los dos, estaremos bien».
«Eres bastante especial».
«¡Vaya, eres muy inteligente!».
«Gracias. No podría haberlo hecho sin ti».
«Es una buena idea. ¡Tendré que intentarlo!».
«Siempre me cuidas».
«¡Oye, gruñón! ¡No te metas en problemas!».
«¡Hola, guapo!».

Cuando está confundido y algo le está causando frustración, lo aligero instantáneamente diciéndole: «¿Has estado empinando el codo hoy?». —Un cuidador chiflado—

Cuando la señora a la que cuido comienza a enfadarse, le paso suavemente los dedos por el cabello. Eso la calma de inmediato. —Un cuidador—

Simplemente, el hecho de escuchar puede ser mágico.

La ciencia moderna está tratando de producir un tranquilizante más eficaz que unas pocas palabras amables. —Autor desconocido—

Palabras mágicas recién descubiertas.

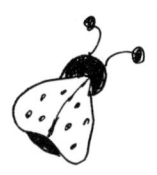

Decir adiós

Decir adiós siempre es difícil, pero espero poder ponértelo más fácil. Cuando estés a punto de partir, haz comentarios que dejen a la persona con sentimientos positivos, sentimientos de seguridad, sentimientos de autoestima y sentimientos de amor.

«¿Puedo visitarte de nuevo?».
«He disfrutado mucho hablando contigo».
«Me lo he pasado muy bien en tu compañía. Ha sido maravilloso».
«No me había reído tanto en mucho tiempo. Gracias».
«Recemos antes de marcharme».
«Tu sonrisa siempre me alegra el día».
«Necesito ir al baño. Vuelvo enseguida».

No tienes que volver enseguida. Ni siquiera tienes que volver. Si te vas a ausentar hasta mañana o la semana que viene, dale la esperanza de que regresarás pronto. Puedes salir por la puerta y volver a entrar y te preguntará: «¿Dónde has estado todo este tiempo?». Dile un lugar al que ella no quiera ir: «Tengo que ir a trabajar, pero te veré pronto», «Tengo que ir al dentista para que me extraigan una muela. ¿Rezarás por mí?». Evita decir: «Tengo que irme a casa», porque eso hará que ella también quiera marcharse a la suya.

Al salir, dale un abrazo, un toque tranquilizador y una sonrisa. La conclusión es que, si estás alegre, la persona se sentirá más cómoda con tu partida.

Nunca digas adiós, porque adiós significa marcharse y marcharse significa olvidar. —J. M. Barrie, *Peter Pan*—

Un «¡Nos vemos pronto!» recién descubierto.

Momentos chispeantes

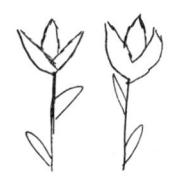

Cuando digo, «perdería la cabeza si no la tuviera pegada al cuello», pienso en mi madre, que lo decía muy a menudo. Cuando ves una flor determinada, piensas en una persona determinada. Cuando tocas el sedoso satén rosa, recuerdas tu vestido de fiesta.

Joan y Ray se conocieron en un grupo de solteros. Ray le preguntó a Joan qué pensaba del grupo: «Aquí hay un montón de perdedores». Comenzaron a salir y finalmente se casaron. Fielmente, dos veces al año, Ray le enviaba a Joan una docena de rosas «Del perdedor». A Ray le diagnosticaron alzhéimer antes de los cincuenta y dos años. Joan lo tuvo en casa durante mucho tiempo. Un día, mientras hacía las compras, Ray se alejó. Cuando lo encontró, estaba frente al mostrador de flores. Dijo: «Quiero comprar». «¿Quieres comprar algunas rosas?», le preguntó ella. Él asintió. A la mañana siguiente entró en la cocina y le preguntó por las rosas. Me las compraste tú ayer. Ella vio una luz en sus ojos: «Oh, sí, son las rosas del perdedor». Ella lloró. Momentos después se había «ido» de nuevo. Las rosas abrieron una ventana a su memoria por un momento.

Un entrenador de baloncesto que tenía párkinson entró en coma. Su familia dijo que lo que «lo trajo de vuelta» fue cuando todos comenzaron a dirigirse a él como «Entrenador» mientras ponían sus manos en una pelota de baloncesto.

Cuando mi madre sufrió un derrame cerebral importante, no sabía cómo levantar los brazos. Le dije que bloqueara el tiro (era alera en baloncesto, seis contra seis). Ella respondió al instante. —Wendie Fagan—

El alzhéimer no puede quitar lo que ya se había sido, sólo transfiere la responsabilidad de recordarlo a los que aman al afligido. —Natasha, en una carta a su abuelo—

Chispa recién descubierta.

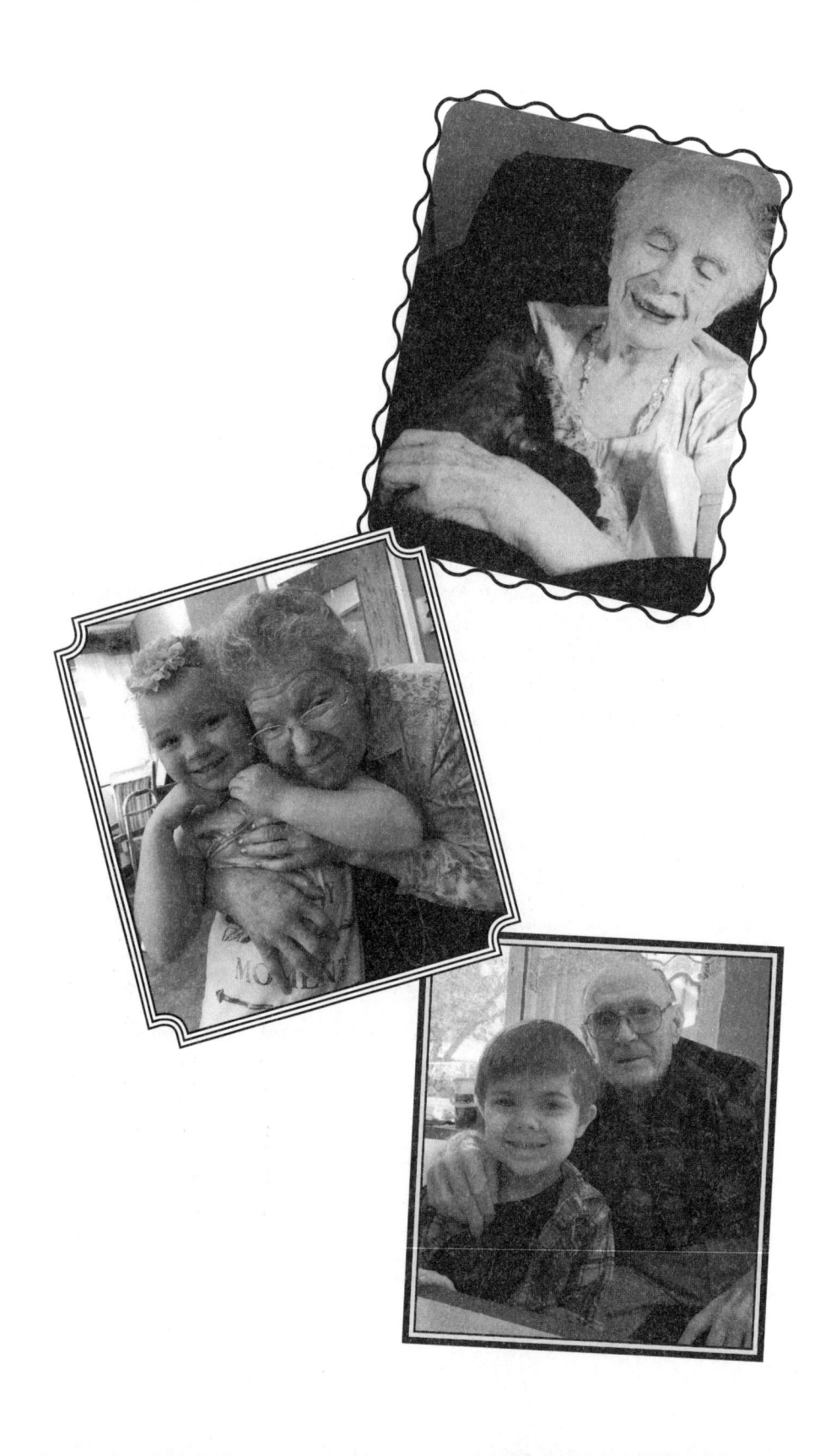

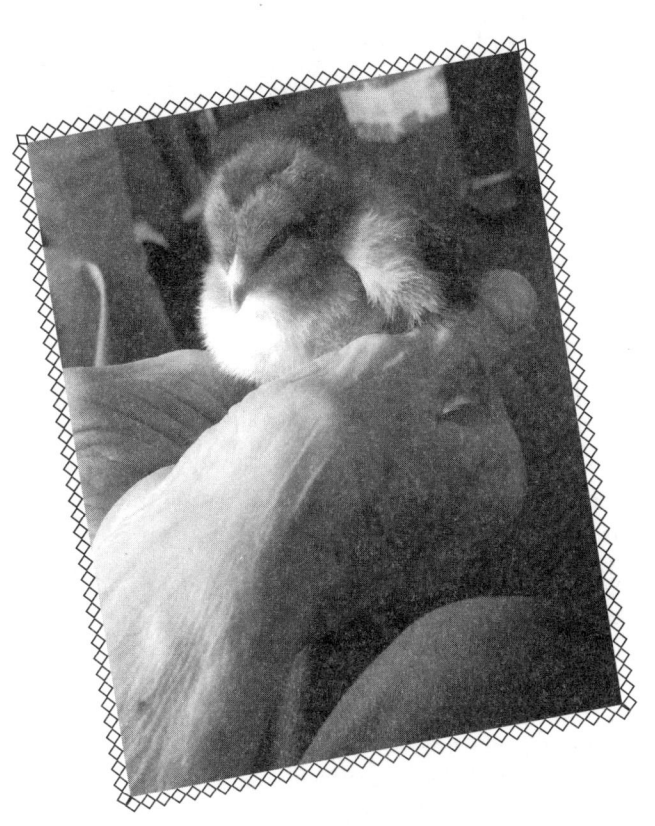

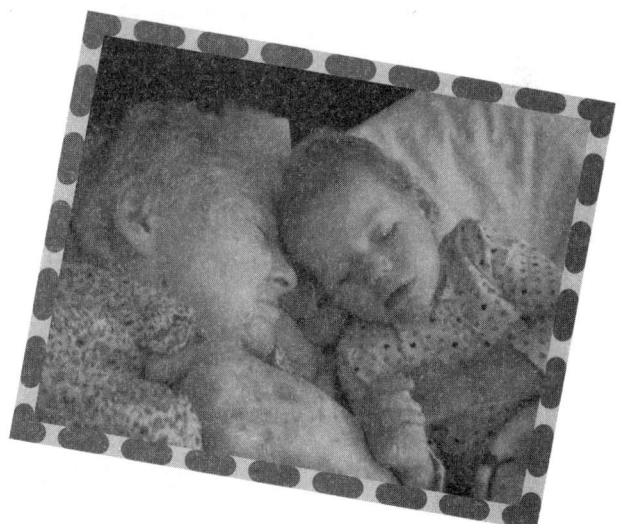

Arte vs. manualidades

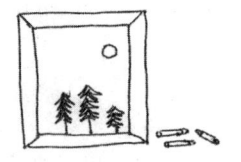

Bendito aquel que le da a una persona con demencia un papel en blanco para crear lo que sea que acabe apareciendo en ese espacio. Asegúrate de que la persona pueda ver los bordes, ya sean líneas negras o un papel de color intermedio detrás del papel blanco. Sácala de la oscuridad colocando «algo familiar» para que vea, por ejemplo, una fotografía de un molino de viento, un lugar significativo, una mascota querida, una flor, un niño, un árbol, una puesta de sol o un pájaro. Las posibilidades son ilimitadas. Permítele expresar sus emociones y recuerdos a través del color. O dale un trozo de arcilla para que lo toque con los dedos y lo manipule como quiera. Eso es arte.

> *Traje materiales de arte para crear una decoración para la puerta de mi hermana. Fue un gran proyecto que nos divirtió a las dos. Después de colgarlo en la puerta, me dijo: «Gracias. Nunca te olvidaré».*

Simplemente permítele mirar obras de arte de todos los géneros y pregúntale: «¿Qué ves?», o, «¿Cómo te hace sentir este cuadro?». La parte del cerebro que gobierna los sentimientos y lo que ve todavía está muy intacta. Si cierta pintura no le atrae, cámbiala hasta encontrar una que le guste. Cada persona tiene sus propias preferencias.

Cuando hay expectativas o instrucciones paso a paso para obtener un resultado determinado, la estamos preparando para que falle. Cuando lo hace el personal, eso es un oficio.

> *Se pidió a los residentes que cogieran tarjetas de felicitación viejas, las doblaran en tercios y pusieran una pequeña cinta en la parte superior para que hicieran de marcadores de libros. ¿Adivinas qué hicieron con las tarjetas de felicitación? Desdoblarlas y leerlas, momento en el que el personal empezó a corregirlos una y otra vez y a decirles: «No, déjala doblada. Estamos haciendo marcadores para libros». ¿Qué hacemos con las tarjetas de felicitación? Leerlas.*

¡Hacer colchas o recortar patrones y telas también funciona! ¿A qué edad aprendieron a cortar? A los cuatro. Su cuerpo lo recuerda. Y sí, tijeras afiladas, especialmente para la confección de colchas. Algunos piensan: «¡No pueden tener tijeras afiladas!». ¿Es posible que queramos mantenerlos tan seguros que les quitemos sus alegrías? Deja que esa persona sea tu maestra sobre si puede o no utilizar unas tijeras afiladas. Es posible que no puedan tejer con una aguja pequeña, pero pueden coger las telas que han cortado y colocarlas en un cuadrado para formar una colcha.

Participar en una tarea que su cuerpo ha realizado durante toda la vida es más eficaz que cualquier medicamento. Ralentiza la respiración, reduce la agitación y devuelve la vida a su ser porque la persona es estimulada de una manera que va más allá de las palabras. Incluso si no ha pintado ni escrito poesía, cuando le des espacio y tiempo para que pruebe todas esas cosas, será hermoso.

El maestro una vez propuso un acertijo: «¿Qué tienen en común el artista, el músico y el místico?». Todos se rindieron. «La comprensión de que el mejor discurso no proviene de la lengua». —Anthony de Mello—

Arte recién descubierto.

«Ayúdame»

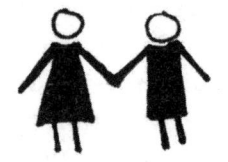

Sea cual sea la tarea que lleves a cabo, pídele a la persona que te ayude. Los seres humanos sienten un deseo innato de ser necesarios. Alentarlos a ser responsables de las tareas de la casa puede hacer que les parezca más «su casa».

> *La preocupación excesiva puede disminuir la independencia y la autoestima. Veo mucho orgullo en una persona cuando se hace la cama. Con demasiada frecuencia, nuestros corazones serviciales quieren hacer para ellos tareas que vemos como mundanas, pero cuando les permitimos vivir su vida y participar plenamente de cada minuto de su existencia, incluso en lo mundano, les hemos proporcionado una conexión de alegría-propósito. Si aplastamos cualquiera de ellas (alegría-propósito-conexión), comenzaremos a descender por la pendiente resbaladiza de la depresión y de la dependencia. (Por cierto, ¡hacer la cama mantiene el equilibrio y la amplitud de movimiento y otras cosas buenas!).* —NATALIE KUNKEL, EXPERTA EN DEMENCIA—

Las personas quieren sentirse necesarias, sin importar su edad o su capacidad física o mental. Si la persona enseñó inglés, pídele que corrija un trabajo o que ayude a alguien más joven con su tarea. Si reparaba coches, descríbele el ruido que proviene del motor del tuyo y bríndale la oportunidad de decirte cuál cree que es el problema. Si tiene hijos, pídele consejo sobre disciplina. Si era médico o enfermero, descríbele algunos síntomas y obtén su diagnóstico. Y, quién sabe, probablemente los consejos que te dé funcionarán.

Pídele que te ayude a limpiar un armario, a recortar cupones, a mover cajas, a barrer el patio, a rastrillar las hojas del jardín, a tender la ropa, a limpiar muebles, a lavar los platos, a doblar la ropa, a pelar naranjas y huevos duros, a clasificar tarjetas, a apilar leña, a pelar maíz para alimentar a las ardillas, a regar el jardín o las plantas de interior, a limpiar fresas, a pulir y clasificar los cubiertos, a cascar cacahuetes, a cortar la lechuga, a untar la mantequilla en el pan, etc.

Momentos destacados

Crea tareas que ni siquiera necesites hacer. La clave es elegir algo que la persona con demencia haya hecho con frecuencia en el pasado. Cuando te ayude, dile «¡Gracias! No podría haber hecho esto sin ti». Puedes ofrecerle el mismo proyecto todos los días porque no recuerda que lo hizo el día anterior.

> *Una vez a la semana sacaba una caja de ovillos de lana, los desenrollaba, llevaba la caja a la sala y decía: «He encontrado esto en el armario y es un desastre. ¿Me ayudaríais a enrollar los ovillos? Los hombres también ayudaban, porque les gustaba ayudar a las señoras. Si una persona miraba los hilos sin comprender, yo ponía mi mano sobre la suya y ponía e iniciaba el movimiento.*
>
> *Poníamos algunos platos en el fregadero, los rociábamos con salsa de tomate y le pedíamos a una señora que nos ayudara a lavar los platos.*

Lleva una maleta a una habitación como si la acabaras de encontrar en el desván. «Me pregunto qué habrá aquí. ¿Me ayudas a deshacer esta maleta?».

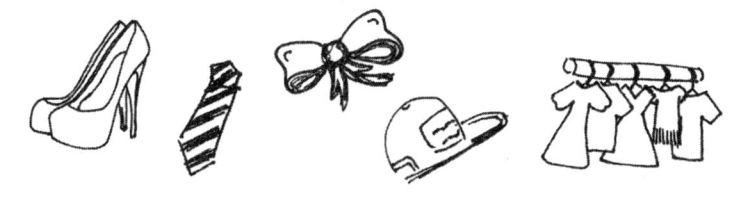

Juega con ella a disfrazaros. Dale la esperanza de que «algún día viajaremos por el mundo».

Cuando le pides a la persona que te ayude a quitar las malas hierbas del jardín, es posible que arranque flores o recoja verduras que no estén listas. La cuestión es... tiene los dedos metidos en la tierra. Y juntos podéis hacer pasteles de barro de postre.

Nunca mires a alguien desde arriba a menos que lo estés ayudando a levantarse. —Jesse Jackson—

Juego recién descubierto.

Bebérselo todo

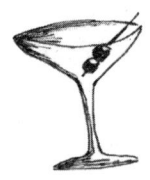

Cuando una persona está deshidratada, ¿qué sucede? Mayor confusión, infección del tracto urinario, estreñimiento, incontinencia, disminución del metabolismo, dolores de cabeza, fatiga diurna, artritis intensificada, dolores, disminución del funcionamiento y es más probable que se caiga. ¿Quién sufre las repercusiones? Tú. ¡Así que hablemos de maneras de hacer que alguien beba! No es suficiente colocar una jarra de agua al lado de su cama o un vaso de agua frente a ella. Una persona con demencia a menudo pierde la sensación de sed o no puede decirte cuándo tiene sed. Nuevamente, aplica el concepto de que sólo sabe lo que ve. Para estimular su sensación de sed vierte agua helada en un vaso delante de ella y di, «¡Tengo la garganta reseca!», o «¡Vamos a refrescarnos la boca un poco!», o incluso, «¡Qué calor hace hoy!», y bebe con ella.

A nadie le encanta el agua en particular, así que averigua qué bebida le gusta mucho y haz que se parezca a ella. Limonada en una copa de martini, zumo de manzana en una botella de whisky o zumo de uva en una copa de vino. Vierte agua en vasos de colores transparentes para que parezcan cócteles. Vierte agua en un vaso del McDonald's con tapa y pajita para simular que es un refresco. Si el agua no sabe bien, intenta agregarle hierbas o frutas en rodajas.

> *Un marido sabía que a su mujer le gustaba el vodka, así que ponía agua en vasos de chupito y se tomaban unos tragos juntos.*

> *Mientras cantaba, saqué una jarra de agua y unos vasitos rojos. Comenté lo reseca que tenía la garganta y, mientras recorría la habitación, algunas personas rechazaron el agua. Pero sucedió algo hermoso cuando hice una segunda ronda. Las personas que declinaron la primera vez ahora aceptaban la oferta. Atribuí el éxito a que vieron a otros beber.*

Momentos destacados

Sirve líquidos calientes por la mañana para acelerar su metabolismo y ofrécele líquidos con frecuencia durante el día. Por supuesto, querrán café, café y café..., y treinta segundos después de beberse su café, querrán otra taza. Utiliza su pérdida de memoria a corto plazo a tu favor diciendo una y otra vez: «El café se está preparando. El café se está preparando». La cafeína deshidrata, así que sírvele café descafeinado muy diluido en agua.

Escoge tus batallas. Si se enfada porque no le vas a dar más café y rechaza el agua u otros líquidos, déjala disfrutar de su café. Considera que un «último trago» es más cálido para el alma que cualquier medicamento.

El tío Jo estaba tan borracho que se colgó del respaldo de la silla y se acostó encima de sus pantalones. —Jyoti—

Bebida recién descubierta.

Caminar, caminar, caminar

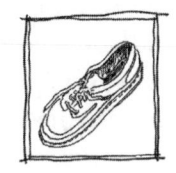

Caminar, caminar, caminar hace maravillas. Alivia el estrés, permite un buen descanso nocturno o una siesta y ayuda a fortalecer los músculos de las piernas para que sea menos probable que la persona con demencia se caiga. Como es más joven en su mente, tiene más movilidad que la mayoría de las personas mayores. Cuando oigas historias acerca de señoras mayores que saltan una cerca sin siquiera rasgarse la falda, ahora sabrás por qué: ¡tienen dieciséis años otra vez!

> *Mi esposa estaba muy inquieta. Caminaba de un extremo al otro de nuestro callejón sin salida durante más de una hora. No quería que yo caminara con ella, así que la dejaba hacer. Me sentaba en una silla de jardín en la acera y la miraba hasta que se cansaba. Ahora ya no lo hace; algunas cosas mejoran.*
> —Paul Edwards—

Caminar, caminar y caminar es algo muy común. Muchos desean una poción mágica para darle tranquilidad a esa persona. A veces simplemente no es posible. El ritmo puede ser la única manera de aliviar el momento. Por lo general, camina porque no puede calmarse. ¿Cuál puede ser una razón por la que entienda que debe sentarse? ¿Una taza de café? ¿Un poco de helado? ¿Cómo puedes ayudarla a «aterrizar»? Envolviéndola, dándole un paño húmedo caliente, colocando tu mano pesadamente sobre su rodilla u hombro, o una bolsa de arroz sobre su regazo. O simplemente déjala caminar, caminar, caminar para que se canse. Mi madre dice: «Cuando no puedas arreglarlo, sal a caminar».

> *Todos los días a las 15:00 h, Lindel, de sesenta años, se enfadaba y quería «salir de aquí». Si lo ignorábamos, su comportamiento empeoraba. Me volví proactiva. Todas las tardes a la 13:30 salíamos a dar un paseo. Cuanto más caminábamos, mejor nos iba el día. Si Lindel estaba muy inquieto, le decía: «¡Yo también necesito salir de aquí! Déjame coger el abrigo». Le decía a alguien adónde esperaba ir y que viniera a buscarnos si no regresábamos en una hora.*

Momentos destacados

Cuando comenzábamos a caminar, le dejaba tener una «ilusión de control» preguntándole: «¿Qué camino debemos tomar?». Lindel habitualmente elegía la misma dirección cada vez, lejos del tráfico y hacia barrios residenciales. Mientras caminaba la primera manzana, dejaba que desahogara su ira. En la esquina, dependiendo de ese estado de ánimo, todavía le daba la ilusión de control al preguntarle de nuevo: «¿Ahora qué camino debemos tomar?». Caminando por la siguiente manzana hablaba de su «grandeza»: la pesca y sus hijos. «¿Cuántos hijos tienes?», «¿Niños o niñas?», «¿Te gusta pescar?», ¿«Pescas lucios?», «¿Percas?».

Cuando llegamos a la siguiente esquina, volvía a preguntarle: «¿Qué camino debemos tomar?». Y mientras Lindel decidía, yo inocentemente decía: «Creo que por aquí estaría bien. ¿Qué piensas?» (ilusión de elección). Como no sabía dónde estábamos, generalmente se mostraba de acuerdo conmigo. Le señalaba detalles de la naturaleza, de una casa bonita o del clima. El objetivo principal era que dejara de pensar en los problemas que percibía y hacer que se sintiera a gusto. Cuando llegábamos a la siguiente esquina, intentaba regresar a la residencia diciendo: «¿Sabes qué? Creo que esta calle me suena. Vayamos por aquí». En los días buenos, regresábamos directamente a la residencia tras decirle: «Me duelen los pies. Me gustaría descansar y beber algo refrescante». Otros días caminábamos tres kilómetros bajo la lluvia.

Aunque Lindel era una persona difícil, era también una bendición. Gracias a él, iniciamos un programa de caminatas del que todos se beneficiaron. Las alarmas de sillas y camas no existían y la gente caminaba y se relajaba.

En estas caminatas, llevaba a personas en sillas de ruedas a propósito porque las personas que tenían dificultades para caminar podían apoyarse en sus respaldos. Pearl, una de las mejores caminantes, empujaba una silla de ruedas vacía. Si Therstin se adelantaba demasiado, no le decía: «¡Therstin, vuelve aquí!», porque entonces creía que alguien lo estaba persiguiendo. Le decía: «¡Oye, espéranos!». (En otras palabras, sé *un caballero*).

Muy a menudo, los cuidadores tienen miedo a dejar la puerta abierta porque la persona podría escaparse. Según mi experiencia, cuando abres la puerta, caminan cinco pasos, no saben dónde están y piden ayuda.

No recomiendo que sea cualquiera quien haga estos paseos. Se necesita a una persona con la que se sienta cómoda porque puede experimentar inseguridad. Si estás segura y llevas a cabo estas caminatas, coge una bolsa de golosinas para picar por el camino.

«Perdí» a dos personas cuando trabajaba en la residencia de cuidados para personas con demencia. Therstin fue una de ellas. Un día entré al edificio sólo un momento y, cuando volví a salir, él se había marchado. Lo encontramos dos horas después en un complejo de apartamentos cercano. La otra persona fue Pearl. Se escabulló por la ventana y la encontraron descansando en un patio trasero cercano. Algunas personas con demencia pueden tener tendencia a deambular, pero eso no significa que debas evitar sacarlas a caminar. Significa que tienes que conocerlas. Pero, incluso, si las conoces, las cosas pasan, y no significa que debas sellar las ventanas y cerrar las puertas a cal y canto. Sólo significa que debes mantenerte alerta para que las personas no puedan escaparse.

Además de caminar, llevábamos a cabo una rutina de ejercicios cada mañana y actividades físicas durante todo el día (barrer el patio, limpiar las mesas, etc.).

Sólo quiero compartir este pensamiento que me pesa mucho en el corazón. Quizás ayude a alguien más. Cuando el ritmo de John disminuyó, no cambié el mío. Un día, mientras subíamos una pequeña colina, me preguntó: «¿Por qué siempre caminas delante de mí?». Incluso hoy, ese recuerdo me duele. Que podamos captar lo que estamos haciendo antes de que se convierta en un triste recuerdo. —Joan—

Déjame explicarte cómo aparece la figura del caminante deambulante. En las residencias para personas con demencia hay largos pasillos sin ningún lugar para sentarse. La persona ve la puerta al final del pasillo y, con la esperanza de volver a casa, se dirige hacia ella, pero cuando llega está cerrada. Se da la vuelta, ve la puerta en el otro extremo del pasillo... Así, la etiquetan como «deambulante». Nuestros entornos han provocado muchos «comportamientos irregulares».

Luego creamos entornos con pistas de carreras/senderos errantes que recorren áreas de usos múltiples para que podamos ver a todos los residentes. El problema es que las personas que viven ahí también pueden ver y escuchar a todo el mundo. Las investigaciones llevadas a cabo demuestran claramente que la persona con alzhéimer no puede funcionar bien con muchas personas a la vez y en espacios grandes. En ese entorno pueden ver y escuchar a alguien gritando, pueden ver y escuchar a alguien llorando, pueden ver y escuchar a alguien que «quiere marcharse». Hay personas a las que le ha agravado su demencia porque reaccionan a todo lo que ven y oyen.

Momentos destacados

Sí, puede ser imposible que esa persona camine sola, ¡pero entonces camina con ella con dignidad! «Me voy de paseo. ¿Te gustaría venir conmigo?».

Una terapeuta ocupacional inteligente mostraba a propósito su escote para que los hombres la escoltaran por el pasillo. En otro caso, vi a un joven terapeuta ocupacional usar un cinturón para ayudar a una mujer a caminar y le pedía que contara hasta diez mientras caminaba. Deberías haber visto la mirada de desprecio que le lanzó a ese chico por insultar sus habilidades.

También caminará mejor con un ritmo constante o marchando, porque eso es lo que hacía en el aula cuando era un niño.

Dorothy se movía de un lado a otro, murmurando sonidos para sí misma; pero cuando alguien empezaba a cantar «He estado trabajando en el ferrocarril», comenzaba a cantar cada palabra, se enderezaba y dejaba de arrastrar los pies.

Te dan la oportunidad de demostrarles que respetas sus deseos, respetas su derecho a tomar decisiones y amas la esencia de quiénes son. Alégrate de tener esa oportunidad.
—Claudia Strauss—

Camino recién descubierto.

Silencioso como un ratón de iglesia

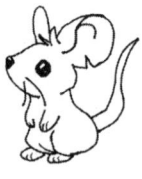

Cuando una persona se conecta con alguien o algo, su trabajo es ser tan silencioso como un ratón de iglesia. Cuando hablas a gritos, pasas rápido o creas un ruido fuerte, su atención se dirigirá a ti. Esa persona podría estar recordando en ese preciso momento algún pasaje alegre de su vida, pero la conexión con ese recuerdo desaparecerá en ese mismo instante.

El ruido es la razón número uno por la que fallan las conexiones y las actividades:

* Los medicamentos pueden esperar.
* Preguntarle a alguien si tiene que ir al baño puede esperar.
* Decirle algo a tu compañero de trabajo puede esperar.
* Tu pensamiento puede esperar.
* Contestar al teléfono móvil puede esperar.

Estate tan callado como un ratón de iglesia durante el servicio religioso, durante una actividad, durante el entretenimiento y durante la comida. Cualquier cosa que creas que tienes que hacer puede esperar hasta que se complete la conexión.

Un guitarrista con mucho talento estaba cantando y un caballero era todo sonrisas mientras miraba y escuchaba. Luego, la asistente que estaba repartiendo los medicamentos se inclinó frente a él bloqueando su visión del animador. Con una explícita expresión de frustración en el rostro, él agitó la mano, indicándole que se apartara. Ella insistió y trató de que se tomara su medicación. Él se negó y se enfadó de inmediato. Ella regresó más tarde con su medicamento mezclado con «algo de chocolate», y aun así él la apartó. Esto sucedió en medio de una actividad que todos intentaban disfrutar. El anciano no sólo estaba molesto, sino que los otros residentes también se habían distraído por la conmoción que esta asistente extendió por la sala. ¿Quién necesita cambiar?

Momentos destacados

«Estar con alguien» es más importante que cualquier medicamento o cualquier cosa que pensemos que «debemos hacer». No se trata de seguir al pie de la letra lo que está en la agenda, sino de crear un espacio para que los residentes, las familias y los cuidadores hagan lo que aman hacer.

Ser silencioso significa que tampoco debe sonar ningún teléfono de fondo. El timbre interrumpirá sus conexiones, lo que nuevamente hará que las actividades fallen. Pon el teléfono donde no puedan verlo ni oírlo, o cambia el tono de llamada para que no suene como un teléfono.

Mientras cantábamos viejas canciones familiares, sonó el teléfono de fondo y tres personas se levantaron para contestar.

En la residencia para personas con demencia, crea un espacio silencioso, aunque tengas que reconvertir una zona de almacenamiento. En ese espacio debe haber un sofá para echarse una siesta, mantas de ganchillo con las que abrigarse, frascos de loción, música relajante, peluches, gorros y guantes, bolsas de arroz para calentar en el microondas, toallitas húmedas y calientes con esencia de lavanda y manos que se tocan con gran cuidado. Tal vez incluso haya un secador de pelo de estilo antiguo para que las enfermas puedan acurrucarse bajo el calor mientras el mundo se va. Cuando alguien se está poniendo muy nervioso debido al exceso de ruido y de estimulación, simplemente déjalo descansar en un lugar tranquilo, lejos del mundo.

El silencio es como el agua después de una larga caminata por el desierto. —Donn Bulter, enfermero—

Silencio recién descubierto.

Partiendo el pan

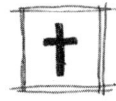

†

Escrito por Teresa Stecker, enfermera, pastora. (P.D.: Es mi hermana).

Uno de los rituales más poderosos y comunes que simbolizan la fe cristiana es la comunión, o la Cena del Señor. No sólo es una indicación externa de la fe cristiana, sino también una de las más significativas desde los primeros años de la formación religiosa de una persona. La comunión para los creyentes cristianos es una expresión externa de adoración para indicar su unión con Jesucristo y con Su cuerpo, la Iglesia. Se ha descrito como una fiesta de amor con el Salvador, el lenguaje de nuestras almas.

«Jesús, la noche en que fue traicionado, tomó pan y, habiendo dado gracias, lo partió y dijo: "Éste es mi cuerpo, que es para vosotros. Haced esto en mi memoria". De la misma manera, después de cenar, tomó el cáliz y dijo: "Este cáliz es el nuevo pacto en mi sangre; haced esto en mi memoria cuantas veces la bebáis"» (1 Corintios 11:23-25).

Nuestra Iglesia protestante desempeña un ministerio en cuatro hogares de ancianos, incluida una residencia para personas con demencia. A medida que se acercaba la temporada de Cuaresma, redescubrimos el significado de la comunión ofrecida a todos los creyentes. Poco nos dimos cuenta del impacto de ese momento en el que brindamos la comunión a nuestros ochenta residentes. Además de nuestras creencias cristianas sobre el rito, nuestro objetivo al llevar la comunión a estos residentes era demostrar que los honramos, que son necesarios, indispensables y dignos como miembros del cuerpo de Cristo. (Véase 1 Corintios 12).[1] Queríamos alcanzar todos sus sentidos. Para crear el sentimiento de iglesia, incorporamos a varias personas en la comunión, incluidos miembros de nuestra Iglesia, de la familia y del personal. Aunque no participaran, su presencia remedaba el ambiente de un templo. Les pedimos a los miembros de la Iglesia que se vistieran con sus mejores galas y que nuestro pastor vistiera su atuendo típico para un servicio de comunión.

---

1. «Porque de la manera que el cuerpo es uno, y tiene muchos miembros, empero todos los miembros del cuerpo, siendo muchos, son un cuerpo, así también Cristo». *(N. del T.)*

Momentos destacados

Colocamos una mesa cubierta con una tela de lino, pusimos encima un jarrón lleno de rosas y encendimos velas para crear la apariencia de un santuario. Mientras tanto, se escuchaban himnos de fondo. Pasamos tiempo preparando físicamente a los participantes, los peinamos, los vestimos bien y los ayudamos con otros arreglos personales. Preparamos a cada uno espiritualmente a través de la oración, la lectura de las Escrituras o mediante una conversación sobre el significado de compartir el sacramento de la Cena del Señor. Seleccionamos pasajes de las Escrituras que tienen un significado personal y familiar. Con la comunión los asistimos en la recepción de los elementos. Si no podían comer o beber físicamente el pan y el vino, posamos levemente los elementos en sus labios. Rezamos individualmente con cada uno de los presentes y luego concluimos con la recitación colectiva del Padre Nuestro. Después de la comunión, terminamos con un acto de bendición dándoles una rosa, tocándoles el brazo y afirmando su valor como miembros del cuerpo de Cristo.

También servimos la comunión en habitaciones individuales e incluimos los mismos elementos de nuestra comunión grupal. La respuesta de los residentes fue increíble y contundente. Creó un momento solemne y sagrado. En un ambiente que puede ser ruidoso y caótico, hubo una actitud de reverencia por parte de todos los presentes. Después de recibir la comunión, una emocionada mujer de ochenta años dijo que había sentido que la Iglesia la había olvidado, hasta el día de hoy. Un anciano lloró mientras tomamos su mano y rezamos por su salud física. Una persona en silla de ruedas indicó que ése había sido el mejor día de su vida en la residencia. Como miembros de la Iglesia, nos sentimos honrados y bendecidos por brindar un momento significativo y alegre a las personas con la enfermedad de Alzheimer. Sentimos la gratitud de todos los que participaron. Esto incluyó a una esposa que explicó que había ido a la iglesia con su esposo por primera vez en más de dos años. Compartieron cantos, comunión y el Padre Nuestro. Tuvieron ese momento para volver a conectarse entre sí, con su fe y con su Dios.

Si en la residencia no se programa la comunión como celebración agendada para los residentes, las familias pueden acudir a los líderes de su Iglesia y solicitarla. La conexión con la Iglesia y sus rituales es relevante para crear el bienestar espiritual.

☼ Se entiende que todos somos salvos. Si no, lo has entendido mal.

—Hermana Ruth—

Oración recién descubierta.

Momentos finales

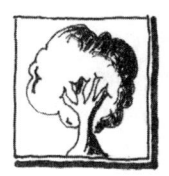

Mira más allá del muro de esta enfermedad y concéntrate en la persona que te necesita. Ámala y cuídala con un corazón genuino. Sólo entonces volarás, sentirás calor y comenzarás a oler las margaritas. —Jolene—

Ventanas en el cerebro

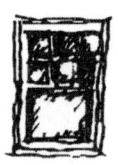

La «música suave» era la manera en que me comunicaba y con la que cuidaba de mi primera amiga, una amiga que conocí cuando mi nuevo esposo, Jim, y yo nos mudamos a su ciudad natal. Unos golpes en la puerta y lo que vendría después cambió mi vida con respecto a cómo cuidar a los seres queridos con alzhéimer.

La encantadora dama de la puerta era Anna. Mostraba una gran sonrisa y traía un plato de kringlas[1] para los recién casados. Anna comenzó diciéndome que era la maestra de la escuela dominical de Jim y que también lo adoraba... «Hum...», pensé. Me preguntó si me gustaba cantar. «Sí», le respondí. Luego me preguntó: «¿Eres soprano?». Asentí. Ella sonrió. «Seremos los dos canarios del coro de la iglesia».

A medida que Anna iba haciéndose más mayor, su conducta cambió notablemente y su hija se vino a vivir con ella. Me tomé un par de años libres del trabajo y, cuando regresé, Anna estaba en la residencia. Ella no me reconoció y yo no estaba familiarizada con lo que me iba a encontrar. Anna se mostraba hostil y nada agradable. Lloré y la enfermera me dio alguna información sobre el alzhéimer. Pasaron días y semanas mientras aprendía a aceptar a Anna como era ahora. Le sonreía y hablaba en voz baja cada vez que podía. Un día me asignaron la tarea de bañarla, cosa que sabía que no sería agradable. Pero recé una pequeña oración por nosotros y procedí. Calenté su silla y con delicadeza rocié agua tibia primero en sus piernas y fui subiendo lentamente. Ella comenzó a enfadarse, así que decidí cantar suavemente «I Love to Tell The Story», una canción que ella había cantado muchas veces en la iglesia. Para mi sorpresa, empezó a cantar conmigo en un tono perfecto. Llegué a su hombro y luego a sus cabellos. Ella se sacudió y aún subió una octava más en un tono perfecto. Terminamos la canción y el baño. Después de eso, bañaba a Anna cada vez, tanto si estaba asignada a ella como si no. No siempre fue tan agradable, pero en general iba bien. Descubre la historia de su vida antes

---

1. Galletas tradicionales suecas. *(N. del T.)*

de la enfermedad de Alzheimer y preséntasela cada vez que puedas de una manera suave y pacífica. Me encanta ser cuidadora.

—Extracto de *The loving heart of Rosemary Brackey*—

Nuestro cerebro está lleno de habitaciones bien iluminadas, aireadas y vacías con una ventana abierta en cada una. Imagínate que, cuando tengas sesenta y tantos años, te encontrarás buscando un pensamiento en la sala de la memoria, sólo para descubrir que la habitación se ha oscurecido, las cortinas están corridas. Eso es lo que le sucede a una persona con alzhéimer.

Una de esas personas era un granjero bullicioso y corpulento que hablaba con un vocabulario muy divertido. Primero, la sala de la memoria en su cerebro se oscureció, luego se oscurecieron también otras habitaciones quedando cubiertas por un sudario negro llamado «placa» que continuó extendiéndose lentamente de una habitación a otra. Cuando esto le sucedió, el granjero se convirtió en el caparazón vacío del hombre que su familia y amigos conocían. Con el tiempo, se olvidó de cómo alimentarse, tenía problemas para tragar, no podía realizar sus actividades de la vida diaria y apenas podía permanecer de pie el tiempo suficiente para pasar de la cama a la silla de ruedas. Su rostro se volvió inexpresivo y sus ojos miraban ausentes. Yo estaba segura de que la mayoría de las ventanas de su cerebro se habían cerrado, se habían bloqueado y nunca volverían a abrirse. ¡Estaba equivocada!

¿Qué ocurre cuando el marco de una ventana de una casa vieja no encaja muy bien y una pequeña corriente de aire se filtra entre el alféizar y el marco? Pues, eso fue lo que sucedió una noche. Mientras yo empujaba la silla de ruedas del granjero, un visitante extendió la mano y le dio una palmada en la rodilla.

«Hola», saludó el visitante. «Hola, Bob», respondió el granjero con su voz retumbante. La expresión en blanco en el rostro del granjero había cambiado a una de alegría al ver a un viejo amigo. «¡Te reconoce!», exclamé con sorpresa. «Debería», respondió el visitante. «Hemos sido amigos durante años, y ambos estuvimos en el Consejo de Administración de la ciudad durante mucho tiempo, ¿no es así?» «Sí», respondió el granjero con entusiasmo.

Pude ver una expresión tranquila de satisfacción en su rostro. «Fuimos juntos a muchas de esas reuniones de la junta. Éste es el hombre que tomó muchas de las decisiones importantes en las reuniones, ¿verdad?».

Las lágrimas brotaron de los ojos del granjero mientras luchaba por captar recuerdos olvidados hace mucho tiempo. Odiaba verlo tan triste, así que traté de añadir un poco de humor a la conversación. «¡Oh, por supuesto! Y esas decisiones importantes acababan con unos buenos tragos de cerveza ¿no?».

Crear momentos de alegría

Ambos hombres se rieron de mi broma, mientras el granjero exclamaba lentamente: «¡Sí!».

Le expliqué al visitante que era la hora de dormir del granjero, así que tenía que irse. En el momento en que lo llevé por el pasillo hasta su habitación y cerré la puerta, su rostro volvía a estar inexpresivo. Sus ojos miraban ausentes, enfocados en las cortinas cerradas, al igual que las cortinas que se habían cerrado en su mente. —Fay Risner—

Cuando de pequeña iba a la iglesia, Don era el caballero sonriente que siempre me hacía bromas. Me mudé y estuve fuera ocho años para dedicarme a mi vida, a mi familia y a mi trabajo. Cuando volví a visitar mi iglesia local, Don estaba sentado al otro lado del pasillo. Me acerqué, emocionada de saludar a mi viejo amigo. Mientras lo hacía, una expresión de miedo apareció en su rostro. Él no me reconoció, y yo estaba asustando a ese hombre amable con el que había crecido. Mientras caminaba de regreso, las lágrimas descendieron por mis mejillas. Yo, una divulgadora mundial sobre el alzhéimer, no había sido consciente de la tristeza que se apoderaría de mí cuando me di cuenta de que alguien a quien siempre había adorado ahora me tenía miedo. Esto es lo que se siente. La compasión cala en cada miembro de la familia y en cada amigo de alguien con alzhéimer. Yo había hecho que todo pareciera fácil, pero cuando alguien a quien querías resulta que ahora te tiene miedo, ya no se siente como una rosa sino como una espina. Más tarde ese mismo año, volví a mi iglesia. Don estaba allí, pero no me acerqué a él. Canté la canción favorita de mi padre, «Go Light Your World», como he hecho tantas veces antes. Podía ver la sonrisa de Don allí atrás; él era una luz brillante. Cuando terminé, pasé junto a él y me di cuenta de que entonces me reconoció. Lo abracé con todo mi cuerpo y me dijo que yo cantaba como un ángel. Aún hoy, al contar la historia, derramo lágrimas. —Jolene—

«Me echo de menos», dijo la señora con alzhéimer.

☼ Mira más allá de tus pensamientos para que puedas beber el néctar puro de este momento. —Rumi—

Ventana recién encontrada.

Etapas tardías

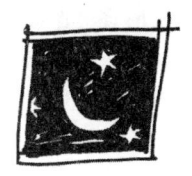

Sólo porque una persona no responda física o verbalmente, no significa que no sienta tu presencia. Con todo mi corazón, sé que todavía está ahí. Así que sigue hablando con ella, incluso si no te responde. Léele, acaríciale la mejilla, cepíllale el pelo, aplícale loción en los pies e imagínate que la estás envolviendo con tu amor.

> *Entré en una residencia de personas con demencia con uno de los administradores y vi a una mujer arrastrando los pies, murmurando sonidos ininteligibles. El administrador me dijo que aquella señora estaba en sus últimas etapas, una persona típica con alzhéimer avanzado, y que ya no había nadie dentro de su cabeza. Caminé hacia aquella dama y le di el abrazo más grande que pude darle, y ella comenzó a reír. ¡Bravo! Había creado un momento de alegría. La risa es mucho mejor que nada en absoluto. Supón que no hay nadie allí dentro, y eso es todo lo que verás. ¡Cambia tu actitud y encontrarás mucho más!*

Creo que hay personas que deliberadamente mantienen la cabeza baja y los ojos cerrados, y se las arreglan de la única manera que saben. Pero también las personas con los ojos cerrados que no hablan pueden sentir la cercanía de los otros. Abandona tus expectativas de cómo quieres que respondan y puede que se produzca un momento de alegría cuando menos te lo esperes.

> *Una enfermera estaba haciendo una evaluación física a una mujer en las últimas etapas de la demencia. Aquella señora no respondía y estaba postrada en la cama. Cuando comenzó a examinar la cabeza de la señora, notó una enorme cresta en el cráneo. La enfermera se sobresaltó y dijo en voz alta: «¿Qué le ha pasado?». La señora dijo con una voz tan clara como el día: «¿Quieres escucharlo? Cuando era niña, me caí de un muro de piedra y me partí el cráneo. La gente me mimó mucho por eso». Y luego se fue de nuevo. La claridad de las palabras de la señora asombró a la enfermera, pero ¿te imaginas cuántas veces debe de haber contado aquella historia? Ciertamente no se había olvidado.*

Si la persona está postrada en la cama, pinta un mural en el techo, cuelga un móvil, pega un póster de un cachorro de animal o cuelga una cometa. Coloca cosas al otro lado de su ventana para que pueda conectar con ellas: una caseta para perros (no es necesario que haya un perro dentro), comederos para pájaros, pequeños molinillos de viento, campanas de viento, una tomatera emparrada, un arbusto en flor, una bicicleta vieja, un tendedero con sábanas mecidas por el viento, o la bandera de tu país.

Me encanta trabajar con personas con demencia. A medida que la enfermedad avanza, a menudo ellas adquieren una inocencia infantil. Veo sus almas brillar mientras sus identidades individuales se desvanecen. Conozco a las personas desde su corazón, no desde su cabeza, y ahí es donde quiero estar. —Karen, cuyo corazón irradia amor—

Puede sentir si tú estás cómodo o no, así que respira profundamente cuando te sientes con ella. Con calma, cierra los ojos con ella y simplemente sé.

Sólo podemos saber que no sabemos nada. Y ése es el grado más alto de sabiduría humana. —Lev Tolstoi—

Una nada recién encontrada.

El poder del contacto

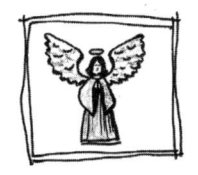

Escrito por Teresa Stecker, enfermera, pastora. (P.D.: Es mi hermana).

El tacto es una de las necesidades básicas de la vida. El anhelo de contacto para comunicar afecto, consuelo y tranquilidad ya está presente el día en que llegamos al mundo. Como recién nacidos, el tacto es el primero de nuestros sentidos que utilizamos para entender el mundo que nos rodea. La caricia de una madre calma el llanto de un bebé. A medida que nos desarrollamos, buscamos y damos la bienvenida a un tacto significativo a través de besos, de abrazos, de caricias juguetonas, de la acción de cogernos de la mano y otras formas de contactos agradables. El tacto, al igual que nuestros otros sentidos, nos da pistas sobre la realidad que nos rodea, nuestra conciencia del mundo. Nos dice si es un entorno seguro y un lugar donde somos amados y valorados.

El tacto que muestra ira, ansiedad, frustración e impaciencia causa tensión, agitación y ansiedad. El tacto que muestra afecto, tranquilidad, consuelo y valor aporta calma y paz. El tacto tiene el poder de abrirse camino entre los sentimientos que desea transcender. A medida que envejecemos, otros sentidos pueden cambiar y desaparecer, pero el tacto permanece.

El tacto puede atravesar la niebla y la confusión de la demencia, superar el miedo a la enfermedad. El tacto tranquilizador fundamenta a quienes están desorientados especialmente, hace que las personas regresen a sus cuerpos y que aumente su conciencia en el tiempo y en el espacio presentes. El tacto puede afirmar que la persona no está sola y que es valorada por quienes están a su lado.

Necesitamos parar un momento y pensar en nuestro contacto físico y lo que eso significa para la persona y para aquellos que nos rodean y que están mirando. Tu contacto puede dar permiso a otros para entrar en el mundo desconocido de la demencia. Al igual que ocurre con la persona que sufre demencia, el tacto puede romper los miedos de las familias. Es posible que éstas no estén seguras de qué hacer, pero

Crear momentos de alegría

cuando ven que tocas a la persona, estás confirmando que la persona todavía está allí. Cuando haces esto, es más probable que las familias lo comprendan y hagan lo mismo. A veces, nuestro contacto afectuoso no es tanto para la persona como para el ser querido que está mirando. Comunica la parte compasiva y solidaria de la humanidad. Observar el tacto poderoso puede cambiar completamente la forma en que uno piensa sobre el contacto.

A medida que avanza la enfermedad de Alzheimer, la pieza fundamental es encontrar el contacto físico que fue significativo y positivo en la vida de la persona. Puede ser un abrazo, un beso, una caricia en el pelo, cogerle la mano, acariciarle el antebrazo, tocarle la frente (como cuando se toma la temperatura) o un simple apretón de manos. Puede ser tocar o bailar «Ring around the Rosie». Este contacto indica que conoces a la persona, porque la estás tocando de una manera a la que está acostumbrada y se siente cómoda.

En mis primeras dos semanas, me encontré con la mirada glacial y catatónica de dieciocho residentes. Sonreía y les preguntaba si querían participar en alguna actividad nueva. La respuesta siempre era la misma. «No». Entonces comencé a dar masajes. Pensé: «Si yo estuviera en su situación, ¿qué me gustaría? Un masaje estaría bien». Traje frascos de lociones y de aceites perfumados. Comencé a frotarles los hombros, el cuello y las manos y, mientras los masajeaba, sentía que se les caía la armadura. En el mejor de los casos, soy una extraña para ellos. No soy ni su hija ni una enfermera. Soy más como una amiga familiar y anónima. A veces soy la «Señora Yu-ju». Otras veces simplemente me llaman «¡Oye, oye, oye, tú!». Nadie se sabe mi nombre. Pero me conocen. Conocen mi espíritu. —Sally Dutta—

Algunos dirán que el contacto físico es algo muy personal y que no a todo el mundo le gusta que lo toquen. Con demasiada frecuencia, tomamos decisiones basadas en lo que nos gustaría. Pero no se trata de nosotros, sino de lo que la persona necesita. En mis años como enfermera de residencia, no he visto a nadie que rechace todas las formas de contacto, especialmente aquellos que están solos o sin seres queridos cerca. Simplemente se trata de descubrir la manera correcta de tocar, el tipo de contacto que brinda la respuesta más positiva.

En los últimos días de vida, Grace cayó en un estado de semicoma. En su inquietud, su marido, con el que llevaba casada cuarenta años, le acariciaba la mejilla y el antebrazo. Siempre que salía de la habitación, le daba un beso

Momentos finales

en la mejilla. La familia, en un acuerdo tácito, pensaba que Grace sabría que no estaba sola si quienes la visitaban le comunicaban su presencia a través del tacto. Entonces, sus hijos y nietos se turnaban para cogerle la mano. En sus últimos días, parecía estar en paz, sin fruncir el ceño, sin movimientos agitados de las extremidades, con los músculos relajados y respirando con facilidad. Murió en paz mientras su hijo la tenía cogida de la mano. A través de los simples y significativos actos de contacto, Grace se sintió amada hasta su último aliento.

Nuestras manos, las herramientas del tacto, son poderosas. Con ellas podemos hacer daño, o podemos ayudar. Nuestro contacto a través de nuestras manos comunica cómo nos sentimos por dentro y cómo son nuestros afectos hacia el mundo exterior. Mostramos nuestras intenciones, qué sentimos por esa persona, con el tacto. Cuando ves a alguien tocar a otra persona, puedes ver a través de su manera de tocarla si la valora.

Mamá ha descendido otro nivel: ahora está menos receptiva, y sonríe mucho menos. Dejó de intentar caminar sola y tiene miedo cuando empujan su silla de ruedas. Come menos. Bueno, hoy ha amanecido un día soleado, así que la he llevado al patio para que se animara, o para que me animara yo, no estoy segura. Nos sentamos, le he hablado, he bromeado, pero ella no ha respondido. Entonces he creído verla llorar y le moqueaba un poco la nariz. Mientras se limpiaba la nariz, mirando al frente, con los ojos brillantes, no he podido evitar llorar yo también. En ese momento ha sucedido algo fenomenal. Con sólo una mirada, hemos establecido contacto visual, y ella se ha acercado y me ha dado una palmadita en la rodilla con su mano helada. De repente me he sentido como si tuviera ocho años en lugar de cincuenta y ocho y mi amada madre me consolara. El momento agridulce ha estado ahí y luego ha desaparecido. —Una hija profundamente emocionada—

Nuestras manos retratan nuestro estado interior:

* Nuestro amor por los demás.
* Nuestro sacrificio por los demás.
* Nuestro sufrimiento por los demás.
* Nuestro enojo por los demás.
* Nuestras creencias sobre sus valores como seres humanos.
* Nuestros miedos.
* Nuestra ignorancia.

De niños buscamos el contacto que nos demuestra afecto y seguridad, y creo que también lo buscamos y le damos la bienvenida a medida que avanzamos hacia el final de la vida. Queremos sentir que el mundo que nos rodea nos valora. Incluso en nuestro trabajo y en nuestra vida, debemos ser conscientes de detenernos y proporcionar calma a nuestro cuerpo para que nuestro contacto físico comunique tiempo y atención a la persona. El tacto puede y debe comunicar lo siguiente a la persona con alzhéimer: te honro, eres importante, no estás sola, te valoro, y sé que sigues ahí incluso cuando no lo parece o no respondes.

Una amiga mía visitó a su pastor de la infancia, que tenía la enfermedad de Parkinson. Mi amiga compartió cómo, cuando era niña, le hacía el mismo dibujo una y otra vez y él siempre lo colgaba en su despacho. Tenían un vínculo especial. Ahora, el pastor de su infancia está encogido en un asilo de ancianos, en una silla de ruedas, sin poder siquiera abrir los ojos. En su última visita, casualmente le trajo uno de los dibujos que le había hecho. Mientras describía cada detalle, puso la mano entre las de él. Su antiguo pastor no respondió verbalmente ni abrió los ojos, pero una lágrima bajó por su mejilla. Su esposa comentó que la gente ya no lo visitaba porque no respondía. Aquel momento fue una completa afirmación de que todavía estaba allí.

Hónrame con el tacto. Consuélame con el tacto. Valórame con el tacto. Ámame con el tacto. —Teresa Stecker—

Tacto recién descubierto.

Momentos finales

Escrito por Teresa Stecker, enfermera, pastora. (P.D.: Es mi hermana).

Como a todos nosotros, llega un momento en el que el viaje de la vida llega a su fin para la persona con alzhéimer. Estos últimos días pueden ser rápidos o lentos. Pueden presentarse con o sin signos de malestar. Como cuidadores, podemos brindar consuelo al abogar por que la persona no sufra dolor y esté lo más cómoda posible. Puede ayudar hablar con su médico y/o comunidad de atención en la residencia para derivar la atención al final de la vida a la organización local de cuidados paliativos. Su especialidad es brindar comodidad a los moribundos y apoyo a los cuidadores.

A medida que un individuo se acerca a las horas anteriores a la muerte, los signos que pueden estar presentes incluyen inquietud, respiración más lenta e irregular, congestión, manos y pies fríos y ojos muy abiertos. Después de unas pocas respiraciones, el viaje de la vida en esta tierra se completa.

Es beneficioso para ti y para su familia comunicar formalmente sus deseos con respecto a su tratamiento médico al final de la vida. Es mejor que esto se haga mientras se encuentra en buen estado de salud física y mental. Estos planes deben expresarse verbalmente a su familia, pero también deben estar escritos en un testamento vital y en un documento de poder notarial duradero. Consulta con su médico o abogado sobre estos documentos.

Mientras empezaba a escribir este capítulo, me preguntaba cómo podría transmitir los momentos finales de alegría que he presenciado como enfermera de residencia. Para la mayoría de nosotros, la muerte significa una derrota o el final. Se esconde y no se habla de ella, pero es algo a lo que todos nos enfrentaremos. Permíteme contarte lo que he visto en los postreros momentos de alegría mientras le llegaba el final del viaje de la vida a muchas personas con alzhéimer y a sus familias.

He visto el efecto positivo de la muerte inminente de un individuo que hace que otros se detengan y consideren sus vidas. He visto la reconciliación en familias. He visto el perdón ofrecido donde fue negado durante años. He visto a familias apiñadas en una unidad, superando años de amargo aislamiento. He visto las risas estallar por una broma familiar en medio de las lágrimas. He visto sonrisas tranquilas al recordar el último abrazo de una madre en medio de la tristeza. He visto lealtad y perseverancia, donde muchas veces sólo había deseo de huir.

A veces ha sido la lucha de sentir que podríamos haber hecho más o la sensación de fracaso en esa relación. Pero al recordarlo atentamente, nos damos cuenta de que hicimos nuestro mejor esfuerzo y que sólo somos humanos.

Porque tal como hemos buscado proporcionar momentos de alegría a los demás, estos momentos regresan. Nuestros propios momentos de alegría llegan cuando descansamos, recordamos y sentimos que hicimos todo lo que sabíamos para demostrar amor. Es nuestro mayor regalo y es el regalo que nadie nos puede quitar. Sé amable y cariñoso contigo mismo mientras reflexionas sobre los momentos de alegría que trajiste a la vida que sólo te recompensarán en los recuerdos y en tu sentido interior de paz. ¡Que ése sea tu momento de alegría!

> *Me disfracé de ángel un año para Halloween y entré en la habitación de aquella persona. La señora dijo: «¿Estás aquí para llevarme a casa?». No supe qué decir, así que salí de la habitación y se lo conté al director. El director me animó a volver a la habitación y sentarme con ella. Entonces, lo hice y simplemente le dije: «Estoy aquí. Todo está bien. Estoy aquí a tu lado». La señora murió a los cinco minutos.* —Una cuidadora—

Cuando la persona dice: «Quiero irme a casa», es posible que esté pidiendo permiso para dejar este mundo. Te esperarán si le dices: «Te extrañaré», «Te veo mañana». Dales permiso para marcharse.

> *Durante el último mes, mi mamá ha estado diciendo que ve a su madre y que quiere que su madre venga. Pensé que estaba haciendo lo correcto al responder: «Tu mamá llegará en un rato». El jueves pasado, finalmente lo entendí y le dije: «Ve a buscar a tu mamá». Mi madre murió al cabo de dos horas.*

Momentos finales

Cuando la persona ve a otras personas que ya fallecieron, ésa puede ser otra manera de decir que es hora de «irse a casa».

Le dije: «Ya está. Ya has cumplido tu cometido en la Tierra». —Un hijo—

Importas hasta el último momento de tu vida, y haremos todo lo que podamos, no sólo para ayudarte a morir en paz, sino para vivir hasta que mueras. —Dame Cicely Saunders, fundadora de The Hospice Movement, Londres, 1968—

Sé amable

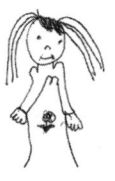

Has aprendido mucho con la simple lectura de este libro. Querrás contárselo a tu hermano porque «Él debería...». Querrás contárselo a tu madre porque «Ella debería...». Querrás contárselo a otros cuidadores porque «Ellos deberían...». No vuelvas atrás y pienses en que los demás «deberían...».

Reconoce que cada persona hace lo mejor que puede con la información que tiene. La única persona a la que puedes cambiar después de hoy es... a ti misma. Es una pérdida de energía intentar cambiar a alguien más. Utiliza esa energía para peinarte o jugar al golf. ¡Sí, ve! Cuando te sientes mejor, simplemente es mejor.

Tienes cero credibilidad con tu familia. Es posible que no te pidan consejo, PERO si otra persona que es experta en alzhéimer lo dice, un familiar lo ve en Internet o un amigo les entrega este libro, entonces lo que ocurre es: «¿Sabes lo que he oído?». Durante los últimos dos años has intentado que «lo entiendan». Si un completo extraño lo dice, entonces se convierte en el evangelio. ¡Qué extraño fenómeno!

Si eres cuidador, sé que das y das y das. Al final del día, ¿qué tienes que darte a ti mismo? ¡Nada! ¿Crees que obtendrás el permiso de tus hijos, la pareja o la persona que te importa para cuidar de ti mismo? No. ¿Crees que tu hermano se dará cuenta de tu malhumor y te dará permiso para salir con tus amigas? No. ¿Quién es el único que te dará permiso para incorporar la alegría a tu día? ¡Tú! Por favor, date permiso.

Nadie se acercará a ti, cuidadora profesional, y te dirá: «Has estado trabajando demasiado tiempo. Será mejor que te vayas a casa». Se acercarán a ti y te preguntarán: «¿Puedes hacer otro turno?». ¿Quién es el único que puede decir: «No, me voy a casa porque soy importante, mi pareja es importante, mis hijos son importantes»? ¿Quién es el único que decide qué es importante? Tú. ¡Y ERES importante!

Momentos finales

Cuando mi hija mayor tenía doce años, la llevé a desayunar un día en el que no iba ni a viajar ni hablar sobre el alzhéimer. Ella pidió tostadas francesas, a lo que le comenté: «Sid, ni siquiera sabía que te gustaban las tostadas francesas». Ella respondió con su joven sabiduría: «Mamá, si el trabajo es todo lo que haces, el trabajo es todo lo que sabes». Ay. La ostra se abrió y pude elegir recoger la perla. Soy una adicta al trabajo y a dar. Tengo que hacer un esfuerzo consciente para definir QUIÉN es importante. Haz una pausa, por favor. ¿Quién es importante? —Jolene—

Si en tu vida pones la prestación de cuidados en primer lugar, ¿qué podrías perder en el proceso? A ti mismo y a las personas que amas. ¿Acaso lo quiere alguien eso? No.

Estar ahí cuando alguien te necesita es la definición de relación, y las relaciones están lejos de ser perfectas. Pero aceptar a cada persona como es te hará mejor. La relación ya no es saludable si tú te estás perdiendo. Considera tu relación contigo mismo. Olvídate de «tengo que», «debería», «podría»... Tú también haces lo mejor que sabes en cada momento.

Sé amable con todos y, lo más importante, sé amable contigo mismo.

Tú, tú mismo, tanto como cualquiera en todo el universo, mereces tu amor y afecto. —Buda—

Amor propio recién descubierto.

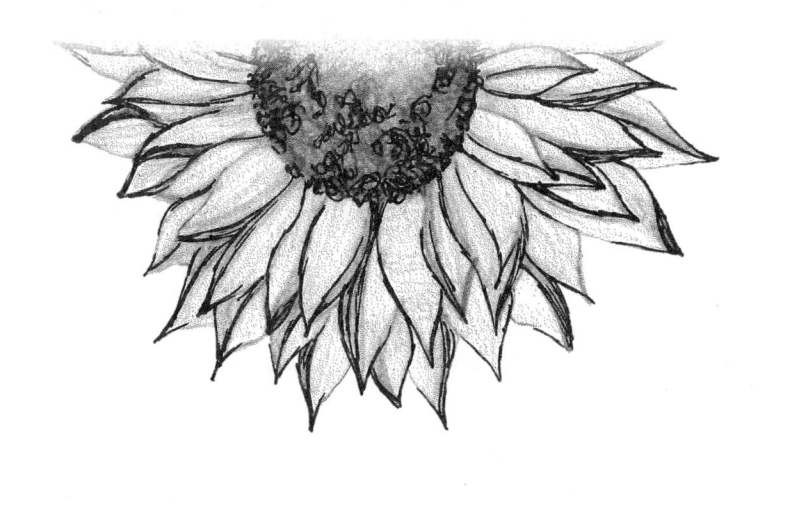

Respira

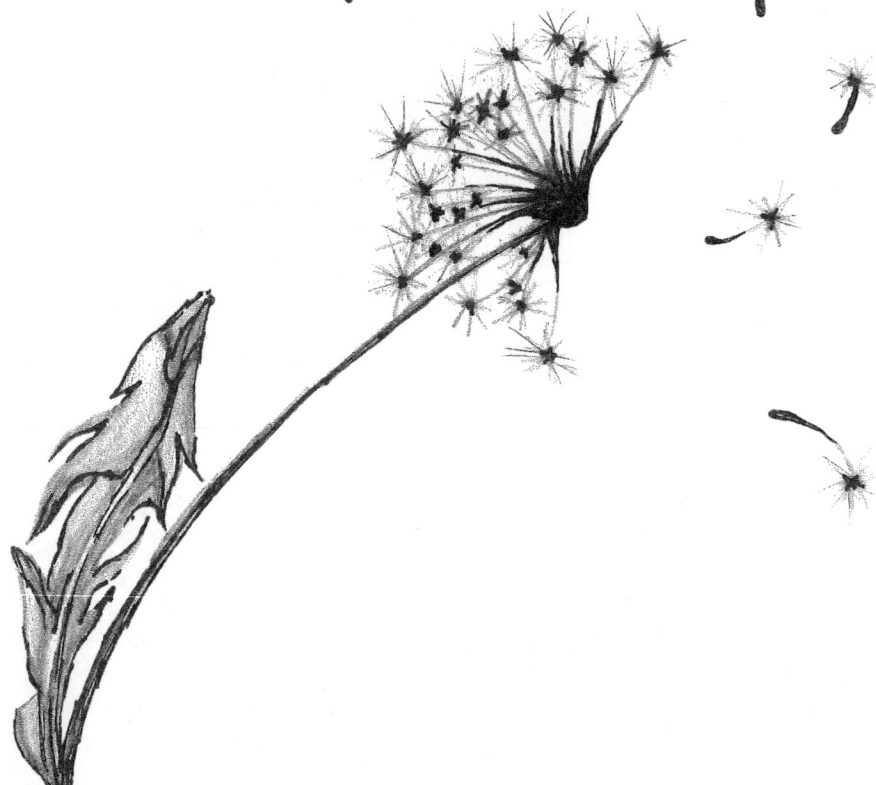

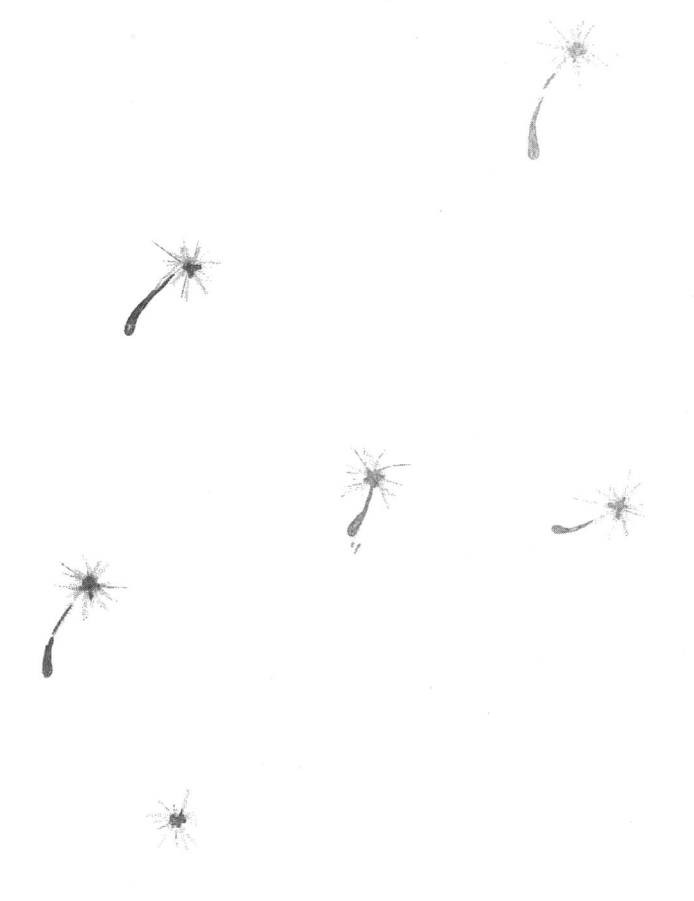

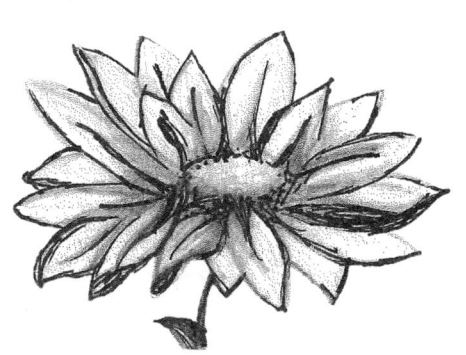

Sólo respira

Ser como un pato

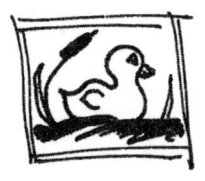

¿Alguna vez te has sentado a mirar los patos de un estanque? Es casi mágico ver cómo se mueven, aparentemente sin ningún esfuerzo. Parecen tan tranquilos y despreocupados... Las hojas caen, la brisa sopla, el sol brilla y es un día hermoso. Pero ¿qué están haciendo esos patos por debajo de la superficie del agua que nosotros los espectadores no podemos ver? ¡Nadar! ¡Nadar! ¡Nadar! (Está bien, y también caca).

Sé como un pato. En la superficie, debes parecer tranquilo y despreocupado, como si fuera un hermoso día, pero cuando la persona con demencia te pregunta: «¿Dónde está mi mamá?», tú estás nadando, nadando, nadando por debajo de la superficie, donde no pueden verte: «Ella regresará enseguida». Si dudas, o si tu tono de voz denota incomodidad, no creerán una sola palabra que salga de tu boca. Pero si respondes con calma, como si no fuera gran cosa, entonces no será gran cosa. ¿Cómo puedes ayudarle a sentir que el mundo está bien en este momento?

Sé como un pato: mantén la calma y la serenidad en la superficie, ¡pero nada como el diablo por debajo! —JOLENE—

Si te olvidas de todo
intenta aferrarte a estas palabras...

Sé como el pato...

Sé como el sol...

Pato y sol...

Pato...

Sol...

Pato...

Sol...

Ser como el sol

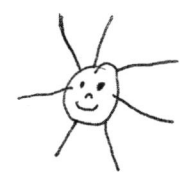

Un día, el Sol en todo su esplendor brillaba en lo alto del cielo, cuando una enorme Nube de Tormenta se formó justo frente a él. La Nube de Tormenta le dijo: «¡Soy más poderosa que tú! ¡Puedo levantar fuertes vientos y golpear la tierra con mi lluvia!». El Sol simplemente sonrió, lo que enfureció aún más a la Nube de Tormenta. La Nube de Tormenta dijo: «¿Ves a ese niño? Quien pueda quitarle la chaqueta es el más poderoso».

Orgullosa, la Nube de Tormenta reunió todas sus fuerzas y rodó por todo el horizonte, escupiendo y lloviendo sobre el niño, tratando de arrancarle la chaqueta. El niño se la agarró con más fuerza. En el apogeo de su exhibición triunfal, la Nube de Tormenta se dio cuenta de que había gastado todo su poder y ¡se estaba evaporando!

El Sol siguió brillando pacientemente, irradiando su luz y calidez. El niño empezó a sudar. Hacía calor. El niño se quitó la chaqueta.

La moraleja de la historia es: cuando intentas obligar a alguien a hacer lo que tú quieres que haga, se resistirá y se mantendrá más firme. Pero si eres como el sol, paciente, radiante de calor y luz, es más probable que la persona se abra y coopere. Pero el verdadero factor decisivo es encontrar la razón por la que entienda. No importa lo que tú entiendas, quien sea Nube de Tormenta necesitará terapia.

Nube de Tormenta dice: «¡No te has bañado en seis días!».
Sol dice: «Harold vendrá esta noche. ¡Es muy guapo!».
Nube de Tormenta dice: «¡Ya te has tomado cinco tazas de café!».
Sol dice: «El café todavía se está preparando. Veamos qué está haciendo Bob».
Nube de Tormenta dice: «Ahora vives aquí. Ésta es tu casa».
Sol dice: «¿Quieres un poco de helado antes de irte?».

Cuando eres como el sol, es más probable que brilles a través de cualquier Nube de Tormenta que se te presente. —Dustin—

¡Sé un pato bajo el sol!

Fuerza espiritual

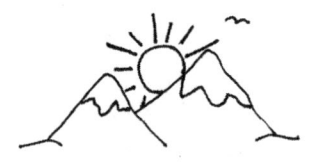

De adolescentes, cuando nos enfrentamos a un obstáculo en nuestro camino, le aplicamos nuestra fuerza física. Si no podemos empujarlo a un lado, trepamos hasta superarlo o lo rodeamos. En nuestros años de mediana edad, le aplicamos nuestra fuerza mental. O pensamos la solución o nos burlamos de ello. Pero, a medida que envejecemos y llegamos a nuestros últimos años, nos damos cuenta de que había algunos obstáculos en la vida, algunos problemas, que no pudimos dejar a un lado, trepar, rodear, o ser más inteligentes que ellos; sólo pudimos soportarlos, cosa que requiere fuerza espiritual.

La enfermedad de Alzheimer desafiará tu fuerza física y mental. Sólo tu fuerza espiritual te dará el poder suficiente para llegar hasta el final. Dedica tiempo a la oración, al canto, a la lectura, a la meditación, al servicio, a recibir guía espiritual, simplemente a conectarte con la naturaleza, a tocar un instrumento o a hacer lo que sea que te interese. O tal vez tengas suficiente con mirar fotos antiguas para recordar por qué haces lo que haces.

Para ello, necesitarás una gran fuerza espiritual, relaciones sólidas con los demás y una bolsa llena de herramientas. Te he dado esas herramientas en este libro; el resto depende de ti.

Ayer fue un mal día. Así que levanté las manos al cielo y dije: «Señor, abandono. ¡No puedo hacerlo!». Ron está llegando de nuevo a su idea de que yo no sé nada. ¡Quiere discutir! ¡Pero no lo haré porque lo enfurece mucho! ¡Dijo que algún día me iba a golpear en la cabeza! Luego, cinco minutos después, todo estaba bien. ¡Sólo tengo que recordar «respirar», respirar profundamente! —Marvea—

Todo lo puedo en Cristo, quien me fortalece (Filipenses 4:13).
—Versículo preferido de mi mamá para obtener fuerza espiritual—

El principio...

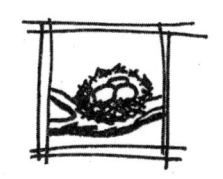

Si me hubieran dado un centavo por cada persona que me dijo: «Me hubiera gustado saber esto diez años atrás», sería rica. El hecho es que no sabías eso hace diez años. Por lo tanto, sentirte culpable es innecesario. Si volvieras al momento en el que comenzaste a sentirte culpable, con la misma información exacta, harías de nuevo lo que hiciste en esa ocasión. Perdónate, porque a cada momento lo haces lo mejor que puedes.

Has obtenido mucha información de este libro. No intentes abarcarla toda a la vez. Sólo considera el contenido de un capítulo y ponlo en práctica. Puedes cometer errores todo el día y saber que mañana puedes empezar de nuevo porque la persona con demencia no recuerda los errores que cometiste ayer. ¿Dónde más puedes tener tantas oportunidades de hacerlo bien?

Perdónate en todo momento. Empieza de nuevo, empieza de nuevo... A cada momento empieza de nuevo.

TODOS necesitamos amor y cuidados.

Cómo te sientes amado tú es diferente a cómo me siento amada yo, por lo tanto, querrás completar tu propio libro.

Termina esta frase:
Me siento amado cuando...

Comunícate con claridad para que las personas que te aman puedan comenzar a practicar ahora.

Un día pasaba por la habitación de una señora y ella estaba gritando: «¡Jesús, Jesús, Jesús!». Entré en su habitación y le dije: «No soy Jesús, pero ¿qué puedo hacer por ti?». Ella me respondió: «Si no eres Jesús, ¿quién eres?». —Paz—

Considera

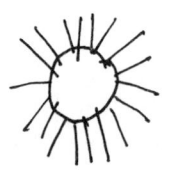

Considera que las personas con alzhéimer pueden enseñarnos a vivir. Si no recuerdan lo que pasó hace cinco minutos y no saben qué va a pasar dentro de cinco minutos, ¿dónde están viviendo? En el «ahora». Necesitan que los encontremos allí; lo exigen. Tenemos la oportunidad de estar presentes en cada momento, no vivir en el pasado ni preocuparnos por el futuro. Querer algo diferente a lo que es ahora es la pura definición de sufrimiento.

Las personas con alzhéimer no pueden esconder, disimular, retorcer o cambiar sus emociones como lo hacemos quienes gozamos de plenas capacidades cognitivas. Cuando están enojadas, están enojadas. Cuando están tristes, están tristes. Cuando tienen miedo, tienen miedo. Tenemos la oportunidad de responder a emociones auténticas. Esta práctica tiene el potencial de mejorar todas tus relaciones. Lo que funciona con esa persona funcionará con tu hijo, con tus amigos, con tu pareja o con tus familiares.

Y sí, es un largo adiós, ya que nos permite navegar por el proceso de duelo. Decir todo lo que quieres decir se vuelve una urgencia porque ésta es una enfermedad progresiva; éste es un momento para sanar lo que está roto. La persona te dirá cosas que nunca te habría dicho en su pleno estado cognitivo.

> *Una señora explicaba que durante todo su matrimonio su esposo había sido muy complaciente, pero que ahora él le respondía: «Oh, te crees muy lista. Siempre eres tan inteligente...». Ahora se estaba expresando plenamente ante ella.*

Ellos están aquí para enseñarnos a relajarnos. No tienes el control, especialmente sobre otro ser humano. La persona con demencia te llevará a lo largo de este viaje tanto si quieres ir como si no. Tienes una opción: caminar con ella y abrazar su espíritu, o resistirte permaneciendo en los confines de tus miedos.

🜲 Momentos finales

Las personas con alzhéimer a menudo son un espejo en el que nos vemos: reflejan lo que proyectamos nosotros mismos. Reaccionan a lo que sentimos, lo reconozcamos o no. Es un recordatorio de lo verdaderamente interconectados que estamos.

> *Cuando visité a la hermana Mary Rita en el hospital –una chica a la que quiero mucho, un espíritu libre, una amante de la vida a quien he visto disfrutar de todas las pequeñas sorpresas que trae la existencia–, parecía tan pequeña, tan frágil... Sólo la miré y le dije: «Yo soy tú, ¿no?». Ella asintió y cerró los ojos.*
>
> *Cuando a mi padre le diagnosticaron alzhéimer, no pude evitar preocuparme porque estaba mirando mi propio futuro. «¿Yo también tendré alzhéimer?».*

En lugar de preocuparte o tener miedo de lo que sucederá, replantéatelo. No podemos hacer nada con el futuro, pero podemos permitir el cuidado y la compasión ahora mismo. Vive cada momento.

No llegamos a saberlo. Nos asentamos en lo desconocido, momento a momento. Practicamos estar bien con nosotros mismos y con la persona con demencia, mientras nos rendimos a lo desconocido. Lo sentimos todo: alegría, bondad, compasión e ira, culpa, miedo, la cercanía de la muerte...

¿Tienes la curiosidad de explorar sin juzgar?
¿Eres lo suficientemente fuerte para dejar ir todo lo que «era» y abrazar lo que «es»?
¿Estás dispuesto a aceptar a todos los «seres» sean cuales sean las capacidades que tengan?
¿Estás listo para aceptarlo todo frente a lo desconocido?

🌣 Creer en amar una vida, amar a todos, amar plenamente, amar sin límites, amar sin expectativas, amar en todos los sentidos, y siempre, en todo lo que somos. —Troy—

Ser recién descubierto.

Crea un momento

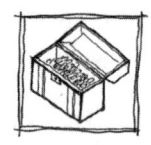

Dale de comer chocolate ~ recítale un poema ~ ríete con ella a carcajadas ~ dale a morder una fresa fresca ~ sílbale una melodía ~ háblale de ir a pescar ~ helado, helado, helado ~ llévala a dar un paseo ~ ábrele un frasco de encurtidos ~ busca con ella la sombra ~ apagad el televisor ~ bailad ~ contemplad los pájaros ~ haced un pícnic en un parque ~ llévale pollo frito ~ releed los clásicos ~ tócale el piano ~ cantad en voz alta ~ cógele de la mano ~ sonríele mucho ~ atrapad luciérnagas ~ bebed limonada ~ escúchale ~ comed hamburguesas con queso ~ ayúdale a escribir una carta ~ envíale un correo ~ compartid una historia divertida ~ frótale loción en las manos ~ mírala a los ojos ~ acaríciale el cabello ~ abrázala hasta que te suelte ~ cántale para que se duerma ~ observad las nubes ~ recoged flores ~ contemplad una puesta de sol ~ deja que te vea izar una cometa ~ dale a sostener un bebé o una muñeca ~ mirad a un cachorro jugar ~ disfrutad de la brisa ~ cocinad judías ~ haced puré de patatas ~ pelad maíz ~ pelad huevos duros ~ sentaos al sol ~ dale algo de tu bolsillo ~ dale un chicle ~ ofrécele piruletas ~ comeos un polo ~ dile «Sí» MUCHO ~ mirad fotos antiguas ~ compartid secretos ~ comed un cena de domingo tres veces por semana ~ morded una manzana caramelizada ~ sé su amiga ~ rocíale su perfume ~ dile lo maravillosa que es ~ haced lo que le gusta hacer ~ contemplad cómo nieva ~ untad mantequilla en el pan ~ echaos una siesta en un sofá cómodo ~ déjale usar ese atuendo día tras día ~ felicítala (por ese atuendo) ~ déjala llevar consigo ese desgastado y feo sillón naranja ~ cuéntale un chiste ~ aprende lo que tiene que enseñarte ~ pídele su opinión ~ utiliza más tus oídos que tu boca ~ déjala tener razón ~ deja que te cuide ~ pídele que te ayude ~ agradécele ayudarte de la mejor manera que sabe ~ sé flexible ~ inclúyela ~ acéptala tal como es ~ defiéndela siempre ~ quédate cuando tiene miedo ~ tranquilízala diciéndole: «No me voy a ir a ninguna parte» ~ relajaos ~ hazla sentir cómoda ~ cubre su regazo con una manta ~ tócala ~ siéntela ~ cantad «Jesús me ama» una y otra vez ~ respirad profundamente ~ habla con ella aunque no te responda ~ bésala en la frente ~ despídete y sonríele cuando te separas de ella ~ simplemente ámala

…¿No es eso lo que querrías?

Quiero darte las gracias, Señor,
por estar tan cerca de mí hasta este día.
Con tu ayuda no me he angustiado, no he perdido la paciencia,
ni he sido gruñona, ni crítica ni envidiosa con nadie. PERO…
me levantaré de la cama en un minuto y
¡creo que entonces realmente necesitaré tu ayuda!
Amén.

Sobre la autora

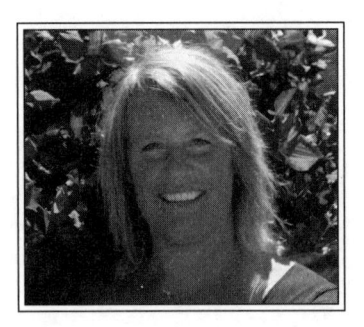

Me siento bendecida sin medida, agradecida más allá de las palabras y me siento humilde por poder realizar este viaje llamado Vida. La afirmación se encuentra de muchas maneras, incluida esta historia:

> *Dos años después de que comencé mi negocio, mi mamá encontró un corazón que dibujé en la escuela dominical cuando tenía siete años. En ese corazón había escrito: «El amor es conocer a Jesús, ayudar a mamá y a papá, ayudar a hacer la cama y ayudar a los ancianos».*

Que todos tengamos días más dulces al descubrir nuestros dones y utilizarlos para marcar una diferencia en la vida de los demás.

Te deseo todas las alegrías,

Índice

Agradecimientos 8
Cómo usar este libro 10
Preludio 12

Momentos definitivos
Señales 14
Obtener un diagnóstico... 16
Primeras etapas 18
Entendiendo a la persona 20

Momentos familiares
Prometí… 28
«No puedo…» 30
Amar: Verbo...32
Cuida de ti mismo...34
«¡Están geniales!»...36
Manos amigas..38
«¡Estoy aquí para cuidar de ti!» 40
«No puedes conducir»...42
Finanzas 46
Funerales (¿Deberíamos llevarlos?) 50
Salidas con menos estrés...52
Vacaciones y reuniones familiares 54
La gente deja de visitar...56
No te ha olvidado..60
«¿Quién eres tú?» 62
¿Qué amas tú? 66
¿Qué ama esa persona? 67
¡Tienes un nuevo correo! 68

Momentos desafiantes

- Nivel de desarrollo 72
- Vive su verdad 76
- «Quiero irme a casa» 80
- Deja de corregirle 84
- Tú te equivocas, ella tiene razón 87
- Échale la culpa a otra cosa 89
- Tu estado de ánimo afecta a su estado de ánimo .. 91
- Elección ilusoria 93
- «Mi mamá nunca…» 94
- Palabrotas 96
- ¿Por qué me has dejado aquí, maldito &%!!**! 98
- Hechos 100
- «Ver» la autoridad 102
- Todo se pierde 104
- Reemplazar, reemplazar, reemplazar 106
- Gafas, dentaduras, audífonos 108
- Repetir, repetir, repetir 110
- ¡Tonterías! 112
- El bucle 113
- Saturar sus obsesiones 114
- Ayudar a ponerse en marcha 116
- Verse bien, sentirse bien, funcionar mejor 120
- Cariño, cielo, corazón 122
- Hombres… y caballeros 124
- Comprometidos socialmente 129
- Momentos de malestar 131
- Alucinaciones 133
- La puesta de sol 135
- Errantes, acaparadores, beligerantes 137
- Edad apropiada 139
- Confidencialidad 141
- Hablemos de sexo 145
- Momentos traumáticos 148
- Momentos violentos 150
- Derecho básico a vivir 152
- ¿Llevarlos al médico? 156
- Medicación 158

Momentos de transición

¿Cuándo es el momento de ingresar en una residencia?..164
Elegir una residencia 168
Qué esperar.. 173
Crear un refugio seguro... 175
«¿Dónde está mi habitación?» 178
Reproducir sus favoritos 180
Recordar su grandeza.. 182
Hábitos de toda la vida 185
Cuestionario personal 187
¿Cómo te amaron? 192
La caja de los recuerdos.. 194
Reflexiones sobre la vida 196
La música hace maravillas.. 198
Un anuncio de televisión.. 202
Ring, ring, ring... 204
¡Ésta no es tu habitación! 206
¡Es sábado por la noche!... 208
¿Dónde está el baño? 214
¡Hora de cenar! 219
¡Siesta!.. 225

Momentos destacados

¿Así que quieres visitas? 232
Hablemos de comunicación... 235
Conexiones de calidad.. 237
Preguntas de «sí» y «no» 239
«¿Cómo estás?» 240
Ante la duda, ríete... 241
Comparte tu vida 243
Palabras mágicas 245
Decir adiós 246
Momentos chispeantes.. 247
Arte vs. manualidades 250
«Ayúdame» 252
Bebérselo todo 254
Caminar, caminar, caminar.. 256
Silencioso como un ratón de iglesia...................................... 260
Partiendo el pan 262

Momentos finales
Ventanas en el cerebro 266
Etapas tardías 269
El poder del contacto 271
Momentos finales 275
Sé amable 278
Respira 280
Ser como un pato 282
Ser como el sol 283
Fuerza espiritual 284
El principio… 285
Considera 286
Crea un momento 288

Sobre la autora 290